COST

DRGs 时代：中国医院成本管理会计与经营决策分析

主编　由宝剑　赵钧

副主编　陈财柳　朱宁　王金民

民主与建设出版社

·北京·

图书在版编目（CIP）数据

DRGs 时代：中国医院成本管理会计与经营决策分析/
由宝剑，赵钧主编. — 北京：民主与建设出版社，2021.1
ISBN 978 - 7 - 5139 - 3342 - 1

Ⅰ．①D… Ⅱ．①由… ②赵… Ⅲ．①医院 - 成本
会计 - 研究 - 中国 ②医院 - 经营决策 - 研究 - 中国
Ⅳ．①R197.322

中国版本图书馆 CIP 数据核字（2021）第 014934 号

DRGs 时代：中国医院成本管理会计与经营决策分析
DRGs SHIDAI：ZHONGGUO YIYUAN CHENGBEN GUANLI KUAIJI YU
JINGYING JUECE FENXI

主　　编	由宝剑　赵　钧
责任编辑	王　倩
封面设计	郭萌萌
出版发行	民主与建设出版社有限责任公司
电　　话	(010)59417747　59419778
社　　址	北京市海淀区西三环中路 10 号望海楼 E 座 7 层
邮　　编	100142
印　　刷	河南省环发印务有限公司
版　　次	2021 年 1 月第 1 版
印　　次	2021 年 1 月第 1 次印刷
开　　本	710 毫米×1010 毫米　　1/16
印　　张	20.5
字　　数	417 千字
书　　号	ISBN 978 - 7 - 5139 - 3342 - 1
定　　价	90.00 元

注：如有印、装质量问题，请与出版社联系。

前 言

PREFACE

为了适应医疗卫生事业发展的需要，财政部会同卫生部（现国家卫生健康委员会）按照中共中央、国务院关于加快医改的意见，于 2010 年 12 月末，修订印发了《医院财务制度》（财社〔2010〕306 号）和《医院会计制度》（财会〔2010〕27号），制定印发了《基层医疗卫生机构财务制度》（财社〔2010〕307 号）和《基层医疗卫生机构会计制度》（财会〔2010〕26 号）等文件；2011 年年初，中国注册会计师协会制定印发了《医院财务报表审计指引》（会协〔2011〕3 号）。以上 5 项制度，其中《医院财务制度》《医院会计制度》《医院财务报表审计指引》相辅相成，构成了一套基本的医院财会以及行业财务监管规章，也正式拉开了以医院财务为主的内部经济管理改革的大幕。也就是说，以此几项制度的颁布为标志，医院的内部经济、经营管理正逐步走向新的规范化的轨道。自 2019 年 1 月 1 日起，无论医院还是基层医疗卫生机构均实行《政府会计制度》，自此，中国公立医疗机构会计制度得以统一。

《医院财务制度》第五章提出了"成本管理"的概念，即"医院通过成本核算和分析，提出成本控制措施，降低医疗成本的活动"。第五章从第二十六条至第三十六条共计 11 条，完整地论述了成本在医院管理中的相关内容。由此可见，政府及主管部门越来越重视成本管理在医院经营管理中的作用，但从现实来看，遍及国内诸多省市的诸多医院仍未建立起规范、完整的成本管理体系，原因在于医院管理者尚未将管理重点转移到经济管理上来，以及医院信息化建设尚不完善，对成本管理无以支撑。随着医改的不断深入和医院总会计师制度的推行，医院财经管理改革也向纵深方向发展，以前的准成本核算的诸多方法已不能适应政府主管部门及医院发展的需要，从成本核算向成本管理过渡在新医改的要求下势在必行，一般完整的医院财务与会计体系应如图 a 所示，成本会计体系既肩负着内部管理的职能，同时又需要为外部相关部门和需要者提供信息，可见成本会计及管理的重要性。时至今日，成本管理在新制度颁布以后，已运行多年，但对大多数医院来说，应用尚不理想，如何探索出一套规范化的成本核算及管理实务操作流程，是当前医院成本管理相关人员的迫切需求，为此，我们编写了本书，希望能对广大读者有所裨益。

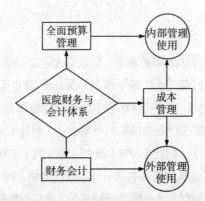

图 a 医院财务与会计体系

2019 年 12 月 17 日,《事业单位成本核算基本指引》(财会〔2019〕25 号)印发,明确指出了 2021 年 1 月 1 日起实施该制度。该制度全方位解析了中国医院成本核算的理论体系与核算方法,改变了以往"四类三级"的成本核算方法,构建了科学的医院成本核算与管理体系。

另外,DRGs(Diagnosis Related Groups,疾病诊断相关分组)医保付费制度已在部分省市开始实施,2021 年将全面展开,可以说该制度的实施,对中国医院来说无异于一场革命。原来的医保支付方式,总额预付或以"定额或人头"为主(占医院收入的 80%),医疗服务项目、单病种付费为辅(占医院收入的 20%),改革后将以 DRGs 病种(组)付费为主,其他付费方式为辅,也就是说医保付费方式即将发生重大结构性变化,医院该如何适应? 恐怕精细化的成本核算与管理是一个绕不开的话题。当前,人们对于医院的成本核算与管理工作认识尚处于初级阶段,对有些概念理解不清,对成本核算对象不甚明了,因此造成了医院成本管理效率低下,医院的经济效益迟迟得不到提升,究其原因,没有找到医院成本核算与管理的真谛。

有效的会计体系是财务管理的重要工具或平台,而成本会计的有关信息更是可以支持医院管理者进行内部管理,做出重要决策。我国公立医院目前虽已将目标管理、成本考核和绩效评估等列为医院运营管理的重点,但在实施过程中仍有很多问题,甚至出现应用错误,致使医改以来,医院仍以追求"大"为主要目标,并且随着药品零加成措施的深入改革,诸多公立医院连连亏损,这也说明了管理者并不完全会使用这几个工具,又因政府统一制定了各类管理制度，但由于各层级医院的专业特殊性、医疗属性及历史背景等因素各异，致使许多公立医院很难根据自身的条件发展出一套适合自身综合条件的成本会计制度。

基于此，本书具有一个重要的特色，即关键引领、改变思维，用国际前瞻的管理会计理论，并结合先进的阿米巴经营理论，以及我国台湾地区长庚医院的先进经验，构造一套完整的成本管理会计体系，并进行了实践，外加实用性的成本管理信息系统的配合，使中国医院在成本核算方面有了一次跨越性的突破。因此，本书既是医院推行成本核算不可多得的实务书籍，也是医院理论工作者从事相关管理教学的重要参考书。

期望本书能带给读者一种全新的思维，也希望本书中先进的成本核算与管理体系能成为中国医院经营管理的利器！

本书由由宝剑、赵钧撰写大纲，经过反复研讨与实际工作结合撰写而成。全书约 42 万字，其中，由宝剑撰写第六章、第七章，共计 13 万字；由宝剑、王金民共同撰写第九章，共计 6 万字；陈财柳撰写第三章、第四章、第十章，共计 6 万字；朱宁撰写第一章、第二章，共计 3.5 万字；李珂撰写第五章、第八章，共计 12 万字；王伟撰写第十一章，共计 1.5 万字。

本书出版得到了西安葆康医管数据科技有限公司、上海康程医院管理咨询有限公司、青海省交通医院、河北隆化县医院有关领导和同志的大力支持，在此表示衷心的感谢；同时也感谢关注我们的各位朋友的默默支持与帮助。

为了编好此书，我们参考了大量的文献资料，在此对这些文献资料的作者也一并表示诚挚的谢意。

本书借医改及医院财经制度改革之东风，应运而生，所述内容特别适合以下人员学习、参考：

（1）医院高级管理人员，尤其是院长、总会计师、财务主管等中高层管理者。

（2）医院财经工作者。

（3）从事医院财务管理研究的相关学者。

（4）大专院校学生。

成书仓促，水平有限，不足之处敬请批评指正！

编者

2020 年 8 月

目　录
CONTENTS

第六章 分科（组）经营成本核算概述 ┈┈┈┈┈┈┈┈ 088

第九章 产品级成本核算——医疗服务项目成本、患者成本、单病种成本、DRGs 病种（组）成本 … 245

第一章
导论

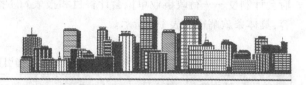

　　2019 年 12 月 17 日是一个值得纪念的日子,这天财政部发布了《关于印发〈事业单位成本核算基本指引〉的通知》(财会〔2019〕25 号文件),"为促进事业单位加强成本核算工作,提升单位内部管理水平和运行效率,夯实绩效管理基础,根据《中华人民共和国会计法》以及政府会计准则制度等,我部制定了《事业单位成本核算基本指引》,现予印发,自 2021 年 1 月 1 日起施行"。

　　此文件的发布,是中国公立医院继 2019 年 1 月 1 日执行《政府会计制度——行政事业单位会计科目和报表》后,加强事业单位绩效管理的里程碑事件,结束了执行长达 9 年的《医院财务制度》中的成本核算方法,开启了医院成本核算的新时代。

第一节
《事业单位成本核算基本指引》解析

　　2011 年 7 月 1 日试行,2012 年 1 月 1 日开始施行《医院会计制度》和《医院财务制度》,当时将医院的科室分成四类,即临床服务类、医疗技术类、医疗辅助类和行政后勤类,将成本按照分项逐级分步结转的方法进行分摊,最终将所有成本转移到临床服务类科室。传统的"四类三级"的成本核算方法,符合以医院整体为对象的完全成本管理理念,对医疗服务价格的制定具有一定的参考意义。但随着医改政策的影响,以及对成本管理要求的提高,更需要医院各级管理人员转变观念,更多地从管理会计的角度来审视成本核算及管理,临床服务类和医疗技术类科室在进行成本决策管理时,应考虑相关成本,剔除无关成本的影响。2019 年《政府会计制度——行政事业单位会计科目和报表》实施,加上《事业单位成本核算基本指引》的制定,改变了传统的"四类三级"的成本核算方法。

一、《事业单位成本核算基本指引》之条款解析

《事业单位成本核算基本指引》共分为五章三十一条,详细阐释了执行《政府会计制度——行政事业单位会计科目和报表》的事业单位成本核算的具体内容,具体条款解析如表 1-1 所示。

表 1-1 《事业单位成本核算基本指引》条款解析

章序号	章内容	条序号	条内容	条内容解析
第一章	总则	第一条	依据	《中华人民共和国会计法》、政府会计准则制度
		第二条	适用对象	执行政府会计准则制度且开展成本核算工作的事业单位(如医院)
		第三条	成本的含义	有形资产的耗费、无形资产的耗费、其他耗费
		第四条	成本核算的含义	耗费的归集、分配,计算总成本、单位成本,向使用者提供成本信息
		第五条	成本信息需求（目的）	(一)成本控制 (二)公共服务或产品定价 (三)绩效评价
		第六条	成本核算基础	权责发生制下的财务会计数据
		第七条	基础工作	原始记录,信息技术
		第八条	成本核算原则	(一)相关性原则 (二)可靠性原则 (三)适应性原则 (四)及时性原则 (五)可比性原则 (六)重要性原则
		第九条	成本报告	按周期编制(月或批)反映
第二章	成本核算对象	第十条	成本核算对象确定的要求(一)	职能目标、所处行业特点、不同的成本信息需求
		第十一条	成本核算对象确定的要求(二)	多维度、多层次
		第十二条	维度成本核算对象	(一)按业务活动类型确定 (二)按政策、项目确定 (三)按提供的公共服务或产品确定

续表

章序号	章内容	条序号	条内容	条内容解析
第二章	成本核算对象	第十三条	层次成本核算对象	(一)单位整体 (二)内部组织部门 (三)业务团队
		第十四条	成本信息需求（目的）对应成本核算对象	(一)成本控制——业务活动类型、项目、内部组织部门等 (二)公共服务或产品定价——公共服务或产品 (三)内部绩效评价——项目、内部组织部门、业务团队 (四)外部绩效评价——政策和项目、单位整体
第三章	成本项目和范围	第十五条	成本项目设置要求（一）	根据成本信息需求（目的）设置，按照成本经济用途、成本要素设置
		第十六条	成本项目设置要求（二）	与政府会计准则制度中"加工物品""业务活动费用""单位管理费用"等科目保持协调，可设明细项目或进行辅助核算
		第十七条	非成本核算内容（一）	业务活动类型：如资产处置费用、上缴上级费用、对附属单位补助费用等 单位整体：如公共基础设施折旧（摊销）费、保障性住房折旧费等
		第十八条	非成本核算内容（二）	公共服务或产品定价：应当在对相关成本进行完整核算的基础上，按规定对成本范围予以调整，如按规定调减不符合有关法律法规规定的费用、有财政资金补偿的费用等
第四章	成本归集和分配	第十九条	成本归集（会计）科目	"业务活动费用""单位管理费用"
		第二十条	成本核算方法	根据成本信息需求（目的）确定 完全成本法：单位整体、主要业务活动 制造成本法：公共服务或产品、项目、内部组织部门、业务团队
		第二十一条	成本分类	直接费用、间接费用

续表

章序号	章内容	条序号	条内容	条内容解析
第四章	成本归集和分配	第二十二条	间接费用的分配方法	耗费动因
		第二十三条	基本成本对象	职能目标下的主要专业业务活动
		第二十四条	业务部门的业务活动费用	区分为直接费用、间接费用,归集、分配
		第二十五条	辅助部门的业务活动费用	交互分配、直接分配
		第二十六条	行政及后勤管理部门的单位管理费用	根据成本信息需求(目的),采用合理的标准或方法分配计入相关成本核算对象
		第二十七条	公共服务或产品核算方法	品种法、分批法、分步法等
第五章	附则	第二十八条	行业具体指引	依据本指引制定
		第二十九条	参照执行	行政单位、参照执行政府会计准则制度的非行政事业单位
		第三十条	解释主体	财政部
		第三十一条	施行日期	2021 年 1 月 1 日

二、《事业单位成本核算基本指引》之成本核算方法

《事业单位成本核算基本指引》根据成本信息需求(目的)的不同,所要求的成本核算方法如表 1-2 所示。

表 1-2 《事业单位成本核算基本指引》解析之成本核算方法

章序号	成本信息需求(目的)	成本核算对象成本核算方法
成本控制	业务活动类型	完全成本法
	项目	制造成本法
	内部组织部门	制造成本法
公共服务或产品定价	公共服务或产品	制造成本法、品种法、分批法、分步法
内部绩效评价	项目	制造成本法
	内部组织部门	制造成本法
	业务团队	制造成本法

续表

章序号	成本信息需求(目的)	成本核算对象成本核算方法
外部绩效评价	政策	制造成本法
	项目	制造成本法
	单位整体	完全成本法

何谓"完全成本法"与"制造成本法",后面章节将会详细介绍。

《事业单位成本核算基本指引》之所以叫"核算基本指引",是因为它纯粹用于成本核算,尚无"成本管理"的有关要求。只有"成本控制"的成本信息需求(目的)部分有一定的管理要求,但并没有指出成本控制所需要的方法。而我们在实际工作中,更多地要应用成本核算的结果来进行成本管理,由此,本书引入国际管理会计理论,补充管理会计方法,既要"成本核算",又能"成本管理",为事业单位,如公立医院之经营与决策所用!

第二节
走出会计信息使用对象的认识误区

会计信息是组织的语言,也是管理者的耳目。医院,无论是公立还是民营,自 2018 年下半年开始,尤其是 2019 年年末爆发了"COVID-19"疫情,伴随着国家经济、医改政策的影响,以及所面临的环境越来越复杂,再加上技术的进步和医院容量的增加,竞争越来越激烈,具体情况如表 1-3 所示。"提高医院 GDP"的经营理念逐渐迎来挑战,因此管理者的决策以及决策的品质变得尤为重要。有时一个错误的决策,可能会带来致命的影响。决策依赖于数据,没有良好的财务数据作为支撑,可能就无法看到组织发展的趋势,无法判断决策的正确性。会计信息日益成为管理者决策的必要利器。

表 1-3 2019 年 3 月底和 2020 年 3 月底全国医疗卫生机构数量对比

机构分类	2019 年 3 月底	2020 年 3 月底	增减数(个)	增减比例(%)
医院	33183	34349	1166	3.51
基层医疗卫生机构	946224	955693	9469	1.00
专业公共卫生机构	18049	16039	−2010	−11.14
其他机构	2763	2898	135	4.89
合计	1000219	1008979	8760	0.88

注:统计数据来自国家卫生健康委员会统计信息中心。

那么，都有谁需要会计信息呢？会计提供有关的信息给组织的利益关系人，包括对组织有直接和间接利益的个人或机构。但是，不同的信息使用者为了不同的目的，其使用的会计信息也不尽相同，外部利益关系人只能使用组织对外公开的会计信息，因为他们很难得到内部会计信息；内部利益关系人可以使用所有的会计信息，包括外部的和内部的，但更关注内部的，具体情况如表 1-4 所示。

表 1-4　会计信息的使用与提供

会计信息使用者	使用何种信息	信息提供者
外部利益关系人	财务会计、税务会计信息	财务会计、税务会计
内部利益关系人	财务会计、税务会计、管理会计信息	财务会计、税务会计、预算会计、成本会计

如此，对医院财务与会计部门来说，设立完整的财务会计、预算会计、成本管理会计体系则尤为重要。但从现实来看，因组织较小、管理不成熟、观念错误、财务部门一人多岗，或者预算会计和成本管理会计体系的缺失，造成了医院会计信息提供的不全面，进而也影响了医院财务工作者的管理地位和层级，最终影响管理者的决策。所以对于医院来讲，要想向精细化管理方向发展，构建管理会计体系势在必行。

重视会计信息，尤其是管理会计信息，学会分析管理会计信息是医院管理者必备的技能。

一、外部利益关系人

外部利益关系人包括个人和机构。他们并未参与组织的运营活动，因此需要依赖组织提供的会计信息来帮助他们了解情况，做出判断与决策。根据其与组织的关系不同，又分为直接外部利益关系人和间接外部利益关系人，直接者包括现在及潜在的投资者和债权人，间接者包括政府、供应商、顾客以及一般社会大众。

（一）投资者和债权人

投资者和债权人是会计信息的最主要使用者之一，他们需要用会计信息来评估组织的经营风险和效率，以确保其投资的安全性及成长性，即通过组织的财务报表信息来评估风险和报酬。

（二）政府有关管理机关

组织要缴纳各项税赋给相应的政府部门，政府税务部门依赖于组织的相关税务报表来评估其应缴的各项税赋，必要时对组织进行相应的检查，政府管理部门则搜集组织的各种相关报告，作为政策制定和管理的参考。

（三）供应商、顾客以及一般社会大众

他们取得各种文件及资料，作为交易凭证。

二、内部利益关系人

内部利益关系人主要是指管理层和员工。他们需要用会计信息来协助规划能实现组织目标的运营活动、投资活动、理财活动、分配活动等，并且评估实现目标的程度。虽然内部利益关系人也能取得提供给外部利益关系人的会计信息，但由于他们需要的信息是多方面的，而且许多信息是不包括在提供给外部利益关系人的会计信息中的，因此依赖于管理会计提供相应的会计信息作为补充。

本书重点论述的成本有关内容是管理会计的子分支，关于成本的这些信息侧重于内部利益关系人使用，以对内管理为主。

第三节
财务会计与管理会计的区别与联系

组织编制财务会计报告（资产负债表、损益表、现金流量表等）主要是提供一般信息给外部利益关系人，他们用这些信息来评估组织的运营财务状况、风险等。另外，组织编制管理会计报告（预算会计报告、成本会计报告等）的目的是提供详细的信息给内部利益关系人，他们用这些信息来评价过去的绩效，并且制定未来的经营决策。虽然财务会计和管理会计的信息来自相同的财务资料，但是由于基本的导向及目的不同，编制方式和结果不同，因此造成许多差异。财务会计与管理会计的区别与联系见表1-5、表1-6所示。

表1-5　财务会计与管理会计的区别

项目	财务会计	管理会计
信息使用对象	外部利益关系人	内部利益关系人
信息时间要求	历史性信息	预测性信息
职能	核算、监督	预测、决策、规划、控制、评价
衡量方式	现金或约当现金	未来预期价值或过去实际价值
信息分类	资产、负债、所有者权益、收入、费用、利得、损失	成本、效益
强调重点	客观性和正确性	有关性和及时性
信息详细程度	汇总性资料	详细资料

续表

项目	财务会计	管理会计
沟通方式	资产负债表、损益表、现金流量表、所有者权益变动表	自定义管理报表,如决策分析报告、绩效评价报告等
法规要求	《政府会计制度——行政事业单位会计科目和报表》《医院财务制度》等一般公认会计原则	不受公认会计准则的约束
报告责任	需经外部审计,具有法律责任	无须外部审计,不具有法律责任
报告编报频率、及时性	按国家有关制度规定编报,并对外报送	无须按国家有关制度规定编报,主要对内报送
报告内容	以单位作为整体报告	以单位整体、内部组织等报告

表1-6　财务会计与管理会计的联系

项目	财务会计	管理会计
目标一致	单位的财务管理,合法合规,避免风险,提高经济效益	改善单位的经营管理,提高经济效益
职能趋同	核算与监督	内部控制
指标趋同	以完全发生的经济事项来记录损益	分层次记录损益,更细化
最终结果一致	最终损益一致	最终损益一致

　　组织管理者要准确辨认内、外部利益关系人,内部利益关系人尤其是管理者要懂得及时、合理使用管理会计信息,以便做出正确的决策。

　　《事业单位成本核算基本指引》要求成本核算的数据来源为权责发生制下的财务会计数据,所以财务会计与管理会计的数据来源相同,只是数据罗列的方式不同,进而满足不同使用对象的需求,财务会计侧重于对外报告,而管理会计则侧重于内部管理。

　　管理会计是对单位的内部信息进行深度搜集,将相关的成本费用归集、分配到内部组织部门、业务团队、产品、服务中去,根据相关的信息需求来编制报表,进行分析以改善经营。

第二章
成本及其分类

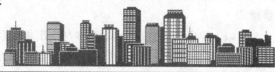

　　一些会计学者从不同的角度对成本下过不同的定义,并且长期以来,会计学界将马克思在《资本论》中的产品成本作为成本的一般概念,这其实犯了一种逻辑上的错误,医院成本不能简单地用产品成本来定义。产品成本属于成本,但成本不等于产品成本。

　　成本涵盖了产品成本、期间成本、固定成本、变动成本、机会成本、沉没成本、战略成本、质量成本等各种具体的成本概念。会计学成本的一般含义应该是对成本的高度概括,用以揭示成本的本质,不仅能用来解释当前的实际成本概念,也能用于解释生活中遇到的各种具体成本。因此,成本的一般含义应该是特定的主体为了达到一定的目的而发生的可以用货币计量的代价。

　　随着现代成本会计的发展,还出现了许多新的成本概念,医院成本也是如此,本章内容将介绍相关成本概念及其应用方法。

第一节
成本及相关概念

　　在医院里人们常说全成本核算,可时至今日,基本上还是没搞明白全成本核算的用途。这里我们需要辨识出一系列成本概念及其用法。

一、成本、费用、支出的区别与联系

(一)成本

　　成本的一般含义,即特定的主体为了达到一定的目的而发生的可以用货币计量的代价。

　　我国对成本的定义为:"生产经营过程中所耗费的生产资料转移的价值和

劳动者为自己劳动所创造的价值的货币表现"。美国会计学会对成本的定义为："成本是指为达到特定的目的而发生或应发生的价值牺牲，它可用货币单位加以衡量。"美国会计师协会对成本的定义为："成本是指为获取财物或劳务而支付的现金或转移的其他资产，发行股票、提供劳务或发生负债而以货币衡量的数额。"

从以上定义可以看出，成本大多与支出相联系，只不过是支出一部分与当期相联系，一部分与以后期间相联系。与当期相联系的支出形成了本期的一项费用，与以后期间相联系的支出则形成了企业的一项资产。

（二）费用

国际会计准则委员会对费用的定义为："费用是指会计期间内经济利益的减少，其表现形式为资产的减少或负债的增加而引起的所有者权益的减少，但不包括向所有者进行分配等经济活动引起的所有者权益的减少。"美国财务会计准则委员会对费用的定义为："某一主体在其持续的、主要的核心业务中，因交付或生产了货物，提供了劳务，或进行了其他活动而付出的或其他耗用的资产因而承担的负债。"我国会计准则对费用的定义为："企业为销售商品、提供劳务等日常活动而发生的经济利益的总流出。"

通过国际会计准则委员会、美国以及我国会计准则对费用的定义可以看出，国际会计准则委员会对费用的定义较为宽泛，不但包含企业日常活动中发生的资产的耗费，还包含了企业在偶发事件中发生的资产减少或负债增加，也就是包含了通常意义上所说的损失；而美国以及我国会计准则中对费用的定义则较为狭窄，只是包含了企业日常活动所发生的资产的耗费，这是我们一般采用的费用概念。

（三）支出

支出是企业生产经营活动的经常性业务，是为了达到特定的目的而由经济主体的支付行为而导致的资源的减少。支出分为资本性支出和费用性支出，资本性支出形成一项资产，而费用性支出形成一项费用。

通过对以上三者的分析，可以明白费用、成本、支出之间的内在关系，便于对成本进行分类。

二、成本核算、成本测算、成本管理的关系

（一）成本核算

成本核算是指在将产品生产或服务提供过程中实际发生的费用进行归集汇总的基础上，采用适当的程序和方法进行对象化，以计算出成本计算对象的各种成本。较为熟知的成本核算方法有品种法、分步法和分批法，辅助方法有分类

法、定额法等,还有变动成本法、作业成本法等,方法多样,核算单位可根据生产或提供服务的类型和管理需求采用相应的核算方法。

(二)成本测算

成本测算是根据特定目标对按照某种划分标准归类的成本或费用进行推测计算。可以按国家制度要求的分类进行测算,也可以按医院的内部管理要求规定的分类进行推测计算。

成本核算主要以会计核算为基础,以货币为计量单位,将生产经营或服务提供过程中发生的各种耗费按照一定的对象进行分配和归集,通过账务处理计算出各种成本。成本核算的正确与否,直接影响核算单位的成本测算、分析、考核和改进等工作,同时也对核算单位的成本决策和经营决策产生重大影响。

(三)成本管理

成本管理是指生产经营和服务过程中各项成本核算、成本分析、成本预测和决策以及成本计划和控制等一系列科学管理行为的总称。

综上所述,成本核算是成本测算工作的一部分,强调账务处理,要求制度化、规范化;成本测算具有预测性;成本管理是一个更大的概念,包含了成本核算、成本测算、成本决策等内容。

三、医院成本核算与管理

医院成本是指医院在开展医疗服务及其他活动中发生的费用和损失。医院成本核算是按照《事业单位成本核算基本指引》有关成本费用开支范围的规定,依据医院管理和决策需要,对医疗服务过程中的各项耗费进行分类、记录、归集、分配和分析,提供相关成本信息的一项经济管理活动,是对医疗服务过程中所发生的费用进行核算,其目的是真实反映医疗活动的财务状况和经营成果。医院成本核算中的"成本",不同于企业会计中的产品成本。医院成本核算作为医院的一项内部经济管理活动,其成本概念具有丰富的内涵,形式呈现出多样性。如根据不同的成本归集对象,可将医院成本分为医院总成本、分科(组)成本、医疗服务项目成本、病人成本、单病种成本、DRGs病种(组)成本、诊次成本、床日成本等。

对于医院来讲,其实只需要合理地编制数据,度量出分科(组)损益情况,就已经达到了管理的大部分目的,而进行的项目成本、病种成本核算则是为了将医院成本核算向纵深方向发展。考虑成本效益原则,当前大多数医院不具备开展医疗服务项目成本、病人成本、单病种成本、DRGs病种(组)成本核算的条件。

医院成本核算的对象是指医院成本归属的对象,或者说是费用归集的对象。确定成本核算对象是实行成本核算的基础,也是进行成本管理的需要。划分和确定成本核算对象是解决计算何种成本的问题,也就是确定成本费用由谁承担的问题。其目的是更好地区分不同服务部门的业务性质，更恰当地选用成本核算方法，更有针对性地提出管理要求和进行成本管理。其依据是医院不同业务部门的服务性质和医院管理的需要。

（一）医院总成本

医院总成本是指医院在医疗服务过程中发生的费用总和。它总体上反映医院成本状况，是评价和考核医院经营水平的主要指标，也是用于对外和向上级报告的财务成本。（表2-1）

表 2-1　医院总成本

序号	项目
1	医疗活动收入
2	财政收入
3	科教收入
4	其他收入
5	业务活动费用
6	单位管理费用
7	财政支出
8	科教支出
9	其他支出
10	结余 = 1 + 2 + 3 + 4 − 5 − 6 − 7 − 8 − 9

（二）分科（组）成本（经营成本）

分科（组）成本是按责任会计理论方法确定责任单位，是责任单位在医疗服务过程中发生的费用总和。分科（组）成本核算是医院总成本核算的延伸，也是医疗服务项目成本和病人成本、单病种成本、DRGs 病种（组）成本核算的基础。分科（组）成本核算的目的是加强各层面对支出的控制，通过建立责任会计制度，核算各分科（组）的成本，将成本形成过程中的控制工作落实到具体责任单位。分科（组）成本主要是对责任单位经营做出预测和决策，在医院的管理中有着重要作用，亦可与医院分科经营相互匹配，衡量其损益情况。

（三）诊次和床日成本

诊次和床日成本是以诊次、床日为核算对象，将分科（组）成本进一步分配到急诊人次、住院床日中，计算出诊次成本和床日成本的过程。它们是一个平均值的指标,并不完全是一个成本核算对象。

（四）医疗服务项目成本

医疗服务项目成本是对每个医疗服务项目所核算的成本,用以反映该项目所耗费的资金。其目的是通过核算项目成本,正确计算各项医疗服务的实际消耗,合理制定收费价格,合理安排预算,争取使医疗消耗得到应有补偿。项目成本的主要作用在于考核医疗服务项目的盈亏,作为补偿和定价的依据。

医疗服务项目成本既是一个完整的产品,也是一个半成品,对于分科（组）经营来讲,当月的医疗服务项目当月都完成了,它们就是一个个产品,其成本按月核算。但是,如果以应对医保支付为目的,就需要分科（组）核算单个病人的成本,或者单病种成本、DRGs 病种（组）成本,那么医疗服务项目成本又是一个半成品。只有把它们进行不同方式的组合,并且以病人结算期为周期进行核算,才能形成一个完整的"病人"成本。而单病种成本、DRGs 病种（组）成本是附着在一个病人身上的,由一类病人组成的一个平均成本。

（五）患者成本、单病种成本、DRGs 病种（组）成本

患者成本、单病种成本、DRGs 病种（组）成本是反映在治疗某种（组）病种时所耗费的资金总和。由于患者的体质、病症轻重的不同,同样病种的医疗费用差距较大,患者成本、单病种成本、DRGs 病种（组）成本有着明显的不确定性,但它们可以作为对治疗过程的综合评价,为病种收费提供依据,为医保结算开辟新的途径。

（六）医院成本核算与成本管理的关系

医院成本核算是指医院将其业务活动中所发生的各种耗费按照核算对象进行归集和分配,计算出总成本和单位成本的过程。

医院全成本核算是指医院将其业务活动中所发生的各种耗费按照核算对象进行归集和分配,但耗费为成本对象的直接成本加上相应的间接成本的合理份额,计算出成本的过程。医院总成本即医院的所有耗费所构成的成本,我们认为,从医院总体的角度上来看,医院的所有耗费体现了医院对所取得资源的利用情况。

医院成本核算是成本管理的基础,没有准确的成本核算体系,成本管理则无从谈起。

医院成本管理是指医院在提供医疗服务过程中各项成本核算、成本分析、成本预测和决策以及成本计划和控制等一系列科学管理行为的总称,它是以降低成本、提高效益为目标而进行的各项管理工作的总称。

成本管理是医院管理的一个重要组成部分,它要求系统、全面、科学和合理,对于促进增产节支、加强经济核算、改进医院管理、提高医院整体管理水平具有重大意义。

总而言之,成本管理对医院经济效益起决定性作用。

第二节
财务（成本）会计下的成本分类

在成本核算中，按成本计入成本单位的方式，或按成本与核算对象的关系划分为直接成本与间接成本。划分直接成本与间接成本是为了更为准确地核算成本对象的成本。

财务会计是把单位总体作为核算对象，体现单位总体经济效益的会计核算方法；成本会计也是利用账户来核算成本的会计学的一个分支，仍属于财务会计范畴，但管理会计是区别于财务会计的核算方法的另外一门学科。

所以，区分财务（成本）会计、管理会计下的成本概念是做好医院成本工作的第一步。

一、直接成本与间接成本（狭义）

直接成本是指可以根据凭证直接计入成本对象的成本，如人员工资、药品费、卫生材料和低值易耗品费等，都可以将实际发生额直接计入使用或消耗的单位。

间接成本是指无法直接计入成本对象，且需要经过分配的成本，如未安装水电表的水电费等。

具体见图2-1。

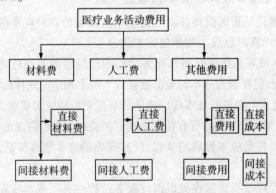

图 2-1　直接成本和间接成本

（一）直接材料成本

为了清晰地核算一个成本对象的成本，例如医院里的成本核算对象[内部组织部门、医疗服务项目、DRGs病种（组）等]，就要按照是否直接计入的方式来区分直接成本、间接成本。而在成本会计上则分为三类，即"料""工""费"。

来看"料"，比如检验科门诊的一个"平诊血脂六项[复]"的医疗服务项目，是患者到达检验科窗口后，由护士进行血液采集，采集血液的过程中会使用到一个针头、一个留存血液的试管等,那它们就是直接材料,而这些直接材料是医院通过招标向供应商采购来的,假设采购价格为 0.5 元,那么这 0.5 元就是这个医疗服务项目的直接材料成本。

（二）直接人工成本

在工厂里,工人的劳动价值的体现就是工资,一般分为计时工资或计件工资,工资的核算、发放与工时和小时工资率相关,工时由车间在生产时安排并记录,而在医院里目前尚未系统准确地记录医生、护士或医技人员的工时,所以直接发生在某个成本核算对象上的直接人工成本就很难度量,但是直接发生在这些成本核算对象上的人工费就是直接人工成本。（图 2-2）

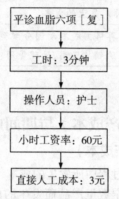

图 2-2　平诊血脂六项［复］直接人工成本

（三）直接费用

在相应成本对象的成本核算过程中,除了发生的直接材料成本和直接人工成本外,还会发生建筑物或设备的折旧费等,如果建筑物的成本不能直接计入成本对象中,就不是直接费用;再如做一项 MR 检查,该 MR 设备的折旧费能直接计入此项检查项目中,就是直接费用。

（四）制造费用

《事业单位成本核算基本指引》要求用制造成本法来计算公共服务或产品、项目、内部组织部门、业务团队等成本对象的成本。所谓制造成本法,是把生产费用中与产品制造有联系的制造成本计入产品生产成本,销售费用、管理费用、财务费用作为期间费用,于会计期末一次计入当期损益,不向任何形态的产品分配。制造成本可以理解为车间生产成本,不包含销售费用、管理费用、财务费用。

在制造成本法下,直接材料成本、直接人工成本、直接费用、制造费用都计入产品成本中。

制造费用,又称为间接生产费用,简称间接费用,是较窄范围的间接费用,是指在生产过程中不能直接计入成本对象的成本费用(除销售费用、管理费用、财务费用）。比如某通用机器设备，在提供医疗服务项目时，能被所有医疗服务项目共用的折旧，就是制造费用。具体见表 2-2。

表 2-2　直接成本与间接成本对照表

成本项目		医疗服务项目	备注
直接成本	直接材料	领料单，某医疗服务项目、病种直接消耗的材料	直接计入成本对象
	直接人工	操作某医疗服务项目、病种的医生、护士、医技人员的工资、绩效工资	
	直接费用	特别专用到医疗服务项目、病种上的不能追溯到具体对象上的成本	
间接成本	制造费用	先归集，再根据成本动因分配到成本对象上的成本（除销售费用、管理费用、财务费用）	分配到成本对象上

二、产品成本（生产成本）与期间成本（非生产成本）

（一）产品成本（生产成本）

产品成本包括产品制造过程中所发生的成本，也称为制造成本或生产成本。它可以指一定时期为生产一定数量产品而发生的成本总额，也可以指一定时期生产产品的单位成本。

产品成本有狭义和广义之分，狭义的产品成本是企业在生产单位（车间、分厂）内为生产和管理而支出的各种耗费，主要有原材料、燃料和动力，以及生产工人工资和各项制造费用。广义的产品成本除了生产发生的耗费，还包括各项销售、管理和财务费用。广义的产品成本为全成本，可以用于长期定价，即可以作为医院与物价局协定医疗服务项目的依据。

作为产品成本列示的具体内容必须符合国家的有关规定。

（二）期间成本（非生产成本）

期间成本又称期间费用，是指不能直接归属于某个特定产品成本的费用。它是随着时间推移而发生的，与当期产品的管理和销售直接相关，而与产品的产量、制造过程无直接关系，即容易确定其发生的期间，而难以判别其归属，因而不能被列入产品制造过程的成本，故将其直接归入当期损益。

期间费用一般包括销售费用、管理费用和财务费用三大项。

（三）直接成本、间接成本（狭义）与产品成本（生产成本）、期间成本（非生产成本）的关系

直接成本包括直接材料成本、直接人工成本、直接费用，狭义的间接成本即制

造费用。直接成本与间接成本不包含期间成本,其实它们就是产品成本(生产成本);而产品成本(生产成本)、期间成本(非生产成本)是比直接成本、间接成本(狭义)更大的概念,其中期间成本包含销售费用、管理费用、财务费用。(图2-3)

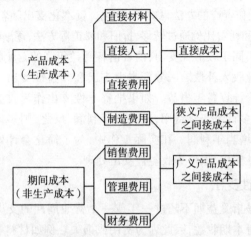

图 2-3　直接成本、间接成本(狭义)与产品成本(生产成本)、
期间成本(非生产成本)的关系

三、主要成本与转换成本

主要成本与转换成本是产品成本(生产成本)的另一种分类(图2-4),旨在进行成本管理的时候选取主要管理的内容。对于主要成本与转换成本的管理,可借鉴二八定律的思想,即将主要管理精力放在对重点成本的管理上,比如医院的药品、耗材,尤其是高值耗材的管理,这样能花大力气解决医院成本居高不下的问题。

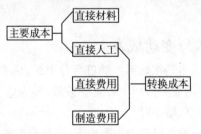

图 2-4　主要成本与转换成本的关系

四、资本性支出与收益性支出

(一)资本性支出

资本性支出是收益性支出的对称,它是指组织发生的,其效益基于两个或两个以上会计年度的各项支出,包括构成固定资产、无形资产、递延资产的支出。该支

出的目的在于使组织在未来期间受益,具有未来经济效益及服务潜能。例如,购置 CT 的支出,由于其能使用几个年度,其支出应记入"固定资产"科目。同时按其损耗程度,通过计提折旧分年摊入各年成本、费用之中,这个会计处理方法,称为折旧或摊销。把支出记作资产的办法,称为资本化。资本化支出随着每期对资产的耗费,按照受益原则和耗费比例通过转移、折旧和摊销等方法,逐渐转化为费用。

资本性支出不同于收益性支出,前者由各受益年度的营业收入分配负担,后者全部由当年营业收入补偿。区分资本性支出和收益性支出,是为了正确反映资产的价值和正确计算各年损益。如果把资本性支出作为收益性支出,结果是少计了资产价值,多计了当年费用,虚减当年利润;反之,则多计了资产价值,少计了当年费用,虚增当年利润。在实际工作中,为了简化会计处理,有时把小于一定金额的资本性支出,也作为收益性支出处理。

（二）收益性支出

收益性支出是指受益期不超过一年或一个营业周期的支出,即发生该项支出仅仅是为了取得本期收益,因此列为费用或损失。例如材料费、坏账损失等。

第三节
管理会计下的成本分类

从财务(成本)会计角度,可将成本分为直接成本与间接成本,重在外部使用,如定价。而将成本分为固定成本与变动成本,即为管理会计角度的分类,重在对内决策。

一、固定成本与变动成本

固定成本与变动成本是按成本习性进行分类的,成本不是随着业务活动变化而变化的,影响成本的业务活动主要是业务量,即为成本动因,比如医疗服务项目工作量、人工小时、机器小时等。

成本按习性分类一般可以分为固定成本、变动成本和混合成本,混合成本可以继续分解为固定成本和变动成本,从最终结果来看,成本可以分为固定成本和变动成本两大类。

（一）固定成本

固定成本又称固定费用,是指成本总额在一定时期和一定业务量范围内,成本相对固定,不受业务量增减变动影响,保持不变的成本。如按固定资产原值计提的折旧费、维修费和人员工资等。

约束性固定成本是为维持医院提供医疗服务的经营能力而必须开支的成本,如房屋和医疗设备的折旧、管理人员的工资等。由于这类成本与维持医院的服务能力相关联,也称为服务能力成本。这类成本的数额一经确定,不能轻易改变,因而具有相当程度的约束性。

酌量性固定成本是医院在会计年度开始前,根据经营、财力等情况确定的计划期间的预算额而形成的固定成本,如科研费、职工培训费等。由于这类成本的预算数只在预算期内有效,医院领导可以根据具体情况的变化,确定不同预算期的预算数,所以也称为自定性固定成本。这类成本的数额不具有约束性,可以斟酌不同的情况加以确定。

固定成本的特征在于它在一定的时间范围和业务量范围内其总额维持不变,但相对于单位业务量而言,单位业务量所负担的固定成本与业务量的增减成反比例变动。固定成本总额只有在一定时期和一定业务量范围内才是固定的,这就是说固定成本的固定性是有条件的。这里所说的一定范围叫作相关范围。若业务量的变动超过这个范围,固定成本就会发生变动。相应概念如图2-5、图2-6所示。

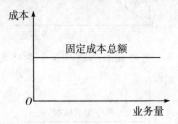

图 2-5 固定成本总额与业务量关系

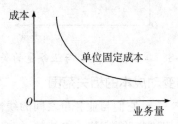

图 2-6 单位固定成本与业务量关系

单位固定成本 = 固定成本总额 ÷ 业务量

从该公式来看,在固定成本总额不变的情况下,单位固定成本随着业务量的增加而减少,典型例子如按年限平均法计算的设备折旧。

固定成本一般为制造费用和期间费用,如固定制造费用、固定管理费用等。固定成本一般表现为单位的经营风险,需要足够的业务量来吸收掉,如果业务量不足,经营风险就会显现出来。在"COVID-19"的冲击下,许多医院的业务量急剧下降,故而在 2020 年 1 月至 4 月造成了绝大多数医院的经营亏损。对于固定成本很高的医院来讲,若业务量长期得不到饱和,经营风险就非常高,由此以来就需要削减固定成本以达到盈亏平衡，否则将难以持续。

（二）变动成本

变动成本是指成本总额随着业务量的变动而成正比例变动的成本。这里的变动成本是就总业务量的成本总额而言的。如药品费、材料费等。

根据变动成本发生的原因，可将变动成本分为两类：一类是技术性变动成本，另一类是酌量性变动成本。技术性变动成本是指单位成本由技术因素决定而总成本随着消耗量的变动而成正比例变动的成本，通常表现为产品的直接物耗成本。酌量性变动成本是指可由管理层决策加以改变的变动成本。

变动成本的特性：若从单位业务量的变动成本来看，它是固定的，即它不受业务量增减变动的影响。相应概念如图2-7、图2-8所示。

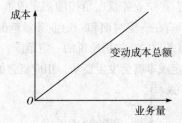

图2-7　变动成本总额与业务量的关系

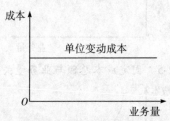

图2-8　单位变动成本与业务量的关系

（三）固定成本与变动成本的相关范围

固定成本与变动成本一样，它们与业务量之间的线性依存关系也是有条件的，即有一定的适用区间，即"相关范围"。也就是说，超出相关范围时，固定成本、变动成本发生额可能成非线性变动，如图2-9所示。

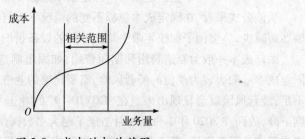

图2-9　成本的相关范围

（四）混合成本

混合成本是介于固定成本和变动成本之间,其总额既随业务量变动但又不成正比例的那部分成本,同时兼有变动成本和固定成本两种不同性质的成本。在实际工作中,医院发生的全部成本为固定成本和变动成本。有的成本项目与业务量的依存关系比较复杂,往往会兼有变动成本和固定成本两种不同的性质,如发生的其他费用支出。若用 Y 代表混合成本, a 为混合成本中的固定成本部分, b 为混合成本中的单位变动成本, X 为业务量,则混合成本公式为

$$Y = a + bX$$

混合成本的主要特点是其发生额并非完全不变,虽然受业务量变动的影响会发生变动,但其变动幅度并不与业务量变动的幅度保持严格的比例关系。管理会计中,通常采用一定的方法将混合成本分解为固定成本和变动成本,这是进行成本管理和控制的前提。混合成本常用的分解方法为高低点法、散布图法、线性回归法等。相应概念如图 2-10 所示。

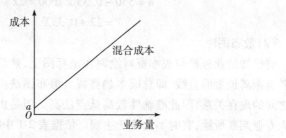

图 2-10　混合成本与业务量的关系

混合成本需要进一步区分为固定成本和变动成本。

【例 2-1】　A 医院某种仪器的维护成本经分析确定为使用时间的函数。2019 年前 4 个月的仪器使用时间及维护成本如表 2-3 所示。

表 2-3　仪器使用时间和维护成本

月份	X	Y
	使用时间（分钟）	维护成本（元）
1	800	350
2	1200	350
3	400	150
4	1600	550
合计	4000	1400
平均	1000	350

（1）高低点法。

在相关范围内，运用最高与最低业务量水平下所发生的成本来估计混合成本中的固定成本和变动成本。高低点法只适用于在相关范围内，而且成本动因与成本之间具有因果关系，这样才能提供有用的成本估计信息。

总成本 = 固定成本 + 单位变动成本 × 业务量（即 $Y = a + bX$）

$$b = \frac{Y_2 - Y_1}{X_2 - X_1}$$

$$a = Y - bX$$

其中，X 为自变量，代表业务量；X_1 为最小业务量；X_2 为最大业务量；Y 为因变量；Y_1 为最小业务量下的成本；Y_2 为最大业务量下的成本；a 代表固定成本；b 为系数，代表单位变动成本。

$$b = \frac{550 - 150}{1600 - 400} = 0.33$$

$$a = 550 - 0.33 \times 1600 = 22$$

$$Y = 22 + 0.33X$$

（2）散布图法。

将已知的业务量与成本资料绘制在坐标图上，然后按观察判断描绘出一条与各点距离最短的直线，即总成本趋势线。散布图法由于考虑了成本与成本动因之间的现存关系，因此准确性较高低点法高。但是由于此方法由分析人员凭个人专业判断所绘，有时不免流于主观。依据表 2-1 中的数据，可得出图 2-11。

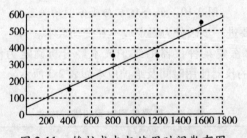

图 2-11　维护成本与使用时间散布图

经坐标观察得到固定成本为 55，则：

$$350 = 55 + 1000b, b = 0.295$$

$$Y = 55 + 0.295X$$

（3）线性回归法。

依据表 2-3 中的数据，可得出表 2-4。

表2-4 线性回归法数据

月份	X 使用时间(分钟)	Y 维护成本(元)	XY	X^2	Y^2
1	800	350	280000	640000	122500
2	1200	350	420000	1440000	122500
3	400	150	60000	160000	22500
4	1600	550	880000	2560000	302500
合计	4000	1400	1640000	4800000	570000

可依据如下公式进行计算:

$$\sum Y_i = na + b \sum X_i$$

$$\sum X_i Y_i = a \sum X_i + b \sum X_i^2$$

$$1640000 = 4000a + 4800000b$$

$$1400 = 4a + 4000b$$

解方程,得:$a = 50, b = 0.3$

$$Y = 50 + 0.3X$$

(4)三种方法比较(表2-5)。

表2-5 混合成本分析方法比较

方法	优点	缺点
高低点法	方法简便易懂,容易计算	只考虑业务量的最高点与最低点,较为粗略
散布图法	使用全部数据资料,简单易懂,避免以偏概全	由于趋势线为专业人员根据个人观察所绘,主观性较强
线性回归法	使用全部成本数据,可以衡量成本和动因之间的关系,作为预测未来成本较好的方法	成本动因与成本间具有逻辑关系才可使用该方法

二、可控成本与不可控成本

(一)可控成本

可控成本是指人们可以通过一定的方法、手段,使其按人们所希望的状态发展的成本。即能为某个责任单位或个人的行为所制约的成本。可控成本具有多种发展可能性,并且相关的责任单位或个人可以通过采取一定的方法与手段使其按所期望的状态发展。如果某些成本只具有一种可能结果,则不存在进行控制的必要性；如果某些成本虽具有几种可能结果，但相关的责任单位或个人无法根据自己的需要对其施加影响，则也不存在进行控制的必要性。一般来讲，可控成本的确定应具备三项条件：相关的责任单位或个人有办法了解所发生耗费的性质；相关的责任单位或个人有办法对所发生耗费加以计量；相关的责任单位或个人有办法对所发生耗费加以调节和控制。

（二）不可控成本

不可控成本是针对可控成本的一个想把的概念，是指不能为某个责任单位或个人的行为所制约的成本。即某一特定部门无法直接掌握，或不受某一特定部门的服务量直接影响的成本。不可控成本一般是无法选择或不存在选择余地的成本。它也具有相对性，与成本发生的空间范围和时间范围有关。例如短期内，固定成本是不可控成本，但从长期看，医院可以调整固定资产支出，固定成本成为可控成本。

可控成本和不可控成本的区分是相对的。可控成本和不可控成本的区分，与成本责任中心所处管理层次的高低、管理权限的大小及控制范围的大小有关。例如，从整个医院的角度来看，所有的成本都是可控成本，但对于医院内部的分科（组）、核算单元来说，则各有其专属的可控成本；劳动用工管理统一集中在医院，人员费用对于医院所属的分科（组）来讲，是不可控成本；而对于有劳动用工权的分科（组），人员费用是可控成本。较低层次的成本责任中心的可控成本一定是较高层次责任中心的可控成本，而较高层次的成本责任中心的可控成本却不一定是较低层次责任中心的可控成本。

可控成本与不可控成本的区分同成本发生的空间有关。有些成本，即使是处于同一层次的成本责任中心，对有些中心是可控的，对有些中心则是不可控的。例如，卫生材料采购成本的高低对于负责采购工作的供应部门来说是可控的，而材料使用部门却无法控制材料价格的高低，而他们只对材料消耗负责。

区分成本的可控与不可控，是为了区分成本责任。成本责任中心只对自己可以控制的成本负责，不可控成本不应成为业绩考核的内容。

三、相关成本与无关成本

管理会计中，单位在做决策时要考虑相关信息，从与决策的相关性考虑，成本可以分为相关成本与无关成本。（图 2-12）

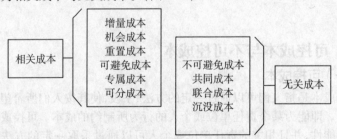

图 2-12　相关成本与无关成本

（一）相关成本

相关成本是指决策过程中极为有用的成本。其性质必须具有未来性，也就是要涵盖决策期间将发生的一切成本。

1.差量成本

差量成本又叫差别成本、差异成本、差等成本，是指两个方案的预计成本差异。在进行成本决策时，由于各个方案预计发生的成本不同，就产生了成本的差异。差别成本是进行成本决策的重要依据。

2.机会成本

机会成本是指组织为从事某项经营活动而放弃另一项经营活动的机会，或利用一定资源获得某种收入时所放弃的另一种收入。另一项经营活动应取得的收益或另一种收入即为正在从事的经营活动的机会成本。

通过对机会成本的分析，要求组织在经营中正确选择经营项目，其依据是实际收益必须大于机会成本，从而使有限的资源得到最佳配置。

3.重置成本

重置成本是指按照现行市价购买功能与某项资产相同或相似的资产所需支付的成本。

4.可避免成本

可避免成本是与某特定备选方案相联系，其发生与否完全取决于该方案是否为决策者所采纳。

5.专属成本（略）

6.可分成本（略）

（二）无关成本

无关成本，即无论采用何种方案均不能影响决策的相同成本，包括以下几种。

1.不可避免成本

不可避免成本是指在决策时，无论如何都不能改变其发生数额的成本。

2.共同成本

共同成本是指两个或两个以上的决策方案所共同负担的成本。

3.联合成本

联合成本是指联产品在分离之前的生产过程中发生的，应由联产品共同负担的成本。

4.沉没成本

沉没成本是指以往发生的，但与当前决策无关的费用。

第四节
成本分类的作用

　　成本概念分类较多，从不同角度、不同使用目的可以分成不同的种类，这取决于我们在什么样的情况下如何应用的问题。

　　若从核算的角度出发，则有直接成本和间接成本之分、全成本和平均成本之分等。

　　若从规划和控制的角度出发，则有可控成本和不可控成本之分，还有标准成本、责任成本、质量成本之分等。

　　若从决策的角度出发，则有固定成本、变动成本、混合成本之分，还有机会成本、边际成本、沉没成本、增量成本、差量成本之分等。

　　不同的成本概念有不同的用途，我们要拿成本来分析什么，就会用到相应的成本概念。

第三章
成本要素

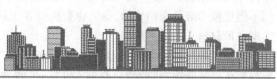

在医院,医疗服务项目是最基本的产品。凡是产品,都是由料、工、费组成的。

要核算产品成本,就需要从财务会计的角度出发,也就是说料就是直接材料,工就是直接人工,费就是直接费用和制造费用。

第一节
材料成本

对于企业来讲,其资产负债表中的存货,是企业生产和经营的重要资产。生产制造型企业的存货占流动资产的比例较高,比重越高,占用的资金越多,就越会影响企业资金的运营效率。而医院是以医疗服务为主的,在提供医疗服务的同时,并没有有形的产品被制造出来,即提供医疗服务的同时,不会形成存货,而会形成收入费用表中的医疗业务活动费用。所以医院的存货主要是用于医疗服务的原材料,包括药品、卫生材料、血液、试剂、敷料、医疗用品及 X 光、核医学使用的材料等。

按常理讲,存货一般包括原材料、在产品、产成品等,而在医院,存货一般只包括原材料。故而,原材料是存货的重要组成部分,原材料的采购、储存、使用等环节,都会影响医疗服务的有关成本。

一、材料采购——"进"

(一)极力降低采购价格

生产制造型企业利用原材料制成产品,通过一定的定价方法销售产品,从而取得利润。商品零售企业购进商品,加上一定比例的金额,构成销售价格,从而获得利润。医院则不然,在药品零加成、耗材零加成实施以前,药品和耗材类似于商品零售企业加成的方法，医院从中获得一定的收益用于弥补日常对于药品和材料从购进到使用环节的其他消耗。药品和材料的成本占医院医疗服务成本的一半左右，因此对医院来说其中的收益还是甚为可观的。但实施药品零加成、耗材零加成以后，药品和耗材就纯粹成了医院的成本，没有任何的收益，所以医院不但要极力降低采购价格，同时也要保持各个环节的最经济的利用方式，才能实现在原材料上的成本最优。

国家主导实施的带量采购，是间接降低医保基金使用的成本耗费。医院的原材料可以区分为"可收费原材料"和"不可收费原材料"，"可收费原材料"一般为药品和高值耗材，"不可收费原材料"一般为医用材料、低值易耗品等。医院采购质优价廉的原材料，一方面可以降低医保基金的耗用，另一方面可以提高医院资金的使用效率，还可以降低患者的支出，可谓一举多得。

（二）采购成本解析

医院原材料管理的目标，就是要尽力在各种存货成本与存货效益之间做出权衡，在充分发挥存货功能的基础上，降低存货成本，实现两者的最佳组合。存货功能一般有保证医疗业务正常进行、防止医院意外事件发生等功能。

医院要了解原材料采购的如下各种成本。

1. 持有成本

持有成本是指与持有存货有关的成本，包括取得成本、储存成本、缺货成本。

2. 取得成本

取得成本是指为取得某种存货而支出的成本，通常用 TC_a 来表示；其又分为订货成本和购置成本。

（1）订货成本是指取得订单的成本，如办公费、差旅费、邮资、电话费、运输费等。订货成本中有一部分与订货次数无关，如常设采购机构的基本开支等，称为固定订货成本，用 F_1 表示；另一部分与订货次数有关，如差旅费、邮资等，称为变动订货成本。每次的变动订货成本用 K 表示，订货次数等于存货年需要量 D 与每次进货量 Q 之商。

订货成本的计算公式为

$$订货成本 = F_1 + \frac{D}{Q} \times K$$

（2）购置成本是指为购买存货本身所支出的成本，即存货本身的价值，经常用数量与单价的乘积来确定。年需要量用 D 表示，单价用 U 表示，于是购置成本为 $D \times U$，公式为

$$购置成本 = D \times U$$

订货成本加上购置成本，就等于存货的取得成本。其公式可表达为

取得成本（TC_a）= 订货成本 + 购置成本 = 订货固定成本 + 订货变动成本 +

购置成本 $= F_1 + \dfrac{D}{Q} \times K + D \times U$

3. 储存成本

储存成本是指为保持存货而发生的成本,包括存货占用资金所应计的利息、仓储费用、保险费用、存货破损和变质损失等,通常用 TC_c 来表示。储存成本也分为固定成本和变动成本。固定成本与存货数量的多少无关,如仓库折旧、仓库职工的固定工资等,常用 F_2 表示。变动成本与存货的数量有关,如存货资金的应计利息、存货的破损和变质损失、存货的保险费用等,单位储存变动成本用 K_c 来表示。用公式表达为

$$储存成本(TC_c) = 储存固定成本 + 储存变动成本 = F_2 + \frac{Q}{2} \times K_c$$

4. 缺货成本

缺货成本是指由于存货供应中断而造成的损失,包括材料供应中断造成的停工损失、产成品库存缺货造成的拖欠发货损失和丧失销售机会的损失及造成的商誉损失等。缺货成本用 TC_s 表示。

如果以 TC 来表示储备存货的总成本,它的计算公式为

$$TC = TC_a + TC_c + TC_s = F_1 + \frac{D}{Q} \times K + D \times U + F_2 + \frac{Q}{2} \times K_c + TC_s$$

医院存货的最优化,就是使医院存货总成本即上式中的 TC 值最小。

5. 保险储备

保险储备是指医院对存货需求量的变化以及交货时间的延误而预留的储备。

一般储备定额计算公式如下:

某种物资的经常性储备定额 =(供应间隔天数 + 该物资使用前储备天数)× 平均日需要量

某种物资的保险储备定额 = 该物资保险储备天数 × 平均日需要量

某种物资的季节性储备定额 = 该物资季节性储备天数 × 平均日需要量

某种物资的最高储备定额 = 该物资经常性储备定额 + 季节性储备定额 + 保险储备定额

某种物资的最低储备定额 = 该物资保险储备定额

$$某种物资的平均储备定额 = \frac{经常性储备定额}{2} + 保险储备定额$$

二、材料发出——"销"

原材料在购进的过程中一是要降低采购价格,二是要保持合适的采购批量,以确保持有成本最低,从现在来看,使原材料与医疗服务收入保持合适的比率是非常重要的,这有利于降低医院的总成本。

在度量提供医疗服务成本的过程中,原材料发出的计价方法是准确确认医疗服务成本的利器。

直接材料直接计入成本对象中，间接材料采用一定的方法分配计入成本对象中，所以说直接成本的计入方式是比较准确的。这个计入方式一般指的是数量的计入，所以如何选择原材料价格的计入方式就显得非常重要。财务会计讲的是从价格的角度来衡量产品的成本，所以原材料发出的计价方法，就是影响医疗服务成本的重要因素。

（一）先进先出法

先进先出法是指以先入库的存货先发出为前提来假定成本的流转顺序，对发出及结存存货进行计价的一种方法。

【例 3-1】 医院 2020 年 1 月 1 日库存中有 A 材料 500 千克，实际成本为 4000 元，1 月 8 日购入 A 材料 1000 千克，实际成本为 7500 元，1 月 10 日购入 A 材料 500 千克，实际成本为 1500 元，1 月 12 日发出 A 材料 1000 千克。

1 月 12 日共发出的 1000 千克 A 材料，这 1000 千克分别是由先发出 1 月 1 日结存的 500 千克和后发出 1 月 8 日购入的 1000 千克中的 500 千克组成。即 500 千克（1 月 1 日结存）+500 千克（1 月 8 日购入）=1000 千克（1 月 12 日发出）。

先进先出法的优点就是随时结转存货发出成本。缺点是步骤烦琐，特别是遇到存货的单价上下波动大、不稳定时，工作量会剧增。

那么，在物价上涨的情况下，如果采用先进先出法核算存货的成本，利润是高估了还是低估了？ 所谓"利润高"就意味着"成本低"；"物价上涨"就意味着"成本高"。先进先出法的前提是"先进来的存货先出去"，先进来的存货成本是低于目前市场价格的，所以就意味着成本低，利润高，因此在物价上涨的情况下，如果采用先进先出法核算存货的成本，利润是被高估了的。

在此对比说明一下后进先出法，它是指后来购进的存货先发出。后来购进的存货成本是最接近市场价格的，后来购进的先发出，意味着成本高，低估了本期利润，而留下来的存货成本就成了历史成本，归集到资产负债表当中，就会导致资产负债表失真，这与我国会计准则所倡导的"资产负债表观"背道而驰，故后进先出法不被使用。

（二）移动加权平均法

移动加权平均法是指以每次进货的成本加上原有库存存货的成本，除以每次进货数量加上原有库存存货的数量，据以计算加权平均单位成本，作为在下次进货前计算各次发出存货成本依据的一种方法。其计算公式为

存货单位成本 =（原有库存存货的实际成本 + 本次进货的实际成本）÷（原有库存存货数量 + 本次进货数量）

本次发出存货的成本 = 本次发出存货的数量 × 本次发货前存货的单位成本

本月月末库存存货的成本 = 月末库存存货的数量 × 本月月末存货的单位成本

或本月月末结存存货的成本 = 月初结存存货的成本 + 本月收入存货的成本 − 本月发出存货的成本

（三）月末一次加权平均法

月末一次加权平均法，是以本月全部收入数量加月初存货数量作为权数，去除本月全部收货成本加月初存货成本，先计算出本月存货的加权平均单位成本，然后再计算本月发出存货成本及月末库存存货成本的一种方法。其计算公式为

存货单位成本 = ［月初库存存货的实际成本 + $\sum$ （当月各批进货的实际单位成本 × 当月各批进货的数量）］÷（月初库存存货的数量 + 当月各批进货的数量之和）

本月发出存货的成本 = 本月发出存货的数量 × 加权平均单位成本

月末库存存货的成本 = 月末库存存货的数量 × 加权平均单位成本

（四）个别计价法

个别计价法又称个别认定法、具体辨认法、分批实际法。采用这一方法是假定存货的成本流转与实物流转一致，按照各种存货逐一辨认各批（次）发出存货和期末存货所属的购进批次或者生产批次，分别按其购入或生产时所确定的单位成本作为计算各批（次）发出存货和期末存货成本的方法。其计算公式为

发出存货的实际成本 = $\sum$ 各批（次）存货发出数量 × 该批（次）存货实际进货单价

三、材料盘存——"存"

（一）材料盘存制度

原材料在采购环节和发出环节，一是保证采购价格合适，二是要选择比较容易操作的方法。然而，比较重要的一点就是存货的盘存采用的是什么样的制度。一般来说，存货的清盘有两种制度，一个叫永续盘存制，一个叫实地盘存制。

1.永续盘存制

永续盘存制又称"账面盘存制"，它是指平时对各项实物财产的增减变动都必须根据会计凭证逐日逐笔地在有关账簿中登记，并随时结算出其账面结存数量的一种盘存方法。采用这种盘存方法，需按实际财产的项目设置数量金额式明细账并详细记录，以便及时地反映各项实物财产的收入、发出和结存的情况。

采用这种方法时，库存品明细账卡要按品种、规格进行设置。在明细账卡中，要登记收入、发出、结存数量，有的还同时登记金额。在永续盘存制下，对库存品仍须定期或不定期地进行实地盘点，以便核对账存数和实存数是否相符。也就是说，在永续盘存制下，存货的每一笔入库和出库都会进行详细的记录，入库有入库单、验收单等依据，出库有出库单、提货单等依据，期末存货金额 = 期初结存金额 + 本期入库 − 本期出库，在这个公式里的每一个数字都是有依据的。这样结出来的期末存货余额是准确可靠的，但这个余额是财务根据仓库的库管

人员提供的收发存单据计算出来的，和实际的期末库存金额可能会有差异，所以在每个资产负债表日需要进行实物盘点，核实是否存在账实的差异，并且找出差异原因。

2. 实地盘存制

实地盘存制又称"定期盘存制"，也叫"以存计销制"或者"以存计耗制"，它是指平时只在账簿中登记各项实物资产的增加数，不登记减少数，期末通过实物盘点来确定实际的存货数，并按照期末的实际库存数倒推出本期实物财产减少数的一种盘存方法。其计算方法

期初存货结存数 + 本期增加数 − 本期减少数 = 期末实际库存数

本期减少数 = 期初存货结存数 + 本期增加数 − 期末实际库存数

3. 两者的区别和优缺点

若从加强存货的管理、提供管理所需会计信息的角度出发，除特殊情况采用实地盘存制外，应尽量采用永续盘存制。因为永续盘存制可以加强对库存品的管理。在永续盘存制下，需要对存货分成明细进行核算，账面可以完整地反映每种库存品的期初、入库、发出和结存的情况，有的大型生产型企业还需要将财务系统和 ERP 业务模块进行对接，在核算金额的同时要加上数量和业务单据等信息，因此能够同时在数量和金额两方面进行控制。

在使用永续盘存制时，期末结存出来的存货数量和金额需要与实存数量进行核对，也就是说，需要定期进行盘点，以达到账实相符的目的。在账面通过对库存商品的收发存的结算过程，得出期末库存金额和数量。这种账面上结出来的内容与实际的库存情况不一定完全一致，这有可能是仓库管理员还没有来得及将已经收到的原材料做出库记录，或者货物已经发出去了，但是财务账面还没有拿到所有的单据，将存货的金额结转成本，或者原材料入库的时候重量上面会有损耗，这种情况在粮食企业经常会发生，这些原因都会导致永续盘存制下的存货账实不符。

当发生库存溢余或短缺，可以查明原因，及时纠正。此外，明细账卡上的结存数，还可以随时与预定的最高和最低库存限额进行比较，取得库存积压或不足的资料，以便及时组织库存品的购销或处理，加速资金周转。

而实地盘存制的特点是期末的账面库存永远等于实际库存，因为期末的库存金额和数量就是根据期末盘点数记上去的。但是实地盘存制最致命的问题在于，存货的减少数是倒推出来的，如果说在存货入库的时候出现了差错，这些差异就全部倒轧到存货的减少数里去了，这样的话差异数就很难找出来。因为账面核算的时候就没有详细记录存货减少的明细，这样的话在存货减少数里面就很难区分出哪些是正确的存货结转金额，哪些是差异金额。

另外，在生产型的企业里面，是不能用实地盘存制的，因为期末会有半成品，这些半成品的成本金额是需要根据分步结转的方法计算出来的。如果使用实地盘存制，只有入库的时候记录金额，缺少生产结转的过程，半成品的金额是没有办法确定的。

所以说,永续盘存制是一个比较完善的存货清盘制度,有据可循,记录比较完善,期末结存数与实际盘点数之间的差异可以到记录里面去查找原因。

在医院材料管理的过程中,推荐使用永续盘存制。

(二)材料盘点制度

盘点,是指对存货的实际数量进行清查、清点的活动,即为了掌握货物的流动情况,对仓库现有物品的实际数量与信息系统中记录的数量相核对,以便准确掌握库存数量。盘点是仓库中一项重要的基础性工作。

仓库盘点范围包括所有在库存货。一般分为每日盘点、库存抽查、异动盘点、月中盘点和月末盘点。

具体盘点时,采用实盘实点方式,禁止目测、估计数量。盘点时应注意存货的摆放,盘点后需对商品进行整理,保持原来的或合理的摆放顺序。盘点人员按货架顺序对存货进行盘点,并填写盘点表单。若盘点表单填写错误,不得撕毁,可在其上修改,但必须保留修改痕迹。盘点表单的内容包括包装单位、数量、库存数量、实盘数量以及不良品、废品、包装破损等记录。

盘点结束后,应及时收回盘点表单,汇总并存档,若发现所得数据与信息系统中数据不符时,应追查差异产生的原因。盘点中出现盈亏时,应根据盘点表单填制"盘点数据调整申请表",经仓储主管及有关领导核准、签字后,在信息系统中作报损报溢处理。

四、医院材料管理模式转变

(一)医院材料管理现状

医院材料管理状如图 3-1 所示。

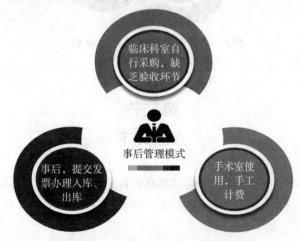

图 3-1　医院材料管理现状图

医院的材料管理是一种事后管理模式,效率低,不符合供应链管理的流程,但过去若干年许多医院都在使用这种方式管理材料,有的号称"材料零库存"管理,但其购入成本应该是比较高的。当时,医院是买方市场,材料种类繁多,采用这种方式有其道理。随着药品零加成、耗材零加成政策的实施,该种管理方式亟须改变。

(二)正确的材料管理模式

现在仍有很多医院在使用图 3-2 的医院材料管理模式,但随着医疗改革的不断深入和医院管理的不断加强,医院的材料管理将在不久后回归到正常的途径上。

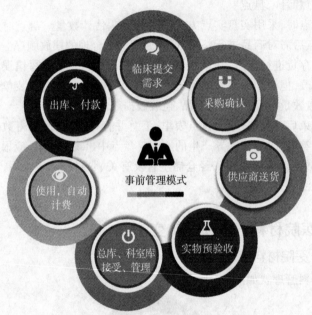

图 3-2　医院材料管理的正确模式

第二节
人工成本

人才是单位的第一资源,医院仅有原材料,无法治病救人,需要广大医务工作者发挥聪明才智,用原材料,加上他们的辛勤劳动,才能转换成治病救人的服务。

医院的人员包括主任医师、主治医师、住院医师、医技人员、护理人员及行政后勤人员等,他们付出劳动的形式多种多样。在企业,一般根据不同的标准制定不同的付酬方式,如计时工资、计件工资等;但在医院,由于其事业单位的属性,固定工资在不同的医院所占的比例不同,固定工资部分一般包括岗位工资、薪级工资、各项津补贴、劳动保护费、福利费及退休金等,再加上绩效工资、值班及加班费等,所以医院的人员薪酬区分为固定人工成本和变动人工成本。

抛开固定人工成本,在此说说绩效工资。在绩效工资改革以前,医院按各科室的收支结余计算绩效工资,有的科室的收支结余多,则提取的绩效工资就高,二次分配的时候得到的个人收入就多,那么这个时候也会产生很多矛盾,有的人干得多,可是到手的绩效工资很少,主要是因为以经济目标为中心的驱使,造成了医院的"创收"行为。

现行绩效工资改革慢慢转变为以工作量为核心的模式,借鉴 RBRVS 理论或根据工时,将医疗服务项目根据风险、难度等因素设定不同的点数,再设定每一个点数的价值,这样绩效工资就转变成了计时工资和计件工资。

计时工资 = 正常工时 × 正常工时工资率 + 超正常工时 × 超正常工时工资率

计件工资 = 服务数量 × 单件工资

计时工资和计件工资各有优缺点,但在医院里进行绩效工资改革的时候可以采用创新式绩效工资制度。

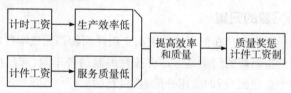

图 3-3　创新式绩效工资制度

第三节
制造费用

制造费用是指企业为生产产品和提供劳务而发生的各项间接费用,即应计入产品或劳务成本但没有专设成本项目的各项生产费用。

制造费用包括产品生产成本中除直接材料和直接人工以外的其余一切生产成本,主要包括企业各个生产单位(车间、分厂)为组织和管理生产所发生的一切费用,以及各个生产单位所发生的固定资产使用费和维修费,具体有以下项目:各个生产单位管理人员的工资、职工福利费、房屋建筑费、劳动保护费、季节性生产和修理期间的停工损失等。制造费用一般是间接计入成本,当制造费用发生时一般无法直接判定它所归属的成本计算对象,因而不能直接计入所生产的产品成本中去,而需按费用发生的地点先行归集,月终时再采用一定的方法在各成本计算对象间进行分配,计入各成本计算对象的成本中。

因此,如何区分制造费用是医院进行成本核算的关键。

一、制造费用的归集

由于制造费用的具体项目众多,这里只能按大类选择有代表性的项目说明制造费用的归集。

(一)间接材料费的归集

间接材料费是指企业生产单位在生产过程中耗用的,但不能或无法归入某一特定产品的材料费用,如机器的润滑油、修理备件等。间接费用的归集一般可以根据"材料费用分配表"等原始记录进行。

(二)间接人工费用的归集

间接人工费用是指企业生产单位中不直接参与产品生产的或其他不能归入直接人工的那些人工成本,如修理工人工资、管理人员工资等。对间接人工费用应根据"工资及福利费用分配表"确定的数额归集。

(三)折旧费的归集

折旧费是指固定资产在使用过程中由于损耗而转移到成本费用中的那部分价值。固定资产折旧费的归集是通过将按月编制的各车间、部门折旧计算明细表汇总编制整个企业的"折旧费用分配表"进行的。

(四)修理费用的归集

为了保证固定资产的正常运转,企业需要有计划地、及时地对固定资产进行修理。如果各月发生的修理费用较为均衡或修理费用数额较小,可以在发生时直接计入生产单位当期的制造费用;如果各月发生的修理费用不均衡或数额较大,则可以采用预提或摊销的方法处理。

(五)低值易耗品的归集

低值易耗品是指不作为固定资产核算的各种劳动手段,包括一般工具、专用工具、管理用具、劳动保护用品等。生产单位耗用的低值易耗品,由于其价值低或容易损坏,一般不用像固定资产那样严格计算其转移价值,而是采用比较简便的方法将其费用一次或分次转入产品成本。采用一次摊销法时,领用低值易耗品的价值一般可以与领用其他材料一道汇总编制"材料费用分配表",直接计入有关成本费用;采用分次摊销时,领用低值易耗品的价值要按其使用期限分月摊入有关成本费用。摊销期在一年以内(包括一年)的,列作待摊费用分月摊销;摊销期在一年以上的,转作长期待摊费用分月摊销;采用五五摊销法,领用低值

易耗品时摊销一半,报废时再摊销另一半。低值易耗品摊销的分配一般编制
"低值易耗品摊销分配表",据以计入有关成本费用。

（六）其他支出的归集

企业生产单位的其他支出是指上述各项支出以外的支出,如水电费、差旅
费、运输费、办公费、劳动保护费等。这些支出多数是以银行存款或现金支付,并
与产品无直接关系,一般均不单独设置成本项目,应在费用发生时直接计入制造
费用。

二、制造费用的分配

对企业各个生产单位,如生产车间和分厂为组织和管理生产活动而发生的
各项费用及其固定资产使用费和维修费等进行分配。各生产车间和分厂为生产
产品或提供劳务而发生的间接计入成本按单位分别归集后,月终就需按照一定
的标准在各生产单位所生产的产品或提供的劳务间进行分配。

（一）制造费用分配标准的特点

（1）共有性,即各应承担制造费用的对象都具有该分配标准的资料。

（2）比例性,即分配标准与制造费用之间存在客观的因果比例关系,分配标
准总量的变化对制造费用总额的多少有较密切的依存关系。

（3）易得性,即各受益对象所耗用分配标准的资料较为容易取得。

（4）可计量性,即各受益对象所耗用标准的数量可以客观地进行计量。

（5）稳定性,即使用的分配标准相对稳定,不宜经常变动,便于对各期间的
成本进行比较分配。

（二）制造费用的分配标准

（1）直接人工工时,各受益对象所耗的生产工人工时数,可以是实际工时,
也可以是定额工时。

（2）直接人工成本,各受益对象所发生的直接人工成本数。

（3）机器工时,各受益对象所消耗的机器工时数,可以是实际工时,也可以
是定额工时。

（4）直接材料成本或数量,各受益对象所耗用的直接材料成本或数量。

（5）直接成本,各受益对象所耗用的直接材料成本和直接人工成本之和。

（6）标准产量,将各产品实际产量换算成标准产量,以各产品的标准产量数
作为分配标准。

企业根据各生产单位制造费用的特性和生产特点选定分配标准后,就可进
入具体的分配过程。

（三）企业常用的制造费用分配方法

（1）生产工时比例分配法：生产工时比例分配法是按各种产品所耗生产工人工时的比例分配制造费用的一种方法。对于这种分配方法，查账人员应检查企业是否有真实正确的工时记录。

（2）生产工人工资比例分配法：生产工人工资比例分配法是按照计入各种产品成本的生产工人工资比例分配制造费用的一种方法。

（3）年度计划分配率分配法：采用这种方法，不论各月实际发生的制造费用是多少，每月各种产品成本中的制造费用都是按年度计划确定的计划分配率分配。年度内如果发现全年制造费用的实际数和产品的实际产量与计划数有较大的差额，应及时调整计划分配率。

第四章
成本核算方法

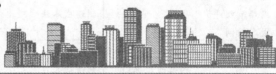

在理清成本的基本概念以后,需要根据成本信息需求(目的)的具体要求,来确定成本核算方法,以利于经营与决策。

第一节
成本信息需求(目的)、成本核算对象与方法的关系

做任何事情首先要清楚做这件事情所要达到的目的是什么,方能有的放矢,找到合适的路径以实现"初衷"。对医院成本核算来讲,清楚地了解所要达到的目的,才会正确地选择对应的核算方法。

一、以成本信息需求(目的)为主罗列成本核算对象、方法

《事业单位成本核算基本指引》根据成本信息需求(目的)的不同所要求的成本核算方法,见表1-2。

二、以成本核算对象为主罗列成本核算方法

根据表1-2,我们重新进行分析,得出表4-1。

表4-1 成本信息需求(目的)、成本核算对象、成本核算方法的关系

成本信息需求（目的）	成本核算对象	成本核算方法	增加管理会计成本核算方法	作用
外部绩效评价	单位整体、主要业务活动	完全成本法		可做产品的长期定价决策
成本控制	业务活动类型	完全成本法		
外部绩效评价	政策	制造成本法		

续表

成本信息需求 （目的）	成本核算对象	成本核算方法	增加管理会计 成本核算方法	作用
外部绩效评价 内部绩效评价 成本控制	项目	制造成本法		
内部绩效评价 成本控制	内部组织部门	制造成本法	变动成本法	可做内部组织部门的经营决策（本量利分析、安全边际分析、利润敏感性分析）
内部绩效评价	业务团队	制造成本法	变动成本法	
公共服务或产品定价	公共服务或产品	制造成本法、品种法、分批法、分步法	变动成本法	可做产品的短期定价决策、生产决策

第二节
完全成本法与完全成本法报表

《事业单位成本核算基本指引》提出了完全成本法的概念，这区别于以往成本核算中关于完全成本法的介绍。只有理清基本概念及其内在逻辑，方能在医院成本核算中找到该方法的用武之地。

一、《事业单位成本核算基本指引》中的成本核算方法与制造业成本核算方法的区别

（一）《事业单位成本核算基本指引》中完全成本法、制造成本法概念

《事业单位成本核算基本指引》第二十条规定：

单位应当根据成本信息需求，对具体的成本核算对象分别选择完全成本法或制造成本法进行成本核算。

完全成本法，是指将单位所发生的全部耗费按照成本核算对象进行归集和分配，计算出总成本和单位成本的方法。成本核算对象为单位整体、主要业务活动的，可以采用完全成本法。

制造成本法，是指只将与产品制造或业务活动有联系的费用计入成本核算

对象,不将单位管理费用等向成本核算对象分配的方法。成本核算对象为公共服务或产品、项目、内部组织部门、业务团队的,可以采用制造成本法。

(二)制造业中完全成本法、制造成本法的概念

在制造业中,制造成本就是生产成本,是指生产活动的成本,即企业为生产产品而发生的成本。制造成本法就是核算生产成本的方法。

在制造业中,完全成本法是一种成本计算制度,在计算产品成本和存货成本时,把一定期间内在生产过程中所消耗的直接材料、直接人工、变动制造费用和固定制造费用的全部成本都归纳到产品成本中去。

(三)完全成本法、制造成本法的范围

具体见表4-2。

表4-2　完全成本法、制造成本法的范围

完全成本法范围		制造成本法范围	
事业单位	制造业	事业单位	制造业
直接材料	直接材料	直接材料	直接材料
直接人工	直接人工	直接人工	直接人工
变动制造费用	变动制造费用	变动制造费用	变动制造费用
固定制造费用	固定制造费用	固定制造费用	固定制造费用
期间费用			

二、完全成本法成本项目与报表

(一)完全成本法成本项目

完成成本法成本项目的细分见表4-3。

表4-3　完全成本法成本项目细分

序号	完全成本法成本项目	
1	料(直接材料)	直接材料(变动直接材料)
2	工(直接人工)	变动直接人工
3	工(直接人工)	固定直接人工
4	费(制造费用)	变动制造费用
5	费(制造费用)	固定制造费用
6	期间费用	变动期间费用
7	期间费用	固定期间费用

（二）完全成本法利润表

完全成本法利润表具体见表4-4。

表4-4　完全成本法利润表

序号	项目	分类1	分类2
1	销售收入		
2	直接材料 （变动直接材料）	生产成本 （制造成本）	主要成本
3	变动直接人工		
4	固定直接人工		
5	变动制造费用		制造费用
6	固定制造费用		
7	变动期间费用	非生产成本 （期间费用）	
8	固定期间费用		
9	利润总额	1－（2＋3＋4＋5＋6＋7＋8）＝9	

第三节
变动成本法与变动成本法报表

《事业单位成本核算基本指引》提出了完全成本法的概念，侧重于成本核算。但它没有引入变动成本法的概念，所以医院无法据此做出基于责任会计的经营决策。了解变动成本法的基本原理，才能使用本量利分析、敏感性分析等工具。

一、变动成本法成本项目与报表

变动成本法也称直接成本法、边际成本法，是变动成本计算的简称，是指在单位常规成本计算过程中，以成本性态分析为前提条件，只将变动生产成本作为产品成本的构成内容，而将固定生产成本和非生产成本作为期间成本，并按贡献式损益确定程序计算损益的一种成本计算模式。

（一）变动成本法成本项目

变动成本法成本项目的细分具体见表4-5。

表4-5　变动成本法成本项目细分

序号	变动成本法成本项目	
1	料（直接材料）	直接材料 （变动直接材料）
2	工（直接人工）	变动直接人工
3	费（制造费用）	变动制造费用
4	期间费用	变动期间费用
5	工（直接人工）	固定直接人工
6	费（制造费用）	固定制造费用
7	期间费用	固定期间费用

（二）变动成本法利润表

变动成本法利润表见表4-6。

表4-6　变动成本法利润表1

序号	项目	金额
1	销售收入	
2	减：变动成本	
3	边际贡献	
4	减：固定成本	
5	利润总额	

　　变动成本法下将成本费用分为两类，一类是变动成本，一类是固定成本，但变动成本法下的利润表仅按表4-7所示格式反映，不利于理解，所以需要对该利润表做调整，调整后如表4-8所示。

表4-7　变动成本法利润表2

序号	项目	金额
1	销售收入	
2	减：直接材料 （变动直接材料）	

续表

序号	项目	金额
3	变动直接人工	
4	变动制造费用	
5	变动期间费用	
6	边际贡献	
7	减：固定直接人工	
8	固定制造费用	
9	固定期间费用	
10	利润总额	

表 4-8　变动成本法利润表 3

序号	项目	分类 1	分类 2
1	销售收入		
2	直接材料（变动直接材料）	变动成本	产品成本
3	变动直接人工		
4	变动制造费用		
5	变动期间费用		期间成本
6	固定直接人工	固定成本	
7	固定制造费用		
8	固定期间费用		
9	利润总额		

二、走出损益表的认识误区（传统与贡献式损益表比较）

对于医院成本习性的了解，除了基本概念和计算方法以外，关于成本函数的有效性需要动用统计学的相关分析来检验其是否可靠，绝不能为了计算成本而计算，且不顾成本计算的经济合理性、适配度等因素。

另外，对于成本习性的了解，在于将成本明确区分为固定成本及变动成本，以为将来的成本规划和控制所用。政府会计制度下，医院传统的损益表如表 4-9 所示。

表 4-9　传统损益表（收入费用表）

项目	本期数（元）
事业收入（医疗收入）	100000
减：业务活动费用	70000
减：单位管理费用	20000
本期盈余	10000

传统损益表的编制，其目的在于向外界传达组织的经营成果，且易于操作，强调的是组织的常规经营结果，并未将成本按照习性划分为固定成本及变动成本，无法满足管理层的决策需要。而在内部管理中，我们不仅要关注传统的损益表，更要关注对我们决策有用的贡献式损益表，如表 4-10 所示。

表 4-10　贡献式损益表

项目	本期数（元）	
事业收入（医疗收入）		100000
减：变动业务活动费用	50000	
减：变动单位管理费用	15000	
边际贡献		35000
减：固定业务活动费用	20000	
减：固定单位管理费用	5000	
本期盈余		10000

边际贡献是管理会计中一个经常使用的、十分重要的概念，它是指收入减去变动成本后的余额，是运用盈亏平衡分析的原理进行决策的一个十分重要的指标。通常，边际贡献又称为"边际利润"或"贡献毛益"，是指收入扣除变动成本后能否弥补固定成本，因此就造成了两个可以选择的决策：第一个决策，如果固定成本较为刚性，短期内不能削减，那就只有扩大收入，也就是做大"蛋糕"，这样组织才能得以发展；第二个决策，就是在现有收入的基础上，削减固定成本，即组织萎缩，采用收缩战略，维持盈亏平衡。

贡献式损益表将成本区分为固定成本和变动成本，对于未来成本的规划和控制非常有好处。另外，边际贡献的概念也非常有助于决策。贡献式损益表可以帮助医院进行量本利分析、定价决策等。

因此，医院管理者应多利用贡献式损益表。

第四节
完全成本法与变动成本法的应用意义

在制造业,完全成本法和变动成本法是用两个不同产品成本标准进行成本核算的方法,但按《事业单位成本核算基本指引》的要求,完全成本法不仅包含了制造业完全成本法的含义,而且还进行了进一步扩展,涵盖了期间成本。《事业单位成本核算基本指引》提到了制造成本法,但它只是完全成本法成本要素的一部分;而变动成本法在内部组织部门中的应用,需要考虑变动期间费用,在产品成本方面,要考虑根据生产决策和定价决策来选取成本要素。

一、完全成本法与财务会计、变动成本法与管理会计的关系

(一)完全成本法与财务会计的关系

财务会计的利润表是将所有的收入和支出完整呈现的一种对外报送的报表,有统一的报送要求,而且体现的信息是单位的整体信息,没有太好的内部管理应用,虽然有很多的财务分析指标可用,但从提高经营效益的角度来看,用处不大。

完全成本法将固定成本完全吸收到了产品成本上,并且《事业单位成本核算基本指引》考虑到事业单位的性质,将完全成本涵盖了期间成本,这样完全成本法就符合了财务会计的对外报送的一致性要求。

(二)变动成本法与管理会计的关系

变动成本法将固定生产成本定义为期间费用,重在体现内部组织部门经营管理的效果,如利用盈亏平衡点、安全边际、利润敏感性分析等进行决策,以区分内部不同部门的经营业绩,或者对生产的产品进行定价决策等。

二、完全成本法、变动成本法的优缺点

(一)完全成本法的优缺点

1.优点

(1)完全成本法符合传统财务会计的成本概念。

(2)完全成本法能刺激生产。

(3)完全成本法符合生产和销售配比的概念。

2.缺点

(1)完全成本法可以通过产量调节利润。

（2）固定制造费用的分配过于依赖会计人员的判断。

（二）变动成本法的优缺点

1. 优点

（1）变动成本法有利于企业短期决策。

（2）变动成本法为制定标准成本和费用预算、业绩评价提供了方法。

（3）变动成本法能够促使企业重视销售，防止盲目生产。

2. 缺点

（1）变动成本法计算的结果不符合对外报送的要求。

（2）变动成本法下成本形态的划分是一种假设的结果，有可能存在误差。

（3）变动成本法不能做长期决策。

第五章
医院成本核算与管理基础

开展医院成本核算工作需要具备一定的基础,如果有的医院的财务会计仍处在手工时代,那随着医院信息的不断增加,可能就无法开展成本核算工作,所以,开展医院成本核算与管理工作至少要具备一些必要的条件。

第一节
医院成本的特点

一般而言,医院成本有以下三个特点。

一、固定成本高

为了提供病患医疗服务及保健,医院必须投入大量的专业人才,包括医生、护理人员、医技人员等,且固定工资较高,除此之外,还须购置精密且昂贵的医疗设备及仪器。此成本一旦投入,医院的运营势必要达到相当规模,才能回收此部分固定成本,维持其经营甚至创造结余(利润)。

二、用人成本高

医疗服务是一项专门的职业,由于病患的需求不同,医院须雇用许多专业人才,包括不同专科的医生、护理、医技、行政后勤人员等。由于人员结构复杂,其薪资结构及激励制度的设计也不相同,而且从国际角度来看,医疗专业人员的薪酬水平较高,故而医院的用人成本较高。

三、间接成本多且不易分摊

医院成本中可直接归属的成本有人工成本、药品卫生材料成本,其余成本则大多是共同成本,例如医院大厅、候诊室、电梯、水电等成本。由于医院中每个单位并不像一般企业那样独立性很高,且单位数量又多,而间接成本的分摊无明确客观的方法,因此各分科(组)对成本的分配常常争议较大。

第二节
医院成本的前世今生

经过三四十年的发展,医院成本的有关概念至今仍不成熟,这与医院的属性有关,但随着时代的进步,清晰而准确的成本理论逐渐浮出水面。

一、成本会计的发展与沿革

成本会计是基于生产发展需要而逐步形成和发展起来的,也就是说现实的生产推动了以成本核算与管理为主的会计分支的发展。成本会计的发展可以追溯到 1880—1920 年,随着社会经济的发展和管理的需要,它经历了早期成本会计、近代成本会计、现代成本会计和战略成本会计四个阶段,最终逐步成长并得以完善。

(一)早期成本会计阶段(1880—1920 年)

成本会计起源于英国,后来传入美国及其他国家。随着企业生产规模的进一步扩大,市场竞争日趋激烈,生产成本越来越得到重视。这个时期的成本会计是早期发展阶段。这一阶段主要在实务方面取得了以下进展:

一是,建立了材料核算和管理办法。设立材料账户和材料卡片,标明"最高库存量"和"最低库存量",以确保材料既能保证生产的需要,又可以节约使用资金;实行材料管理的"永续盘存制",采取领料单制度控制材料耗用量,按先进先出法计算材料消耗成本。

二是,建立了工时记录和人工成本计算方法。对工人使用卡片记录工作时间和产量;将人工成本先按部门归集,再分配给各种产品,以便控制和准确计算人工成本。

三是,确立了间接制造费用的分配方法。随着生产设备的大量增加,间接制造费用也快速增长,先后提出了按实际数进行分配和按间接费用正常分配的理论。

四是,利用分批法和分步法计算产品成本。

五是,出现了专门的成本会计组织。1919 年,美国成立了全国成本会计师联合会;同年,英国也成立了成本和管理会计师协会。他们对成本会计进行了一系列研究,为奠定成本会计的理论基础和完善成本会计的相关计算方法做出了贡献。

六是,成本会计著作纷纷出版。1885 年,梅特卡夫出版了《制造成本》一书,被称为第一本成本会计著作；1887 年，英国电力工程师加克和会计师费尔斯合著了《工厂会计》，被认为是 19 世纪最著名、最具影响力的成本会计专著。

（二）近代成本会计阶段（1921—1945 年）

成本会计的理论和方法在这一阶段得到了进一步的完善与发展，成本会计有了以下方面的进展：

一是，标准成本制度的实施。19 世纪末 20 世纪初，以泰勒为代表的"科学管理"思想对成本会计的发展产生了深刻的影响。1906 年美国会计师 J. Whtmore第一次提出"标准成本"的概念，为生产过程成本控制提供了条件。标准成本制度实施后，成本会计不只是事后计算产品的生产成本和销售成本，还要事先制定成本标准，并据以控制日常生产消耗与定期分析成本。这样，成本会计增加了事前控制的新职能，形成了管理成本会计的雏形。它标志着成本会计已经进入了一个新阶段。

二是，预算制度的完善。预算控制的开始是采用固定预算方法，即根据预算期间某一业务量确定相应的预算数。1928 年，美国一公司的会计师和工程师根据成本与产量的关系，设计了一种弹性预算方法，分别编制固定预算和弹性预算。这使相关费用项目的实际数与预算数具有可比性，而且可使企业合理地控制不同属性的费用支出，便于有效地控制成本，合理考核经营者的工作业绩。所以，弹性预算是近代成本会计的重大进步，也是节约间接费用的最好办法。

三是，成本会计的应用范围更广泛。在这一阶段，成本会计的应用范围从原来的工业企业扩大到各个行业，并深入应用到企业内部的各主要部门，特别是应用到企业经营的销售环节。在近代成本会计的后期，《成本会计》《成本会计原理和实务》等成本会计著作的出版，使成本会计具备了完整的理论和方法，形成了独立的会计学科。

（三）现代成本会计阶段（1945—1980 年）

第二次世界大战以后，科学技术迅猛发展，生产自动化程度大大提高，产品更新速度加快；企业规模越来越大，跨国公司大量出现，市场竞争愈演愈烈。为了适应社会经济出现的新情况，考虑到现代化生产的客观要求，提高管理的现代化水平，运筹学、系统工程和电子计算机等各种科学技术成就在成本会计中得到了广泛应用，从而使成本会计发展到了一个新阶段，即成本会计发展重点由如何事中控制成本、事后计算和分析成本转移到如何预测、决策和规划成本，形成了新型的、注重管理的经营性成本会计。其主要表现有：

一是，开展成本预测与决策。为了控制成本，运用预测理论和方法，建立数字模型，对未来成本发展变动趋势进行估计和测算；运用决策理论和方法，依据成本预测资料，选取最优成本方案，做出正确的成本决策。变动成本法完成了成本性态的分析，将企业产品划分为变动成本和固定成本，对企业成本、业务量和利润之间各变量的关系进行分析，有利于企业进行成本预测。

二是,实行目标成本管理。随着目标管理理论的应用,成本会计有了新的发展。产品设计前,按照客户所能接受的价格,确定产品售价和目标利润,然后确定目标成本,使成本会计与工程技术等有机结合,有助于企业形成产品品质和功能优化、成本降低的竞争优势。

三是,实施责任成本。1952年美国会计学家倡导责任会计,提出建立成本中心、利润中心和投资中心相结合的会计制度,将成本目标进一步分解为各级责任单位的责任成本,进行责任成本核算,使成本控制更为有效。

四是,推行质量成本。随着全面质量管理的深入开展,到20世纪60年代,质量成本概念基本形成,并确定了质量成本项目、计算方法,扩大了成本会计的研究领域,促使企业在提高产品质量的同时,进一步注重质量成本的分析。

五是,实行作业成本管理。美国会计学家在20世纪80年代后期提出了作业成本法,即以作业为基础的成本计算制度,施行作业成本管理。作业成本计算是一种真正具有创新意义的成本计算方法,它是适应当代高新科学技术制造环境而形成和发展起来的。

(四)战略成本会计阶段(1981年以后)

20世纪80年代以来,随着电脑技术的进步、生产方式的改变,产品生命周期缩短,全球性竞争加剧,大大改变了产品成本结构与市场竞争模式。英国学者西蒙首先提出了战略成本管理。成本管理的视角由单纯的生产经营过程管理和重股东财富,扩展到与顾客需求及利益直接相关的包括产品设计和产品使用环节的产品生命周期管理,即更加关注产品的顾客可察觉价值;同时要求企业更加注重内部组织管理,尽可能消除各种增加顾客价值的内耗,以获取市场竞争优势。此时,战略相关性成本管理信息已成为成本管理系统不可缺少的部分。

二、医院成本管理的发展与沿革

(一)发达国家和地区医院成本核算与管理的发展与沿革

在西方国家,医院成本核算已开展了数十年,最早起源于英国。1933年,国际医院协会负责医院会计和财务的第四委员会建议医院实行分科核算,建立收支分户账,将资本收入和经营收入分开。

20世纪60年代,美国在实行医疗保险时引入成本核算,用于形成相关报告,20世纪80年代初才用于医院内部核算。20世纪60年代中期,美国实行的是由供者定价的付费方式。20世纪80年代中期,美国医院开始实行按病种进行付费的模式。20世纪90年代,美国又开始实行按人头付费的支付方式。20世纪90年代末,美国医院和保健组织开始介绍作业成本法。但经过种种努力,美国医疗费仍居高不下。

日本是实施医院成本核算和医疗保险制度最早的亚洲国家。1974年,《医院经营管理与分析诊断》建议医院实行分科核算。目前,日本医院会计制度规定按照企业方式核算资产、债务、费用及损益。

我国台湾地区在 1995 年之前，医院成本核算也较为散乱，因为各种保险制度尚未统一。1995 年 3 月，由于"全民健康保险"制度的实施，促进了成本核算研究与实践工作的大力发展。其中尤以长庚医院的成本核算最为知名，中国大陆众多医院纷纷效仿。

（二）我国医院成本核算与管理的发展与沿革

1. 产生期（1979—1992 年）

1979 年年初，时任卫生部部长钱信忠提出"卫生部门也要按经济规律办事""运用经济手段管理卫生事业"的主张。同年 4 月，卫生部、财政部和国家劳动总局联合颁布了《关于加强医院经济管理试点工作的意见的通知》，提出了"合理收费，节约支出"的原则，是医院成本核算工作的起源。

1980 年 9 月，卫生部为研究医院经济管理中的理论和实践问题，召开座谈会，明确指出要研究卫生经济学。

1981 年，卫生部向国务院提出解决医院亏本问题的报告，请求制定统一的收费标准，并开展了定任务、定床位、定编制、定技术指标、定经济补助、对任务完成好的科室给予奖励的"五定一奖"办法，开始对医院进行经济核算和考核。

1985 年，国家开始用"经济管理手段管理卫生事业"，各地医院自主开展了分科（班组）成本核算，卫生行业的成本核算与研究工作也由此逐步展开。其中，西安市第四医院成立了成本核算小组，开始科室核算。

1987 年，复旦大学开展了上海市医院成本核算方法与应用研究，湖北医学院附属第一医院开展了班组核算工作。

1988 年，卫生部、财政部颁布《医院财务管理办法》，提出"医院要加强经济责任制，推行目标管理，积极开展科室核算和医疗成本测算工作，有条件的应进行成本核算"。

1989 年，国务院允许公立医院以某些方式创收。

1990 年，北京医院管理研究所对美国疾病诊断相关分类法，即对 DRGs 进行了介绍，DRGs 日益受到重视。

1992 年 6 月，卫生部在医院分级管理研讨会上，提出了"落实自主权，搞活医院，逐步调整收费标准，逐步达到按成本收费，使医疗单位能够做到保本经营，略有结余"。同年 11 月，财政部颁布了《企业会计准则》，提出了企业成本核算方法，医院成本核算开始借鉴企业核算的方法。由此，成本核算得到了迅速发展。

2. 形成期（1993—1998 年）

1993 年以后，许多医院积极开展分科（组）成本核算工作，计算分科（组）收支结余，依据结余按一定比例分配奖金，但这并非真正意义上的成本核算。时至今日，绝大多数医院仍不能扭转此种做法。

1994 年,天津市医院系统工程研究所介绍了病种成本核算的相关方法,即历史成本法和标准成本法。

1995 年,解放军总后勤部在部队医院率先实行成本核算管理,将成本核算从理论研究付诸实践,开创了医院经济管理新模式。

1996 年,卫生部卫生服务成本测算中心成本核算研究组利用 4 年(1996—1999 年)时间开展了以医疗服务定价为导向的成本核算与测算研究,取得了一定的成果。

1997 年,《中共中央、国务院关于卫生改革与发展的决定》指出,"卫生机构要加强经济管理,改进核算办法,完善劳动收入分配制度,规范财务行为"。同年,我国部分医院开始探索医院全成本核算工作,自此开始我国医院才算逐步走上了成本核算的道路。

1998 年,财政部、卫生部联合下发《医院财务制度》和《医院会计制度》,明确规定了医院要实行资产管理和成本核算,也对具体的内容和方法做了明确规定。此二项制度也存在一定缺陷,整整使用了 13 年后进行了修订,修订后的《医院会计制度》实施 8 年之后,又被《政府会计制度——行政事业单位会计科目和报表》替代。

3. 发展期(1999 年至今)

1999 年 1 月 1 日,《医院财务制度》要求医院实行成本核算,并需要将医疗成本和药品成本分开核算,将成本费用划分为直接费用和间接费用两类,对医院的财务管理工作起到了重要的推动作用。但由于医院产权制度不明晰,此次财会制度对成本核算没有具体和明确的规定,医院也没有设立专门的成本核算部门,成本核算与会计核算脱节,故而导致其管理作用非常有限。

1999 年,卫生部开始设立专项课题研究医院的成本测算课题。

2001 年 8 月,国家计委、卫生部发布了《关于印发〈医疗服务项目成本分配测算办法(试行)〉的通知》(计价格〔2001〕1560 号),确定医院医疗服务成本测算分为三个层次:医院成本测算、科室成本测算和医疗服务项目成本测算。自此,医院总成本和科室成本核算逐步形成。

2002 年,北京中医药大学开展了中医医疗服务项目成本核算方法研究,提出了项目成本分配系数的计算方法。

2004 年,济宁医学院附属医院在询证医学原则的基础上,研究制定了以临床路径为基础的单病种最高限价医疗实施方案,单病种成本核算也开始慢慢发展。其发展缓慢的主要原因是单病种核算需要财务人员和医务人员共同完成。

2005 年,复旦大学公共卫生学院以临床路径为基础,进行了四类常见病的单病种成本测算。解放军总医院对作业成本法在医院成本核算中的应用进行了探讨,并尝试建立作业模型。北京市卫生局在全成本核算的基础上,采用作业成本法进行了项目成本核算。

2009 年,新医改方案提出规范公立医院收费项目和标准,研究探索按病种付费等收费方式改革。

2011年2月28日，《国务院办公厅关于印发2011年公立医院改革试点工作安排的通知》中指出"探索多种基本医疗保障付费方式改革，大力推行按人头付费、按病种付费、总额预付等多种支付方式"；同年4月8日，国家发改委、卫生部共同下发了《关于开展按病种收费方式改革试点有关问题的通知》，启动了全国范围的按病种收费方式的改革。

2012年1月1日，新《医院财务制度》及新《医院会计制度》全面实施，新制度重点强化了对成本管理的要求，对成本管理的目标、成本核算的对象、成本分配的流程和范围、成本分析、成本控制等做出了明确规定，细化了医疗成本核算体系，为医院医疗成本的分配与核算提供了统一的口径，走出了医院成本核算规范化发展非常重要的一步。

2019年1月1日，我国所有医疗机构均实行《政府会计制度——行政事业单位会计科目和报表》，但2012年的《医院财务制度》未变，成本核算方法未得到进一步发展。可以说，现行成本核算的方法统一了我国公立医院的成本核算，但收效甚微。

4. 观念扭转与（战略）深化期（2020年及以后）

医院成本核算与管理截至目前还不够完善和成熟，从现实情况来看，沿海发达地区应用较好，但也达不到真正意义上的"管理"，整体表现是从东到西逐渐减弱，实现真正意义上的成本管理，尚需时日。

医院成本核算不是单方面的行为，它应该以国家卫生政策、医疗保险政策为导向，结合信息技术以及医疗专业知识（如临床路径）来开展，缺一不可，这也是我国医院成本核算发展缓慢的原因，大多数医院条件不具备，为医院成本核算的发展带来了一定的困难。

由此可见，我国的医院成本核算仍处在发展期，究竟需要多长时间才能进入深化期（成本管理与战略成本管理阶段），尚不明确。医院成本核算和管理进入下一个时期，即"观念扭转及（战略）深化期"，任重道远。

本书试图在详细了解发达国家和地区成本发展的过程和核算方法之后，在借鉴我国台湾地区成熟的成本核算方法的基础上，提出并建立适用于我国公立医院的成本核算体系，以期为医疗卫生事业和医院的成本管理做出一定贡献。

第三节
医院开展成本管理工作的职能、目的、意义

医院开展成本工作总与医院所处的环境有很大的关系，其职能、目的、意义又何在呢？

一、医院成本管理的现状及难点

（一）医院成本管理工作稳步推进，取得一定效果

20 世纪 70 年代末成本管理理念提出，1998 年我国颁布了《医院财务制度》和《医院会计制度》，规定医院应实行成本核算，并具体分为医疗成本核算和药品成本核算，同时将成本费用分为直接费用与间接费用两类，有效地促进了医院成本管理的实践与研究，医院成本核算工作从此进入一个新的发展时期。"两制"实施以后，医院成本研究的领域不断扩展，应用日益广泛。科室成本核算结果的合理性进一步提高，全成本核算的理念开始深入人心，医院全成本核算进入实质上的实施阶段，部分省市出台了具有指令性的医院成本核算指导意见，有效地推动了当地医院全成本核算工作的开展。

医院的科室成本核算起源于奖金计算，完善于医疗服务项目成本测算及医院内部的绩效评价，由不完全成本核算向全成本核算过渡。根据科室服务功能，目前普遍将医院的科室分为行政后勤、医疗辅助、医技和临床四类。按工作性质划分为直接成本科室和间接成本科室，直接成本科室为临床医疗科室和医技科室，间接成本科室为不直接产出医疗服务项目的医疗辅助科室、行政后勤科室。间接成本科室成本按照一定方法分配到直接成本科室，医技科室成本按一定方法分配到临床科室。此种分配方法在过去 10 年的医改中，成效甚微，存在一定的问题。

2001 年 8 月，医疗服务项目成本核算实施，主要用于医疗服务价格的测算。

近年来，我国医院病种成本核算研究方法主要有病种实际成本法和以临床路径为基础的成本核算方法。

另外，我国医院作业成本法的应用研究已经启动。

（二）医院成本管理基础工作获得长足的发展，但与精细化管理的要求还存在差距

将经济管理引入公立医院以来，公立医院的成本管理工作虽得到稳步发展，但仍明显落后于医院管理的需要，甚至成为制约医院管理进步的主要因素之一，主要表现在以下几个方面：

1. 成本信息准确性有待提高

目前，医院的成本核算仍主要局限于科室成本核算，虽有明显进步，但受制于医院的基础管理工作，在部分成本的分配上仍较粗糙，成本信息的准确性还不尽如人意。医疗服务项目成本及病种成本的核算方法尚在探索中，还不能提供让人信服的项目或病种成本信息，不能为医疗服务价格政策及单病种付费制度提供有说服力的基础数据。

2. 成本信息的反馈不够及时

现阶段，医院成本核算仍以事后反映为主，实时成本核算、事前成本预测及

成本计划等未有效开展，成本核算的积极作用不能得到有效发挥。

3. 成本核算信息不够全面

目前，大部分医院已能提供较为完整的科室成本信息，但提供的主要是一些结果性的信息，在进一步提供更细、更多的科室成本及相关信息方面存在不足，对成本动因方面的信息还不够重视；医院作业方面的成本信息还比较缺乏，无法满足基于价值链的战略成本管理及作业成本管理的需要。

4. 成本管理的基础工作有待加强

医院成本原始记录还不够完善，很多与成本发生直接相关的成本动因无法确定，影响成本管理的进一步深入；在管理规范化、标准化方面，如统一的科室设置及代码、统一的人员代码、统一与规范的管理信息项目等，与现代医院管理的要求存在差距；成本核算方法的科学性、合理性尚需完善，这将直接影响医院成本核算信息的准确性及适用性；对医院各项业务活动的作业划分有待进一步研究和探索，这将对医院的成本管理产生重大影响。

5. 医院信息系统建设还不够完善

表现在各信息系统各自为政，不同系统之间无法实现数据的传递和共享，形成信息孤岛；很多信息无法按需要输出，管理信息资源得不到有效、充分的利用，导致信息沉淀和浪费；对医院的主要管理要素未全部实行计算机网络管理，形成信息数据流程的断裂，成为医院成本管理深入开展的障碍。

总的来说，我国公立医院成本核算离规范化、科学化的要求还有很大差距，医院成本核算的滞后已严重影响了医院成本管理工作的开展。

（三）成本管理内容还不够全面

第一，目前，公立医院的成本管理在应用方面主要以成本核算为主，并把核算结果应用到科室责任成本考核中（主要应用于奖金核算），且部分应用于医院的预算管理和定额管理。在应用上未能从医院的目标和业务特点出发，而是简单地套用企业责任会计的做法，导致出现一些与公立医院的目标不一致的现象。如：部分医务人员片面追求收入高、结余率高的服务，过度使用仪器设备，在诊疗活动中开大处方、做大检查，而不是在适用的前提下对病人进行治疗；为控制成本，片面地压缩人员，使服务质量受到影响，导致目标偏离；由于医院业务活动的特殊性，医院业务科室之间情况各不相同，差异较大，若单纯地以经营效益来考核和衡量其业绩，以成本核算的结果作为分配奖金的依据，容易导致奖金分配不公平、不合理，影响部分科室职工的工作积极性，不利于医院整体利益的实现。

第二，我国自 20 世纪 90 年代末开始对医疗行业应用作业成本法进行理论研究，部分专家学者对作业成本法在医院的应用进行了探讨，尝试把作业成本法应用到医院成本管理之中。但从检索到的文献情况看，系统地对医院作业成本管理进行研究的相对较少，在应用上也只有少数医院在某些科室运用作业成本法进行了成本核算的探索。

第三,由于医院面临的竞争环境、社会环境压力越来越大,迫切需要加强内部管理,向成本管理要效益,更好地达到战略目标。但从现实看,我国公立医院的成本管理目前主要应用于科室业绩评价、传统成本控制及绩效考核等方面,尚无法满足医院战略管理的要求,需要引进战略成本管理理论和方法来指导成本管理工作,使成本管理为医院的战略管理服务。

总之,我国公立医院成本管理尚处在不完全的传统成本管理阶段。一方面,传统成本管理方法和管理内容未得到全面应用和开展。成本核算的内容不够全面,结果不够准确,成本计划、成本控制、成本分析及成本考核等工作有待进一步加强;另一方面,成本管理的战略性不够强,面对医院间的竞争、整合及规模扩张、业务扩展等诸多复杂的内外环境因素,不能很好地把成本管理应用于战略管理。这些都有待于研究人员和医院成本管理实际工作者的共同努力,加快医院成本管理体系的建立和应用步伐,以更好地服务于医改大局,更好地服务于医院管理,更好地满足降低患者医疗费用的需求。

二、医院成本会计的主要职能

医院成本会计的主要职能包括成本预测、成本决策、成本计划、成本控制、成本核算、成本分析和成本考核。

(一)成本预测

医院成本预测是指依据成本的有关数据及其与各种技术经济因素的依存关系,结合发展前景,采取各种措施,通过一定的程序、方法和模型,对未来成本水平及其变化趋势做出科学的估计。通过成本预测,有助于减少盲目性,有利于选择最优方案,提高降低成本的自觉性。

(二)成本决策

医院成本决策是在成本预测的基础上,按照既定或要求的目标,采用一定的方法,对有关方案进行正确的计算和判断后,从中选出最优方案。做好成本决策对于医院正确地制定成本计划,促进医院提高经济效益和社会效益具有十分重要的意义。

在医院成本管理中,成本预测和成本决策同属于成本事前控制的范畴,在实际工作中同步交叉进行,相辅相成地发挥作用。但是成本预测与成本决策又分属于不同的管理职能,前者是对成本发展趋势的预见,回答"是什么"的问题;后者是对成本管理方案进行选择,回答"怎么办"的问题。二者结合在一起,其基本作用是保证成本管理目标的先进可行和成本控制与调节手段的经济合理性。

(三)成本计划

医院成本计划是根据成本决策所确定的目标,具体规定计划期内医疗服务消耗的成本水平,并且提出达到规定成本水平所采取的措施方案。成本计划是建立成本管理责任制的基础,对于医院控制成本、挖掘降低成本潜力有着重要作用。

（四）成本控制

医院成本控制是指预先制定成本标准作为各项费用消耗的限额,在提供医疗服务过程中,对实际发生的费用严格控制在限额标准范围内,并随时揭示和及时反馈实际费用与标准费用之间的差异;系统分析成本差异原因,进而采取措施,消除服务过程中的损失、浪费。通过成本控制,有利于实现预期的成本目标,不断降低成本。

（五）成本核算

医院成本核算是指对医疗服务过程中所发生的费用进行审核,并按照一定的对象和标准进行归集和分配;采用适当的方法,计算出各对象的总成本和单位成本。通过成本核算,不仅可以考核成本计划的执行情况,揭露医疗服务中存在的问题,还可以为制定价格提供依据。

（六）成本分析

医院成本分析主要利用成本核算及其他有关资料,全面分析成本水平与构成的变动情况,系统地研究成本变动的因素和原因,挖掘降低成本的潜力。通过成本分析,可以正确认识和掌握成本变动的规律,有利于实现降低成本的目标,并为编制成本计划和制定新的经营决策提供依据。

（七）成本考核

医院成本考核主要指医院将计划成本或目标成本指标进行分解,制定医院内部的成本考核指标,分别下达给各内部责任单位,明确它们在完成成本指标上的经济责任,并按期进行考核。成本考核要与一定的奖惩制度相联系,以调动各责任方努力完成责任成本的积极性。

必须指出,医院成本会计的各种职能是相互联系的,它们互为条件,相辅相成,放松或者削弱其中任何一种职能,都不利于加强成本会计工作。成本预测是成本会计的第一个环节,它是成本决策的前提;成本决策是成本会计的重要环节,在成本会计中居于中心地位,它既是成本预测的结果,又是制订成本计划的依据;成本计划是成本决策的具体化;成本控制对成本计划的实施过程进行监督,是实现成本决策既定目标的保证;成本核算是成本会计的最基本职能,提供医院管理所需的成本信息资料,是发挥其他职能的基础,同时也是对成本计划是否能实现的最后检验;成本分析和成本考核是实现成本决策目标和成本计划的有效手段,只有通过成本分析,查明原因,制定和执行改进与完善企业管理的措施,才能有效降低成本;通过正确评价与考核各责任单位的工作业绩,才能调动各部门和全体职工的积极性,进行有效控制,为切实执行成本计划,实现既定目标提供动力。

医院成本管理工作是一个不断循环优化的系统,本书侧重于论述如何构建正确的医院成本核算体系。

三、医院成本核算的目的

医院实行成本核算,目的是通过对医院和医疗服务成本的核算与管理,改变医院经济管理的观念,提高医院全体员工的成本意识,减少浪费,从而提高医院整体的社会效益和经济效益,增强医院的市场竞争力。成本核算成为医院经济管理的基础工作,成本核算管理的深度和层次将直接影响医院的经营效果。一套适合医疗机构的操作简便、具有客观的医疗成本汇集及分析模式的成本核算制度,可以成为医院决策者的重要管理工具,为医院绩效管理、医院预算管理以及医院未来发展战略的制定提供重要的定量依据。

(一)加强对医院资产的分级管理,防止国有资产流失

资产管理是医院经营的前提。对医院的资产进行统一管理,实行价值管理与科室实物管理相结合,有利于医院资产的账实相符,保证资产的安全完整。同时想办法盘活医院资产,向医院资产存量要效益,符合当今社会的发展方向。

(二)促进医院工作的优质、高效、低耗,增强医院市场竞争力

在市场经济条件下,医院只有提高质量和效益,才能更具竞争力。病人对医院质量的评价是以自身的满意程度来衡量的,这种满意不仅仅要求诊断正确、及时且疗效好,还要环境美和消耗少。合理的耗费已逐渐成为衡量医院质量的要素之一。由于医疗服务收费不可能完全市场化,因此医院提高效益的重点只能是通过实行成本核算,做到减少浪费、降低消耗和提高工作效率,避免冗员和仪器设备闲置。具体措施如:

(1)衡量各部门的效率。

(2)评估财力资源的运用情形。

(3)进一步健全卫生材料库房管理制度;分析各成本中心的领用情形,减少不必要的滥用,并配合库房电脑化,协助强化库房管理,以减少卫生材料库存量。

(4)提供各单位增加或评估医疗仪器及财产的参考信息;各成本中心医疗仪器及财产购置、使用及收入情形,可由各成本中心的成本分析资料得之,并借以评估各医疗仪器的成本效益,这些数据可作为未来采购仪器设备之参考,并协助各成本中心制定提升仪器设备使用率计划之依据,以减少院内医疗设备闲置情况的发生。

(5)健全各单位人力资源管理;分析各成本中心人事成本,评估各成本中心人员运用情形,以有效运用人力资源。

(三)准确及时地计算医院的成本费用和消耗,客观反映不同服务对象的医疗需求

实行成本核算可以对医院运行过程中的活劳动、物化劳动进行记录、计算、分析,可以及时、完整地反映医院的总收入、总成本,同时正确反映成本的变化情

况,便于医院管理人员采取相应措施,控制成本费用,提高经济效益。如:

(1)合理控制医疗护理成本。

(2)提供成本分析,以衡量并评估各种医疗服务的成本。

(3)服务项目间或相同项目各期间之比较。

(4)针对服务项目反映成本利润关系,做出策略性规划。

(四)改善经济管理的方法和手段,促进管理的科学化、现代化

医院管理的重要内容之一是经济管理,而加强医院经济管理的重要手段之一是实行成本核算。成本核算本是一种科学有效的经济管理方法,它在医院的应用,不仅直接促进医院经济管理手段的改善,而且促进医院管理自动化的应用。实行成本核算,需要收集整理大量的数据和信息,如果用手工处理,需占用大量的人力、物力,且耗时费力,因此实行成本核算将对医院计算机系统的应用是一个极大的促进。只有及时、准确的数据,才能为医院管理决策提供可靠的依据。

(五)合理分配卫生资源,以最少的投入取得最大的社会效益和经济效益

医院在当今经济条件下要想提高竞争能力和自我发展能力,就必须坚持以社会效益为第一,坚持一切"以病人为中心"的理念。只有用一流的技术、高质量的服务、合理的检查用药和尽可能低的成本费用,去获得病人的高度满意,才能在获得社会效益的同时取得经济效益。医院可通过实行成本核算,强化医务人员的成本意识及其自身的"造血"功能,强化管理,充分利用现有资源,开源节流、降低成本、增收节支,以较少的人力、物力和财力投入获得尽可能多的经济收益。

四、医院开展成本工作的意义

随着医疗体制改革的不断深化,医院也将逐步从一个担负全民健康的公益性福利性事业单位转化为一个相对独立的经济实体。既然是一个经济实体,其各种活动就不可避免地受到市场经济中的各种规律,如价值规律、竞争规律的制约,再加上国家每年给医院的财政补贴所占医院总收入的比重在逐年下降,因此如何在提高医疗质量、提高医院竞争能力的同时降低医疗成本、提高医院的经济效益是当前医院管理工作面临的新问题。另外,随着医疗市场改革的深入,合资、私营医院将成为医疗市场领域中的直接竞争对手,这就迫切要求医院经济管理由宏观粗放型管理向微观核算型管理发展。医院必须通过成本核算来加强自身的经济管理,把成本核算作为医院日常管理的一种具体制度和方法,使其能起到降低成本、提高效益的作用。如何做好分科(组)成本核算,是医院经济核算管理工作的关键,做好分科(组)成本核算与分科(组)的建设发展有着密切关系,它能使医务人员积极参与管理,使成本核算工作落到实处。医院实行成本核

算,对医院本身和卫生事业来说,不仅具有十分重要的现实意义,更具有深远的历史意义。

（一）医院实行成本核算，是适应客观经济规律的需要

医疗服务是用来交换的商品。价值规律是商品经济的基础规律,在卫生领域也必然发生作用。医院只有加强成本核算,才能自觉地遵循和运用价值规律,贯彻物质利益原则;才能改变过去那种不计成本、不讲效益、不搞核算,吃大锅饭的状况;才能正确处理医院内部和外部、单位之间、医院员工和病人之间等各种经济关系。

（二）医院实行成本核算，是科学管理的需要

医院成本是反映医院总体质量和管理水平的一个极为重要的综合性指标。从医院整体来看,医院劳动效率的高低,设备合理利用的程度,药品、材料、燃料和动力的合理利用和节约程度,医疗质量的好坏,管理工作和劳动组织的水平等,都能通过成本核算从医疗成本中反映出来。从分科(组)局部来看,医院各部门、分科(组)以至每一个职工在一定时期内完成任务的好坏、工作效率的高低、医疗质量的优劣、各项耗费的多少,只有通过计算医院成本和分科(组)成本,计算每个医疗项目的总成本和单位成本,才能讲清楚。医院要推行院长负责制,解决吃"大锅饭"的问题,不搞成本核算,就分不清责任,把握不了盈余或亏损,也不能正确贯彻责、权、利相结合的原则,医院的生机和活力也就无从谈起。

医院成本是检验各部门以至各分科(组)管理工作的重要依据。一般在完成医疗任务和保证医疗质量的前提下,医疗成本愈低,医院管理水平愈高;反之,管理水平愈低。医院只有实行成本核算,通过对医疗业务过程中的劳动消耗和劳动成果进行记录、计算、分析、对比,才能发现医院管理中的薄弱环节和存在的问题,从而采取措施,改进工作,挖掘潜力,提高医院管理水平,实现医院管理的规范化、科学化和现代化。

（三）医院实行成本核算，是提高医院社会效益和经济效益的需要

就社会医疗保障服务来说,社会的物质生产越发展,人民的生活水平越高,对医疗保健需求的范围和质量也越高;同时,医院也力求以较少的劳动消耗,为社会成员提供更多的、更优质高效的医疗保健服务。因此,从社会效益角度来看,如果医务劳动耗费少,诊治病人多,医疗质量高,病人的治疗时间短、负担的费用少,则社会效益好;反之,社会效益就差。从经济效益角度来看,医院如果能坚持做到挖掘有限的卫生资源的潜力,发挥其最大作用,并以较少的劳动消耗取得较大的经济效果,在保证医疗质量的前提下,成本越低则经济效益越好。例如,同类同级医院之间,收费标准、预算补偿都相同,但由于管理水平、医疗质量、消耗等有差别,他们的医疗效果和经济效果也就有高低之分。

只有实行医院成本核算,才能明确一个地区、一个系统的不同医疗单位之间,在医院总成本或某个单项成本上的差异,通过科学分析,发现问题,有效地降

低物耗成本,节约劳动时间,利用有限的卫生资源为社会提供更多的医疗保健服务。

医院实行成本核算,不仅能够完整、全面地反映医院的医疗成果,而且还能完整、全面地反映其经济效果。通过成本核算,把各类人员的劳动效率、病床使用率、设备利用率、物资使用率、药品加减率等工作量、效率与经济收益挂钩,促使工作效率和经济效益紧密结合,从而正确、及时地反映医疗费用的情况,使广大职工特别是业务技术人员树立成本与效益观念,自觉地减少浪费、降低成本、控制费用、减轻病人和社会的负担。

（四）医院实行成本核算，是有效利用卫生资源的需要

在社会主义市场经济条件下,我国的公立医院有国家拨入的补助资金和自身的业务收入,并消耗了相当数量的人力、物力、财力,因此医院必须对自己的经济活动进行核算,考核劳动消耗和劳动成果,保证国有资产不断增值。特别是在当前国家财政补助有限,医院收费偏低,医院建设资金不足的情况下,通过成本核算,研究成本的构成,可考核和审查各种医疗消耗的合理性,揭露浪费现象;寻找适宜技术,改善经营管理;对各项开支精打细算,降低消耗、节约资金。这些,对于医院的建设和发展有着重要的现实意义。例如,医院对大型仪器设备的单机成本进行核算,可以通过对消耗成本和工作量的测算,为大型仪器设备的引进进行投资论证;可以掌握仪器设备的使用率,了解仪器设备的损耗情况,为仪器设备的维修和更新提供依据;可以使医院的仪器设备得到统一的管理和调配,从而避免因仪器的闲置和重复购置而导致卫生资源的浪费。

（五）医院实行成本核算，是正确定价、合理补偿的需要

在商品经济条件下,医疗服务也是用来交换的一种特殊商品,理应按照等价交换的原则,遵循价格规律。但是,由于社会赋予非营利性医院福利职能,国家调控医疗服务市场,对医疗服务的价格采取限制政策,医疗服务价格往往低于医疗服务价值。为此,国家给予医院一定数量的财政补贴和免税等优惠政策。医院在医疗服务过程中有多少劳动和劳动资料消耗? 从服务对象那里应收回多少? 国家又该补贴多少? 这些问题都需要解决。因此,成本核算不仅是制定医疗收费标准的重要依据,也是国家和政府给予医院经济补偿的依据。调整个人负担和国家补贴的比例,也都需要通过医院的成本核算,才能提供合理和确切的数据。

（六）医院实行成本核算，是深化医院财务制度改革的需要

医院实行成本核算,从会计工作上来看,是由预算会计向成本会计、管理会计的转变;从会计制度上来看,是收付实现制向权责发生制的根本变革。实行医院成本核算,对医院的会计制度和会计工作提出了更高更严的要求,不论从核算对象、核算方法、结账基础,还是账务处理等各方面,都需要做一系列的改革。实行医院成本核算,使医院会计从简单的预算、决算管理,走向有组织的医院经济管理。通过实行医院成本核算,对医院的经济进行预测、决策、计划、控制、计算、

分析、考核和评估等一系列管理工作，不仅促进了医院核算方法的不断完善，也提高了医院财会人员的素质。医院实行成本核算，是医院财务管理上的一项重要改革。

第四节
医院成本核算的要求

时代变迁，世界格局发生变化，这必然影响国内经济体的经济变化，收入见顶，经济增长乏力，转向成本管控是当今形势发展的必然。

一、国家政策要求

第一，《医院财务制度》（财社〔2010〕306号）明确规定：医院的支出应当严格执行国家有关财务规章制度规定的开支范围及开支标准；国家有关财务规章制度没有统一规定的，由医院规定。医院的规定违反法律法规和国家政策的，主管部门（或举办单位）和财政部门应当责令改正。医院应严格控制人员经费和管理费用。各省（自治区、直辖市）要按有关规定并结合管理要求制定具体的工资总额和管理费用支出比率等控制指标。

第二，《三级综合医院评审标准（2011年版）》（卫医管发〔2011〕33号）提出：为增强评审标准的操作性，指导医院加强日常管理与持续质量改进，为各级卫生行政部门加强行业监管与评审工作提供依据，制定本细则中的第六章《医院管理》，第六小节《财务与价格管理》、第十小节《院务公开管理》中都明确了费用报销管理的规范和公开内容、加强成本控制，建立健全成本定额管理、费用审核等相关制度，采取有效措施，控制成本费用支出。

第三，人力资源社会保障部《关于进一步推进医疗保险付费方式改革的意见》（人社部发〔2011〕63号）和国家发展改革委、卫生部《关于开展按病种收费方式改革试点有关问题的通知》（发改价格〔2011〕674号）等文件，也对医院实施分科（组）全成本、项目成本和病种成本管理提出了要求。

第四，《事业单位成本核算基本指引》要求自2021年1月1日起，执行《政府会计制度》的单位（含医院）开展成本核算工作，使成本核算工作得到进一步深化。

二、自身管理需求

目前，国内医院的会计核算大都比较成熟，但是在成本核算、成本管理方面却较为落后，常见问题如下：

成本核算不全、不准，只是部分经济数据参与成本核算，成本核算单纯为绩效奖金分配服务,成本核算的作用没有最大化地体现出来。

成本核算多为直接成本核算,间接成本部分或没有核算,没有达到全成本核算的程度,不能从整体上评价分科(组)的经营状况。

基本通过手工的方式进行核算数据录入,财务人员花费大量的时间在收集数据与成本数据录入上面,核算效率较低。

会计核算和成本核算分离,账账不平,需要通过对账平衡数据,对账工作耗时,且不能提供全面准确的经济数据,管理水平提升难度大。

核算数据不能追溯到业务源头,对业务的控制力薄弱,导致成本核算仅仅是披露医院成本的工具,成本分析与控制等成本管理的核心工作开展缺乏有力的支撑,成本管理没有体现出它的最大价值。

对于项目成本核算和病种成本核算,由于其核算规程的复杂性,缺乏标准化以及难以严格执行等原因,国内大部分医院都没有开展这方面的工作。

为了改变落后的现状,实施成本核算与管理势在必行。

三、信息化时代的影响

从成本会计的发展历程和医院成本的发展历史来看,过去传统手工阶段,医院的成本核算较为困难,因其数据量较大,核算单元较多,所以大多数医院并没有开展真正的成本核算,更谈不上成本管理。1999 年,《医院会计制度》的颁布与应用,以及 21 世纪初信息化的发展,使医院成本核算成为可能。自 2009 年新医改方案颁布以来,以及 2012 年新会计制度的实施,国家进一步强化了医院的成本核算与管理。

随着 21 世纪计算机技术在国内的快速发展,众多软件公司也跟随国家医改的脚步,开发了一系列的成本核算和管理系统,大大促进了医院成本核算与管理的发展。

第五节
医院成本核算的前提

医院成本核算工作一直都在做,但收效甚微,主要是医院并没有大力支持该工作的开展,缺乏相应的管理人才,理念落后也是重要的原因。

一、高层领导支持，全员参与

从我国的医院成本核算实践来看,成本核算最先始于大型三甲医院,即便是在新的医院财务制度和会计制度颁布之后,成本核算也尚处于起步阶段。也就是说,医疗界的成本核算还有很大的发展空间。虽然医院总会计师制度进行了实施,但若医院的管理者对此事不重视的话,此项工作开展的难度就会很大。

医院高层领导不支持,各部门之间的关系处理不好,医院成本核算就难于变化、改进。所以,若得到医院院长以及高层领导的支持,开展成本核算和管理就会更顺利。全员参与医院成本核算与管理,形成全员成本控制、节约意识,可以促进医院节约资源,也会影响医疗收费水平的变化,进而提高社会效益。

二、思想理念更新

医院成本核算是一种节约增效的管理工具,直接作用于"人",它是通过"人"去驾驭物质、节约资源的艺术,"人"的能动性起决定性作用,而思想理念决定了"人"驾驭物质的深度,所以,要真正解决医院成本核算与管理中存在的问题,全体医院工作人员必须树立正确的成本思想理念。

一是,要树立"以医疗质量为根本,以成本节约为基础"的理念。

二是,要树立"面向市场"的理念,使医院的运行及成本目标经得起市场的检验。

三、人力资源保证

医院成本核算及其信息系统的建设与应用,是一项专业性、技术性较强的综合性工作,需要把握核算与管理的核心和关键点。从人力资源角度来看,除了高层、中层重视,全体人员参与以外,其中较为关键的是驾驭这个管理工具的关键人力资源,尤其是精通成本核算与管理的工作人员。在信息化时代,由于现代电子计算机技术、网络技术的应用使我们在构建医院成本管理体系时,必须要配备既懂得成本管理业务,又懂得医疗经营管理的业务人员,甚至是现代信息技术业务的管理者和工作人员。

第六节
医院成本核算的基础

建立良好的医院成本核算体系,需要具备以下条件:完整的组织结构、健全的会计制度、正确的统计资料、合理的计算制度和主管领导的密切配合。其中缺少任何一个环节,成本核算工作都不可能成功。

一、建立规章制度

医院成本核算与管理工作的实施,需要一定的规章制度保证。建立医院成本核算与管理制度可以保证国家有关财经法规、制度的贯彻落实;可以提高医院成本核算的质量,为成本信息的使用者及时提供真实、可靠的成本核算资料,为医院管理者进行经营预测、决策服务；有利于加强医院成本的控制和管理，降低成本费用，提高经济效益；可以规范医院的成本核算方法和程序，并保持其相对稳定，提高成本核算质量的有用性。

医院成本核算与管理制度的制定，需要遵循相关原则，以国家有关成本计算和管理的规定为依据。制定成本核算制度时，必须遵守《医院财务制度》和《政府会计制度——行政事业单位会计科目和报表》等国家有关的规定，如《医院财务制度》明确规定了不得计入医疗成本的各个方面。此外，成本核算制度还必须明确成本核算的一般原则、费用要素的确认及计量与分配的具体方法，适应医院医疗服务业务运行特点。成本核算制度的制定，必须从医院的实际出发，与医院的医疗服务流程、医疗技术特点相适应。如制定成本计算期时，必须考虑医院医疗业务活动的组织方式；成本项目的设计，必须考虑医疗服务活动耗费的特点。只有这样，才能正确计算医疗服务成本，及时、真实地反映医疗服务成本的耗费情况。

二、建立组织机构

为确保成本核算与管理工作的规范进行，应建立健全成本核算与管理的组织机构。根据医院成本核算与管理制度，医院一般应建立成本管理领导小组、成本核算与管理办公室，以及分科（组）兼职成本核算员岗位。

（一）成本核算与管理工作领导小组

医院应成立由院长为组长，总会计师或主管财务工作的副院长为副组长的成本管理工作领导小组，成员包括财务、信息、人事、后勤、设备物资、统计、医务、护理等相关部门负责人。领导小组是成本核算与管理的决策和监督机构。主要职责是：明确医院各部门在成本管理中的职责，督促各部门落实工作任务；确定医院成本管理工作制度和工作流程，督促提高成本数据的准确性和及时性；确定成本核算对象，包括核算单元；结合成本分析数据及成本管理建议，确定年度医院成本控制方案；确定成本管理考核制度和考核指标，纳入医院绩效考核体系。

（二）成本核算与管理办公室

医院成本核算与管理工作领导小组在医院财务部门设成本核算与管理办公室，作为成本核算与管理工作领导小组的日常办事机构。医院财务部门应当根据自身规模和业务量的大小，在本部门设立成本核算工作岗位，专职成本会计不得少于两名。医院成本核算与管理办公室的主要职责是：依据《医院财务制度》《政府会计制度——行政事业单位会计科目和报表》和成本核算与管理办法的要求，制订医院内部成本管理实施细则、岗位职责及相关工作制度等；归集成本数据，进行成本核算，按照有关规定定期编制、报送成本报表；开展成本分析，提出成本控制建议，为医院决策、管理提供支持和参考；组织落实医院成本管理工作领导小组的决定，监督实施成本控制措施；参与成本考核制度的制定，并组织实施；开展院内成本管理的业务培训和工作指导；建立健全成本管理档案等。

（三）分科（组）兼职成本核算员

医院各分科（组）需确定兼职成本核算员。医院各分科（组）和其他职能部门的主要职责是：按照成本核算与管理工作领导小组部署，在成本核算与管理工作办公室的指导下，按照相关规定和要求定期完成本分科（组）和本部门成本核算相关信息和资料的记录、统计、核对与报送等工作。执行成本管理工作领导小组的决定，落实成本管理相关规定，实施成本控制。

三、清产核资，摸清财产情况

要正确核算医院成本，必须摸清全院财产情况，查清各分科（组）、部门和班组财产占用情况，并定期开展资产核查工作，以正确确定各成本对象的折旧成本，确保资产成本原始资料真实、完整。

四、成本管理标准的标准化

开展医院成本核算工作需要做好相关的基础准备工作，包括各相关职能部门应做好相应的物资流转管理工作和人员管理工作等，具体包括：

（1）建立医院统一的、标准的部门编码和人员编码系统，保证分科（组）经济核算数据归集、整理的准确性和完整性。编码原则：以医院的规模及组织单位的多少为考量原则，编制医院统一也是唯一的编码，院内各部门统一使用，便于信息共享和规范管理。

（2）建立健全医院固定资产、药品、材料、低值易耗品、在加工材料等各项物资财产的管理、计量、计价、验收、领退、内部转移、报废、清查、盘点等制度。

（3）建立健全医院各类人员相关管理制度，包括调入、调出、院内调动、借调及休假制度等。

（4）建立健全医院各种能源的计量、计价、分配办法。

（5）建立健全有关成本核算的原始记录和凭证，并建立合理的凭证传递程序。

（6）制定合理的内部服务价格和结算方法。

（7）做好相关的统计资料。

五、内部服务价格管理

医院内部有些部门是不能直接获取收益的，而是通过服务其他部门来创造价值。为了合理界定医院内部各部门的经济责任，有效测定其资金流量，科学考评其绩效水平、工作量，需要将这些部门的成本分配到受益部门，这时就用到了内部服务价格的相关概念。

确定医院内部服务价格的目的是降低医院后勤服务部门的运行成本，考评后勤服务部门的工作量，进行部门成本分配。编制内部服务价格时，涉及的服务部门很多,如供应科、车队、洗衣房、电工班、水工班、锅炉房等。

（一）内部服务价格确定的原则

1. 内部服务价格制定要略低于市场价格

如果高于市场价格,会造成被服务部门不易接受,使提供服务部门陷入被动,也不符合市场经济规律。

2. 内部服务价格制定应以真实成本为基础

在对服务部门进行全成本核算的基础上,制定内部服务价格,使服务部门收支略有结余,有利于考评后勤服务部门的工作量,提高服务人员的积极性。

3. 内部服务价格制定不能高于其对应的医疗服务项目价格

如供应科的口腔护理包的消毒价格不能高于口腔护理价格,毕竟医疗服务行业是一个特殊行业,对医疗定价还是有一定的限制。

（二）医院内部服务价格制定案例

【例5-1】 医院手术科消毒手术器械及消毒手术敷料包的内部服务价格制定案例

1. 测算数据来源:供应科供应给手术科的消毒手术器械消毒价格的基础数据

（1）物资材料消耗:取得某医院前三年供应科物资材料出库数据。

（2）固定资产消耗:取得某医院设备科相关管理人员负责的固定资产台账。

（3）人员费用消耗:取得某医院供应科前三年人员工资、奖金及与之相对应计提的福利费、培训费、工会经费等所有人力资源消耗。

（4）水电消耗:取得某医院供应科前三年分配或实际计量的水电费。

2. 供应科的消毒手术器械及消毒手术敷料包的内部服务价格计算范围

（1）手术科使用的消毒手术器械。

（2）手术科使用的消毒手术敷料包。

3. 供应科的工作流程

（1）消毒手术器械的工作流程:回收→清点分类→清洗→灭菌→储存。

（2）消毒手术敷料包的工作流程:灭菌→储存。

4. 计算手术科消毒手术器械包的内部服务价格的过程

（1）整理手术科消毒手术器械包的数据:包括手术包名称、包内容物数量、清洗方式、消毒方式、包尺寸分类、包尺寸分类量化比例、月平均使用量。月平均使用量由供应科提供,各种包使用量的明细由手术科提供;包尺寸分类由供应科确定,手术科修订;包尺寸分类量化比例由供应科确定。

（2）供应科消毒手术器械包清洗消毒各环节月均总成本的确定。基本情况数据由供应科相关工作人员确定。

（3）手术科消毒手术器械包的回收清点分类清洗环节需要人员 4 人,消毒环节需要人员 1 人,灭菌环节需要人员 2 人。

（4）手术科消毒手术器械包的回收清点分类清洗占总量的 90%。

（5）手术科消毒手术器械包的消毒使用设备占总消毒设备的40%。

（6）消毒手术器械包在清洗消毒各环节的各种低值易耗品、材料的使用种类及月平均使用量的确定：

第一，计算清洗消毒各环节的月总成本，计算结果加15%管理费用。

第二，计算灭菌环节消毒手术器械包的使用当量数。

第三，计算清洗消毒各环节单件器械或单包器械在本环节的单位成本价。其中在回收、清单分类、清洗、烘干等环节以器械总数量为计算基数。在灭菌环节以器械包使用当量数为计算基数。

第四，计算单包器械在清洗消毒各环节的总成本价。

第五，计算单包器械的总成本价。

5.计算手术科消毒手术敷料包的内部服务价格的过程

（1）整理手术科消毒手术敷料包的数据：包括手术包名称、包内容物数量、清洗方式、消毒方式、包尺寸分类、包尺寸分类量化比例、月平均使用量。

（2）供应科手术敷料包灭菌总成本的确定。基本情况数据由供应科相关工作人员确定。

（3）手术科消毒手术敷料包的消毒使用设备占总消毒设备的60%。

（4）消毒手术敷料包在灭菌环节的各种低值易耗品及材料的使用种类及月平均使用量的确定：

第一，计算清洗消毒各环节的月总成本，计算结果加15%管理费用。

第二，计算灭菌环节消毒手术敷料包的使用当量数。

第三，计算单包敷料的单位成本价，以敷料包使用当量数为计算基数。

第四，计算单包敷料的总成本价。

【例5-2】 医院洗衣房内部服务价格制定案例

下表5-1为某医院洗衣房内部服务价格表。

表5-1 某医院洗衣房内部服务价格表

项目	单价（元）
中单（条）	2.0
大单（条）	3.0
工作服（件）	4.2
被套（条）	4.0
病员上衣（件）	2.5
病员裤（条）	2.0
手术衣（件）	2.5
手术裤（条）	2.0

六、开展相关培训

针对医院各级各类人员的特点，多层次、多形式进行成本培训与教育。就医院高层管理人员而言，他们多是医疗方面的专家，对其进行成本培训，可以采取聘请外部成本管理专家讲课，介绍成本管理先进医院的经验并实地参观、考察等方式，再辅以日常的成本知识讲解与成本意识的培养来完成。对中层管理人员，可结合考察学习，着重进行成本管理的意义及成本管理体系方面知识的培训，通过培训使其明确所在部门在医院成本管理中的重要性，明确如何配合实施成本管理工作。对成本会计人员，可通过专业培训和研讨会、调研、参观考察等方式，着重进行成本方面的专业培训及医院业务流程、医疗业务知识的培训，使其掌握适合医院业务特点的成本管理方法。对一般员工，应着重进行成本基础知识及成本管理意义等方面的培训，使其了解员工的工作方法对成本水平会产生重要影响，并通过绩效考核方案影响其成本行为。

第七节
医院成本核算的原则

《事业单位成本核算基本指引》第八条规定了单位进行成本核算应当遵循的原则，具体如下。

一、相关性原则

单位选择成本核算对象、归集分配成本、提供成本信息应当与满足成本信息需求相关，有助于成本信息使用者依据成本信息做出评价或决策。

相关性原则包括成本信息的有用性和及时性。有用性是指成本核算要为管理层提供有用的信息，为成本管理、预测、决策服务。及时性强调信息取得的时间要及时。及时的信息反馈，可帮助管理者及时地采取措施，改进工作，而过时的信息往往成为徒劳无用的资料。

二、可靠性原则

单位应当以实际发生的经济业务或事项为依据进行成本核算，保证成本信息真实可靠、内容完整。

可靠性原则包括真实性和可核实性。真实性就是所提供的成本信息与客观的经济事项相一致，不应掺假，或人为地提高、降低成本。可核实性指成本核算资料按一定的原则由不同的会计人员加以核算，都能得到相同的结果。真实性和可核实性是为了保证成本核算信息的正确可靠。

三、适应性原则

单位进行成本核算,应当与单位行业特点、特定的成本信息需求相适应。

四、及时性原则

单位应当及时收集、传递、处理、报告成本信息,便于信息使用者及时做出评价或决策。

五、可比性原则

同一单位不同期间、相同行业不同单位,对相同或相似的成本核算对象进行成本核算所采用的方法和依据等应当保持一致,确保成本信息相互可比。

六、重要性原则

单位选择成本核算对象、进行成本核算应当区分重要程度,对于重要的成本核算对象和成本项目应当力求成本信息的精确,对于非重要的成本核算对象和成本项目可以适当简化核算。

七、其他原则

(一)权责发生制原则

权责发生制,又称应计制或应计基础、应收应付制,是指医院会计以收入和费用(支出)是否已经发生为标准来确认本期收入与费用(支出)的处理方式,即以收付应归属期间为标准,确定本期收入和费用(支出)的处理方法。其主要内容为:凡是当期已经实现的收入和已经发生应当在本期负担的费用(支出),无论款项是否收付,都应当作为本期的收入和费用(支出)进行处理;凡是不属于本期的收入和费用(支出),即使款项已经在本期收付,也不应作为本期的收入和费用(支出)入账。

权责发生制原则即应由本期成本负担的费用,不论是否已经支付,都要计入本期成本;不应由本期成本负担的费用(即已计入以前各期的成本,或应由以后各期成本负担的费用),虽然在本期支付,也不应由本期负担,以便正确提供各项成本信息。

权责发生制是对收入、支出确定和计价的一项原则,也是一种记账基础。与权责发生制相对应的原则为收付实现制,又称现金制、实收实付制,是指以货币资金的实收实付为基础来确认收入和费用(支出)的处理方式。凡是在本期实际收到的款项,或在本期实际支出的款项,无论该收入、费用(支出)发生在什么时间,是否应归入本期,都作为本期的收入和费用(支出)进行处理。

(二)收支配比原则

收支配比原则是指医院的收入和支出应当相互配比,包括三个方面:

(1)收入必须与取得时付出的成本费用相配比,这样才能确定取得的某类收入是否可抵偿其耗费。

(2)某一部门的收入须与该部门的成本费用相配比,它可以衡量和考核某一部门的业绩。

(3)某会计期间的收入必须与该期间的费用成本相配比,即本会计期间内的总收入应与总的成本费用相配比。

配比原则与权责发生制的应用是相互联系的,即会计基础采用权责发生制的单位,支出与相关的收入应当相互配比。在配比原则下,将会发生待摊费用和预提费用等核算内容。

第八节
医院成本核算的范围

医院成本核算的内容应严格遵循有关制度的要求,不得随意扩大或缩小。

一、医院成本核算内容

《事业单位成本核算基本指引》第十五至第十八条规定了医院成本核算的项目范围,要求单位应当根据成本信息需求(目的)设置成本项目;成本项目与《政府会计制度》中的"加工物品""业务活动费用""单位管理费用"的明细科目保持协调,可以设置进一步的明细项目或进行辅助核算。

医院现行财务会计核算范围包括以下几方面。

(一)人员经费

人员经费是指医院业务分科(组)发生的工资福利支出、对个人和家庭的补助支出。工资福利支出包括基本工资、津贴补贴、奖金、社会保障缴费、伙食补助费、绩效工资和其他工资福利支出。对个人和家庭的补助支出包括离休费、退休费、退职费、抚恤和生活补助、救济费、医疗费、住房公积金、住房补贴、助学金及其他对个人和家庭的补助支出。

(二)卫生材料费

卫生材料费是指医院业务分科(组)发生的卫生材料耗费。

(三)药品费

药品费是指医院业务分科(组)发生的药品耗费。

（四）固定资产折旧费

固定资产折旧费是指按规定提取的固定资产折旧费用。

（五）无形资产摊销费

无形资产摊销费是指按规定计提的无形资产摊销费用。

（六）提取医疗风险基金

提取医疗风险基金是指按规定计提的医疗风险基金。

（七）管理费用

管理费用是指医院行政及后勤管理部门为组织管理医疗、科研、教学业务活动而发生的各项费用,包括行政及后勤部门发生的人员经费、公用经费、医院统一负担的离退休人员经费、坏账损失、银行存款利息支出、汇兑损益、印花税等。

（八）其他费用

其他费用包括办公费、水电费、邮电费、取暖费、公用车运行维护费、差旅费、培训费、福利费、工会经费及其他费用等。

以上支出应单独设立明细科目进行会计核算。

二、非医院成本核算内容

《事业单位成本核算基本指引》规定不计入成本的内容包括:资产处置费、上缴上级费用、对附属单位补助费用等;非为满足自身开展业务活动需要所控制资产的折旧(摊销)费用等。公共服务或产品的特别规定:在完整核算的基础上,对成本范围进行调整,如调减不符合法律法规规定的费用、财政资金补偿的费用等。《医院财务制度》规定为了正确反映医院正常业务活动的成本和管理水平,在进行医院成本核算时,下列业务所发生的支出,一般不应计入成本范围。

(1)不属于医院成本核算范围的其他核算主体及经济活动发生的支出。

(2)为购置和建造固定资产、购入无形资产和其他资产的资本性支出。

(3)对外投资的支出。

(4)各种罚款、赞助和捐赠支出。

(5)有经费来源的财政、科研教学等项目开支。

(6)在各类基金中列支的费用。

(7)国家规定不得列入成本的支出。

第九节
医院成本核算要做好会计组织机构改革和会计科目细化

医院要做好成本核算工作，除了要完成一些基础性工作以外，在此基础上仍有一些需要改革的地方，比如机构的改革、人才的培养以及会计记录的细化。

一、医院成本核算与财务机构改革

会计组织机构是由专门的机构和专职的人员组成的开展和组织会计工作的职能部门。会计工作是一种管理活动，每家医院对会计工作的职能定位有所不同。在 DRGs 付费形式下，医院需要重新审视会计的职能，调整履行会计职能的组织机构、岗位和人员。

新医改形式下，按 DRGs 付费的改革，需要医院从开源和节流两方面考虑未来的发展。提高医疗能力，选择病种给付单价高的患者进行治疗，应是医院管理者及医护人员的思考方向；降低病种成本和管理费用，除了作为医院管理者的工作之外，也是会计组织机构的思考方向。

由此可见，目标成本管理是医院战略发展的关键，医院会计组织机构的职能定位应由核算型会计向管理型会计转变，由历史等待型会计向未来主动型会计转变，医院会计人员应利用专业知识为科室业务人员决策提供强有力的支持，提供有价值的参考信息。所以，在医院会计组织机构的设计中应重点考虑成本管理会计机构的设计，这有利于成本管理会计为医院的成本管理献计献策。

2020 年以前，由于我国经济处于上升期加上公立医院属于事业单位，故医院成本核算与管理的动力不强，但是随着医改的不断升级以及经济形势的变化，这种红利消失了，注重于内部精细化管理的管理会计被提到管理日程上来，为了加强医院的成本精细化管理，会计组织机构也要随之变化。

（一）集中式核算

一般三级医院设置总会计师，二级医院由主管财务的副院长领导，所以可以采用以总会计师（或主管财务的副院长）领导下的集中核算方式，如图 5-1、图5-2 所示。

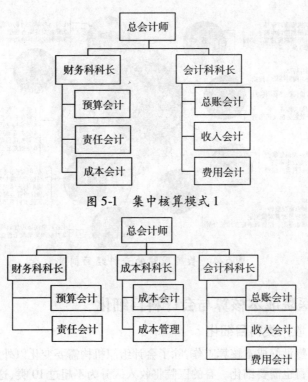

图 5-1　集中核算模式 1

图 5-2　集中核算模式 2

（二）分散式核算

集中核算是指集中在医院会计职能科室进行核算,分散核算是指分散在医院业务科室进行核算。

总会计师领导下的分散式核算模式,如图 5-3 所示。

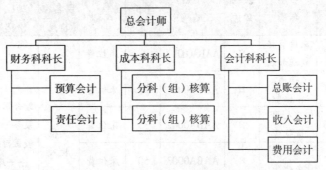

图 5-3　分散式核算

【例 5-3】　专科经营助理——分散式核算

我国台湾地区长庚医院的专科经营助理制度是分散式核算的典型代表,如图 5-4 所示。

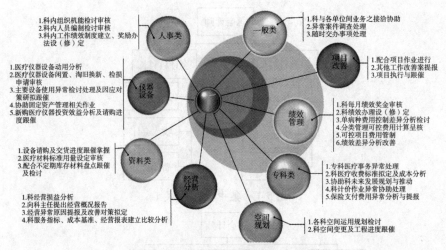

图 5-4　长庚医院的专科经营制度

二、医院成本核算与会计科目细化

（一）收入类科目细化

医院要想做好成本核算工作，除了会计组织机构需要变化以外，医院现行的财务会计科目也需要细化。有的医院将收入区分为不超过 10 类，这样做就非常粗糙，所以要将收入类科目进行细分，大中型医院 9000～10000 项收费项目都要做细分，具体情况如表 5-2、表 5-3、表 5-4 所示。

表 5-2　医院 HIS 系统收费信息与会计科目、病案首页费用名称对照片段 1

序号	费用序号	费用名称	费用单位	项目编码	费用单价（元）	收费名称	会计科目名称（收入）	项目名称（2012 版）价格	病案首页费用名称
1	38428	床位费传染病加收	日	AABA0001-1	5	床位费	床位收入	综合医疗服务——一般医疗服务——床位费	综合医疗服务类——一般医疗服务费——床位费
2	30634	普通床位费	日	AABA0001	25	床位费			
3	30636	三人间床位费	日	AABA0002	35	床位费			
4	30637	双人间床位费	日	AABA0003	50	床位费			
5	30639	单人间床位费	日	AABA0004	60	床位费			
6	30641	套间床位费	日	AABA0005	100	床位费			

续表

序号	费用序号	费用名称	费用单位	项目编码	费用单价（元）	收费名称	会计科目名称（收入）	项目名称（2012版价格）	病案首页费用名称
7	30642	特需病房床位费	日	AABA0006	200	床位费			
8	30644	产科一体化病房	次	AABA0007	0	床位费			
9	30645	百级层流洁净病房床位费	日	AABB0001	180	床位费			
10	30647	千级层流洁净病房床位费	日	AABB0002	150	床位费	床位收入	综合医疗服务——一般医疗服务——床位费	综合医疗服务类——一般医疗服务费——床位费
11	30648	重症监护病房床位费	日	AABC0001	80	床位费			
12	30650	特殊防护病房床位费	日	AABD0001	100	床位费			
13	30652	新生儿床位费	日	AABE0001	10	床位费			
14	30654	门/急诊留观床位费	日	AABF0001	20	床位费			
15	30760	床位费走廊加床收	日	AAB-1	15	床位费			

表 5-3　医院 HIS 系统收费信息与会计科目、病案首页费用名称对照片段 2

序号	费用序号	费用名称	费用单位	项目编码	费用单价（元）	收费名称	会计科目名称（收入）	项目名称（2012版价格）	病案首页费用名称
16	39508	口腔黏膜激光治疗	次	HHM73307	40	手术费			
17	39599	软组织内阻生恒牙开窗助萌术	每牙	HHS50301	50	手术费	手术收入——临床手术治疗	临床手术治疗	治疗类——手术治疗——手术费
18	39612	牙外伤结扎固定术	每牙	HHS71301	50	手术费			

续表

序号	费用序号	费用名称	费用单位	项目编码	费用单价（元）	收费名称	会计科目名称（收入）	项目名称（2012版价格）	病案首页费用名称
19	39613	后牙纵折固定术	每牙	HHS71302	80	手术费	手术收入—临床手术治疗	临床手术治疗	治疗类—手术治疗—手术费
20	39627	根面平整术	每牙	HHV83301	37	手术费			

表5-4 收入类会计科目细分举例

编号	会计科目	说明
4301	医疗收入	包含门急住诊挂号费、诊疗费、检验费、检查费、手术费、麻醉费、放射线费等收入
430101	门急诊收入	门急诊的总体医疗及药品收入
43010101	挂号费	门急诊的挂号收入
43010102	诊疗费	门急诊的医师诊疗费收入
43010103	注射费	门急诊注射费收入
43010104	治疗处置费	门急诊治疗处置费收入
43010105	一般材料费	门急诊一般材料费收入
43010106	手术材料费	门急诊手术材料费收入
43010107	检查费	门急诊检查费收入
43010108	化验费	门急诊化验费收入
43010109	病理检查费	门急诊病理检查费收入
43010110	B超费	门急诊B超费收入
43010111	心电图费	门急诊心电图费收入
43010112	放射线检查费	门急诊放射线检查费收入
43010113	电脑断层检查费	门急诊电脑断层检查费收入
43010114	内窥镜检查费	门急诊内窥镜检查费收入
43010115	监视器费	门急诊监视器费收入
43010116	输血费	门急诊输血费收入
43010117	输氧费	门急诊输氧费收入
43010118	麻醉费	门急诊麻醉费收入

续表

编号	会计科目	说明
43010119	手术技术费	门急诊手术技术费收入
43010120	康复治疗费	门急诊康复治疗费收入
43010121	观察费	门急诊观察费收入
43010122	病床费	门急诊病床费收入
43010123	护理费	门急诊护理费收入
43010124	其他	门急诊其他收入
43010125	外送检查费	门急诊将化验外送给其他合作单位检查代收的收入
430102	住院收入	
43010201	病床费	住院病床费收入
43010202	诊疗费	住院诊疗费收入
43010203	注射费	住院注射费收入
43010204	治疗处置费	住院治疗处置费收入
43010205	一般材料费	住院一般材料费收入
43010206	手术材料费	住院手术材料费收入
43010207	检查费	住院检查费收入
43010208	化验费	住院化验费收入
43010209	病理检查费	住院病理检查费收入
43010210	B超费	住院B超费收入
43010211	心电图费	住院心电图费收入
43010212	放射线检查费	住院放射线检查费收入
43010213	电脑断层检查费	住院电脑断层检查费收入
43010214	内窥镜检查费	住院内窥镜检查费收入
43010215	监视器费	住院监视器费收入
43010216	输血费	住院输血费收入
43010217	输氧费	住院输氧费收入
43010218	麻醉费	住院麻醉费收入
43010219	手术技术费	住院手术技术费收入
43010220	康复治疗费	住院康复治疗费收入

续表

编号	会计科目	说明
43010221	观察费	住院观察费收入
43010222	护理费	住院护理费收入
43010223	其他	住院其他收入
43010224	外送检查费	外送检查费收入
430103	健康检查收入	
430104	医疗折让—住院	医疗折让—住院收入
43010401	爱眼基金	眼科白内障手术,人工水晶体材料费补贴
43010402	爱肾基金	
43010403	产妇互助基金	妇产科生产医院给予的折让
430105	医疗优待免费	
43010501	门诊医疗优待免费	
43010502	住院医疗优待免费	
4501	药品收入	
450101	门急诊药品收入	
45010101	门诊西药费	门诊西药费收入
45010102	门诊中成药费	门诊中成药费收入
45010103	门诊中草药费	门诊中草药费收入
450102	住院药品收入	
45010201	住院西药费	住院西药费收入
45010202	住院中成药费	住院中成药费收入
45010203	住院中草药费	住院中草药费收入
4901	其他收入	
490101	劳务收入	
49010101	服务收入	
490102	销货收入	
49010201	制成品销货收入	
49010202	制成品销货退回及折让	
490103	投资收益	

编号	会计科目	说明
49010301	投资收入	
49010302	投资损失	
490104	业务外收入	
49010401	药品返利收入	
49010402	材料返利收入	
49010403	食堂收入	
4901040301	职工食堂	
4901040302	营养食堂	住院病患伙食、营养指导及管灌等收入
49010404	固定资产清理	固定资产清理变卖的收入
49010405	盘存剩余	
49010406	出售呆废材料收入	
49010407	场地使用费及权利金收入	
49010408	受托经营剩余	
49010409	受赠收入	
49010410	赔(补)偿收入	
49010411	收回呆账	
49010412	杂项收入	

（二）成本费用类科目细化

医院要想做好成本核算工作,除了收入类科目细化以外,对于成本费用类科目也要细化,以利于成本核算,具体情况如表5-5所示。

表5-5　成本费用类会计科目细分举例

编号	会计科目	说明
5101	医疗成本	直接发生于医疗作业的成本
510101	人工费	
51010101	工资	
5101010101	副高及以上	
5101010102	主治医师	

续表

编号	会计科目	说明
51010101 03	住院医师	
5101010104	实习医师	
5101010105	护理	
5101010106	技师	
51010102	奖金	
5101010201	副高及以上	
5101010202	主治医师	
5101010203	住院医师	
5101010204	实习医师	
5101010205	护理	
5101010206	技师	
5101010207	科室基金	
51010103	劳务费	
51010104	社会保障费	
5101010401	副高及以上	
5101010402	主治医师	
5101010403	住院医师	
5101010404	实习医师	
5101010405	护理	
5101010406	技师	
510102	卫生材料费	
51010201	计价材料	
51010202	不计价材料	
510103	其他材料费	
51010301	义齿材料费	
51010302	血液材料费	
51010303	其他材料	
51010304	氧气材料费	

编号	会计科目	说明
5101030401	小瓶氧气	
5101030402	管道氧气	
510104	外送检查费	
51010401	外送化验费	
51010402	外院检查费	
51010403	其他检查费	
5102	药品成本	
510201	药品采购成本	
51020101	计价药品	
51020102	不计价药品	
510202	人工费	
51020201	工资	
51020202	奖金	
5102020201	奖金	
5102020202	科室基金	
51020203	劳务费	
51020204	社会保障费	
5111	其他业务支出	
511101	财产交易短绌	
511102	受托经营短绌	
511103	医疗赔偿支出	医疗纠纷、医疗事故赔偿
511104	罚款支出	行政管理部门对本院的罚款
511105	其他支出	
51110501	职工食堂	
51110502	营养食堂	
51110503	其他	
51110504	分币误差	
511106	固定资产报废损失	

续表

编号	会计科目	说明
5201	管理费用	
520101	管理人员工资费	
52010101	工资	
52010102	奖金	
52010103	劳务费	
52010104	社会保障费	
52010105	解约违约金	
52010106	档案保管费	
52010107	科室基金	
520102	福利费	
520103	教育经费	
520104	工会经费	
520105	差旅费	
520106	交通费	
520107	招待费	
520108	通信费	
52010801	电信费	
52010802	网络费	
52010803	主机托管费	
52010804	总机维护费	
52010805	医保专线费	
520109	折旧费	
52010901	医疗设备	
52010902	交通工具	
52010903	办公设备	电脑、打印机等
52010904	其他设备	
520110	维修费	
52011001	维护费	有合同的维保费和固定修理费用

续表

编号	会计科目	说明
52011002	修理费	零星修理支出及未签订合约的维修费用
52011003	软件维护费	
52011004	地下室维护费	
520111	办公费	日常办公用品、书报杂志的支出,以及日常印刷费支出等
52011101	办公用品	行政、后勤部门领用的物资
52011102	办公费	
52011103	人事招聘费	
52011104	印刷费	
52011105	图文制作费	
52011106	配送费	
520112	会务费	
520113	车辆费用	
52011301	汽油费	
52011302	停车费	
52011303	过路费	
52011304	养路费	
52011305	车辆保险	
52011306	维护保养费	
52011307	车船使用税	
520114	租赁费	反映行政、后勤部门租赁办公用房、宿舍、专用通信网、设备等的费用
520115	保险费	
52011501	医疗责任险	
52011502	财产险	
520116	教育培训费	
52011601	培训费	院内自主性培训费
52011602	讲课费	请外院人员讲课费用
52011603	战略顾问费	聘请专业公司对医院作专业咨询费用

编号	会计科目	说明
520117	咨询费	
52011701	审计费	
52011702	评审费	
52011703	其他	
520118	材料费	
52011801	办公用品	
52011802	棉布类	
52011803	五金类	
520119	法律事务费	
52011901	律师顾问费	签有合同的律师咨询费
52011902	办案费	律师零星办案费
52011903	鉴定费	
52011904	诉讼费	
520120	公务费	
520121	公共事业费	
52012101	水费	
52012102	电费	
52012103	燃气费	
52012104	植物租赁费	医院委托绿化公司从事绿化维护等
52012105	保洁服务费	
5201210501	保洁费	
5201210502	保安费	
52012106	除害服务费	
52012107	污物处置费	
5201210701	医疗废物处置费	
5201210702	生活垃圾处置费	
5201210703	建筑垃圾处置费	
5201210704	放射废弃物处置费	

续表

编号	会计科目	说明
5201210705	其他	
52012108	洗涤费	医院委托洗涤公司洗涤的衣物等
52012109	饮水费	
520122	报刊订阅费	
520123	营销费用	
52012301	营销费	
52012302	产科营销费	
520124	装修费	
520125	管理费	
52012501	国泰管理费	支付给国泰公司的管理费,按业务收入的3%支付
52012502	卫协管理费	支付给卫协的管理费,按诊疗费收入的10%计提
52012503	协作单位分配款	与外院合作中心的利润分配
52012504	AA管理费	支付给AA医院管理公司的管理费,按协议支付
520126	无形资产摊销	
520127	计提的坏账准备	
520128	其他	
520129	会费	
52012901	医学会会费	
52012902	其他	
520130	固定资产采购	

第六章

分科（组）经营成本核算概述

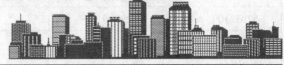

　　医院成本核算的第一个目的是衡量单位或内部组织部门的绩效,或者说是内部绩效评价,这个目的就是类似于稻盛和夫的"阿米巴经营",只有所有的内部组织部门都实现盈亏平衡或者有安全边际了,整个单位才会有良性的发展。再或者说这一目的就是与分科(组)经营或者绩效管理相联系的,因此可以采用责任会计理论。

第一节
分科（组）经营成本核算与责任中心制度

　　进入21世纪第二个十年,经济体的各方面形势都发生了非常大的变化,财务会计由于技术的进步,发生了很大的变化,管理会计兴起,国内一直不被重视的责任会计体系得到了很好的应用。在医疗行业,应用最典型的就是我国台湾地区长庚医院的责任中心制度。

一、分科（组）经营成本核算与管理的目的

（一）战略与组织变革

　　《事业单位成本核算基本指引》中的成本信息需求(目的)之一就是内部组织单位的内部绩效评价,为完成此目的,就需要以内部组织部门为成本核算对象进行成本核算与管理,为内部组织部门服务的经营成本如图6-1所示。

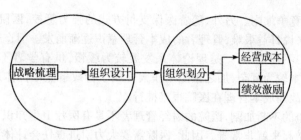

图 6-1　为内部组织部门服务的经营成本

战略决定结构,结构追随战略。近十年,医疗行业疾风骤雨式的改革外加经济形势的剧烈变化,很多医院的战略也发生了剧烈的变化,战略与组织结构的变化如图 6-2 所示。

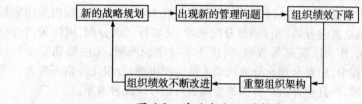

图 6-2　战略与组织结构变化

（二）分科（组）经营与组织变革

医院的内部组织部门,可以是原有的科室,也可以将医护分开,以医师工作组为主进行分科(组)经营成本核算,这取决于医院近几年改革的进度。

有些医院墨守成规,组织没有做任何变化,绩效管理改革处于修补状态,这样的话,开展分科(组)经营成本核算仍然可以衡量原有科室的绩效。

有的医院在近几年的改革过程中做到了医护分开,并且财务会计也能做到医护分开核算,那么,成本核算就可以按医护分开来衡量各部门的绩效。

还有的医院将科室进一步细分为医师工作组,同时财务会计也能做到按医师工作组归集成本,这样也就可以衡量医师工作组的绩效。

所以,从这个角度来说,医院分科(组)经营成本核算是具有柔性的,而不是一成不变的,也就是说,经营成本核算依赖于医院组织的变革程度,同时也促进组织的变革。

基于上述,引入责任会计理论。

二、分权制度与责任中心的设立

（一）分权制度与分权化（分科）经营模式的构建

随着我国国民经济的不断发展,自 2009 年开始新一轮医改,医疗卫生费用投入逐年增加,外加人口老龄化因素,医疗及养老行业的发展方兴未艾。新医改之前医疗卫生资源匮乏,医疗机构以公立医院为主,"看病贵、看病难"的呼声日益高涨,为推进改革,政府从政策上大力支持,进而导致近三年以来民营医疗机构快速崛起,竞争加剧。另外,随着医保支付方式的强力管控,医院增收从规模发展的角度来说日益艰难,管理者的成本管理意识逐渐萌发。但迄今为止,医院成本管理仍得不到重视,一是理论体系发展较为缓慢,虽有学者不断研究与实践,但医院成本较为复杂,加之医院工作人员属于行政事业单位体系,缺乏研究与实践动力,故而成本管理在医院很难推行。

随着竞争的不断加剧,医院的财经管理者不具有医疗卫生知识,从业务出发的成本管理做起来就非常难。因此,医院需要大力引进责任会计体系,甚至类似于稻盛和夫的"阿米巴经营"理念,分而治之,以实现成本效益最大化。

1. 集权与分权

集权是指组织的经营决策权力由高层管理者一人或几人承担,称为集权化经营模式。分权是指经营决策和绩效责任,由高、中、低各阶层管理人员分别承担,称为分权化经营模式。从国内的医疗管理实践来看,大多数医院仍采用集权化经营模式,但从医院分科(组)绩效分配来看,又实行二次分配,则体现出分权化的特点,然而,作为医院高等管理者,由于本身学识所限,无法做到完全集权化。在实践过程中,想要合理充分地调动人员的积极性,分权化经营不失为一条很好的管理通道,并且会计组织机构的变革也可以呼应此种改革。

2. 分权化经营模式

分权化经营模式是指医院管理层通过授权,给予所有部门负责人更多的权限,而此种分散决策权及共同承担责任的经营模式,称为分权化经营或分科经营。在我国台湾地区,分权经营盛行,并关键引入"职业经理人",而非医疗专家主导经营。例如,某医院妇产科的经营者(我国台湾地区称为部门经理人),通常是非医师职的管理人员,具备医院管理相关学历与经验背景,医院管理层赋予其决策权力,但相应地也必须承担妇产科的发展与成败责任。部门经理人通常会对该科在该地区的机会与威胁进行评估,并对该科所提供的医疗服务价格、项目组合、管理与工作流程、卫生材料管理及资源获取等具有决策权。

分权化(分科)经营模式的优缺点见表 6-1。

表 6-1 分权化(分科)经营模式的优缺点

优点	缺点
易于评估部门经理人的绩效	部门经理人自主决策权过大,有可能会伤及整体利益
高层管理者有较多时间投入到医院的规划与协调工作中	眼界较小,有可能决策不为高层管理者接受
培养高层管理人才	个人与部门、部门与部门、部门与医院之间有可能发生目标不一致的现象
增加工作满足感	创新的想法不易被推行到各部门
提高决策品质	
决策较为符合患者需求	

3. 建立分权化(分科)经营模式的必要条件

为避免缺点的发生,医院必须具备以下7个条件,分权化经营模式才是有效的。

(1)有两个或更多的经营部门。

(2)部门的决策目标需通过绩效考核与医院的整体决策目标相结合。

(3)部门经理人必须拥有接受决策责任所需要的能力与必要的培训。

(4)员工必须完全授予决策的权力和接受决策的责任。

(5)医院内必须要有一专业沟通平台,负责引导部门经理人进行决策制定及与医院各项工作的协调(如组建运营管理部或指派科室助理)。

(6)部门经理人的决策必须符合医院的整体目标、计划或政策,并在其指导下完成。

(7)部门经理人对职责范围内的运营(包括营销、人事、会计等)拥有更多的或更少的自主权,而自主权的多少视分权程度和授权情形而定。

4. 分权化(分科)经营模式的构建程序

与分权化(分科)经营模式的必要条件一样,要想建成该模式,根据我国台湾地区的经验,必须根据如图6-3所示的7项程序来做,方能实现分权化(分科)经营模式的正常运作。

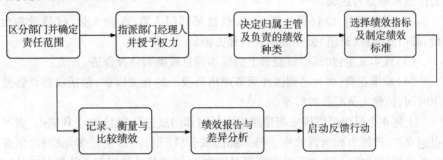

图 6-3　医院分权化(分科)经营模式实施步骤

(1)区分部门并确定责任范围,如妇产科。

(2)指派部门经理人并授予权力。

(3)决定归属主管及负责的绩效种类:依据授权的内容和大小,决定可直接归属的主管及其所应负责的关键绩效类别,如成本层面。

(4)选择绩效指标及制定绩效标准:选择足以代表部门绩效层面的指标,如护理人员工作小时数,根据医院的管控目标,经由主管的参与,制定绩效标准。

(5)记录、衡量与比较绩效:记录及衡量部门或分科(组)的实际绩效,并与绩效标准或预算进行比较。

(6)绩效报告与差异分析:绩效好坏与差异分析经由报告流程,送交各部门或分科(组)的负责主管(通常是管理中心)。

(7)启动反馈行动。

5. 分权化(分科)经营模式的绩效评估

根据我国台湾地区的经验,在此种模式下,各部门或分科(组)的运营绩效可以通过如图 6-4 所示的几个层面来进行衡量:

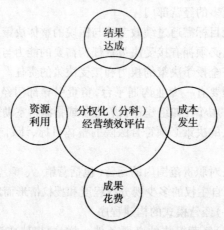

图 6-4 分权化(分科)经营绩效评估

(1)结果达成:如医疗收入、住院人数、门(急)诊人次、手术人次等医疗服务的产出成果是否达成。

(2)资源利用:以资源耗用为主,包括某部门人数、医师人数、仪器设备台数、部门或分科(班组)使用面积及其他方面。

(3)成本发生:如部门损益表上的成本项目或类别是否合适。

(4)成果花费:如为达到医疗服务产出所投入的相关因素,包括仪器设备使用时间、护理人员服务时间等。

上述 4 个层面可以用来衡量医院内任何部门或分科(组)的获利能力、资产报酬率、生产能力和运营效率。每个部门或分科(组)可以使用多元指标,但究竟要使用何种指标,取决于医院管理者的决策,而决策应该以对于该部门或分科(组)最关键且贡献最大的因素而定。

(二)责任中心制度的设立

1. 责任中心制度的含义

责任中心制度又称为责任会计,是分权经营下的产物。其思想源于 20 世纪 60 年代美国企业管理制度的改变,改变的因素包括组织规模扩大、产品种类复杂、销售地区广阔、员工人数众多、科技进步、竞争激烈等。同时,传统集权组织与管理方式,不足以应付企业面临的上述内外环境变化时的决策需要,因此必须采取分权组织与管理。Higgins 在 1952 年将责任中心制度定义为:"凡按组织结构设计,各项成本均纳入每一部门,各部门主管可由报表知悉所负责任的会计制度。"

建立责任中心制度最重要的是用来弥补传统成本制度效果不佳的部分,因传统成本制度着眼于成本,欠缺责任基础资料,无法将成本管理与责任部门负责人相连接,且成本涵盖范围过于狭窄,无法达到全面提升绩效的目的。因此,借助于责任中心制度的建立,能扩大范围,并突出"责任与人"相结合的精神,因为许多组织相信管理成功必须以人为本。重视员工的工作潜力与意愿,通过责任中心组织,激励员工自我发展,培育其责任感、成就感与荣誉感。责任中心制度在初期仅以成本为对象,后来发展到将收益、利润及投资列为对象,由于成效显著,成了现代管理控制的重要工具。

我国的医院,在过去的医改过程中,也同样面临着内外环境的改变,并纷纷采用分权组织管理,但由于医院长期处于行政事业单位体制之下,并未完全实行分权管理,并且医院管理者对于责任会计的相关概念理解尚处于初级阶段,其中以现行成本核算制度的"四类三级"尤为典型。

2. 责任中心制度的建立

(1)建立责任中心制度的步骤如下:

①起始阶段:形成共识。

②规划阶段:成立专业负责部门,建立制度及规划。

③宣导阶段:使全体员工均能了解制度内容。

④试行阶段:辅导试行,以发现不足之处,给予补充修正。

⑤推广阶段:制度正式完成,取得员工共识后推广运作。

⑥逐年检讨修正:就实行需要调整或因业务改变而需调整的,进行检讨并及时修正。

(2)建立责任中心制度的八大要素。

要想成功地建立责任中心制度,根据我国台湾地区的经验需要八大要素,如图6-5所示。

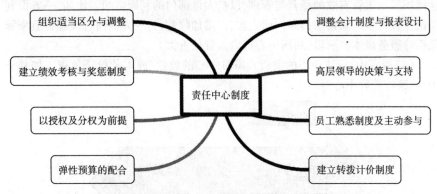

图6-5　成功建立责任中心制度的八大要素

①组织适当区分与调整:一是不能以医院整体为单位,而是要区分成若干部门或分科(组),依据授权、可行性及管理需要的衡量,指定为不同类型的责任中心。

②建立绩效考核与奖惩制度:选定绩效指标,制定绩效标准,衡量绩效,进行

差异分析,开展补救行动及反馈,这些均为管理控制的必要程序,没有这些程序,责任中心就无法运作。

③以授权及分权为前提:没有授权,各阶层管理者就没有责任基础;若不分权,就无责任中心。所以,授权及分权是责任中心制度实施的前提。

④弹性预算的配合:责任中心的绩效,经常需要预算制度的配合,少了弹性预算,责任中心制度就很难推动。

⑤调整会计制度与报表设计:建立与责任中心制度有关的表单与报告。

⑥高层领导的决策与支持:一是高层领导需要有责任中心意识与知识,二是大力支持此制度的建立。

⑦员工熟悉制度及主动参与:不断进行宣教,使全体员工形成共识,并积极主动参与。

⑧建立转拨计价制度:医院各部门之间的内部服务价格的制定与各部门的绩效息息相关,因此要建立合理的转拨计价制度。

3.责任中心的类型

通常情况下,责任会计将责任中心分为以下几个类型(如图6-6所示):

(1)成本中心:主要对成本负责,对收入、利润与投资无决定及控制权,又称为费用中心、支出中心,是指以成本作为绩效指标的责任中心。成本中心的负责人需对该中心投入的成本负责。

(2)收益或半收益中心:最主要对收入负责,对成本、利润与投资无决定及控制权。收益中心的绩效指标以收入为对象,如医院的外包部门。

(3)利润中心:利润是收益减去成本后的差额,利润中心是以此作为绩效指标的责任中心。医院内部的所有分科(班组),如内科、外科、妇科、儿科等,皆为利润中心。该中心的负责人需对收益及成本的绝对差额负责,所以就必须针对这两项因素进行有效的经营与管理,以扩大该部门的利润空间。比如,一方面利用医疗教育推广来设法提高门诊人次,以增加收益;另一方面通过流程再造来降低医疗服务成本。所以,利润中心负责人责任重大。

(4)投资中心:该中心的负责人需对中心的收益、成本及投资负责。如月子中心、医疗美容中心等。

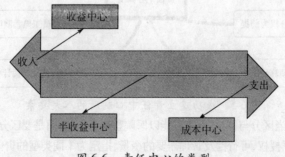

图6-6 责任中心的类型

第二节
分科(组)经营成本核算下的医院收入、成本的归集与分配

收入和成本的归集与分配对医院的经营至关重要,并且一定要遵循会计学原理进行归集和分配,而不可"创造"与实际不符的方法进行归集和分配。

一、收入归集

(一)收入归属的基本原则

为使所有与医疗相关的收入皆能公平合理地归属各部门或分科(组),依据收入费用配比原则以及不同收入具有不同的性质,制定收入的归属原则如下:

(1)一般为创造与执行的单位来归集收入。

(2)若执行分科(组)为非收益中心(成本中心),则各项作业收入归属开单分科(组)。

(3)若开单分科(组)与执行分科(组)皆为收益中心,则依照实现协议比例归属开单及执行分科(组)。

(二)各项医疗收入归属原则

(1)门(急)诊的挂号费、诊察费及计价材料费的收入,归属挂号分科(组)。

(2)住院的病房费、诊察费及计价材料费的收入,归属住院分科(组)。若有转科,则以转科当日变更的住院分科(组)为准。

(3)各项治疗、处置、检查及检验费收入,归属开单分科(组),若开单及执行为不同分科(组),且皆为收益中心,则按一定比例进行分割,如收入的30%(或20%)归属开单分科(组),其余归执行分科(组)。

(4)X光及CT检查收入归属开单分科(组),由口腔科拍摄的X光收入则归属口腔科。

(5)手术费及各项材料费收入,归属实际执行手术作业的分科(组)。

(6)麻醉科相关的麻醉技术费及麻醉药材费收入归属开单分科(组)。

(7)药品收入归属挂号分科(组)。

(8)不属上述的其他医务收入归属该患者就诊或收住该患者的分科(组)。

(三)共同作业的收入归属原则

(1)收入先归属主办分科(组),依协商收入分割比率或金额,由主办分科(组)每月结算一次,编列明细表送至财务部门,据此将协办分科(组)应得的收入自主办分科(组)的收入中划拨至协办分科(组)。

（2）以人力支持其他分科（组）作业时，收入归属主办分科（组），支持部门的用人费用应依实际支持情形按比例转由受支持单位负担。

二、成本的归集与分配

（一）成本核算处理方式

1. 信息化处理方式

21 世纪是信息时代，大部分医院建立了各类信息系统，以传递成本信息，但单个信息系统相互分割的情况还大量存在，因此需要建立衔接的手段，以实现这些信息的互联互通。常见的信息系统如下：

（1）医保系统：处理患者医保付费等信息。

（2）门诊住院划价系统：处理患者收费等信息。

（3）人事薪资系统：处理人事、薪资的建立、变动、成本分摊等信息。

（4）资产管理系统：处理固定资产的管理、折旧的处理等信息。

（5）物资管理系统：卫生材料等的进、销、存管理。

（6）其他系统：有关于成本的其他事务的信息处理系统。

2. 手工处理方式

有些中小医院信息系统不完善，尚未建立信息系统的医院也不在少数，这些医院可以通过内部控制良好的会计处理流程取得信息，可以设计"成本通知单"，进行成本信息的传递，月底加计各成本中心的各项费用总额。

（二）成本分配的定义

进行成本分配前应将类似性质的成本归集在一起，称为成本库。如医院将所有的水电费归集在水电费成本库中。成本标的是指可以将成本分别衡量的业务或单位，如单项医疗服务、病种或成本中心等。将成本库中的成本分配至成本标的的过程，称为成本分配。

（三）成本分配的步骤

新医改以来的医院成本以构建"四类三级"的核算体系为主，极具行业特色，但使用 10 年以来，其作用不甚明显。其中将医院的部门划分为"行政后勤部门、医辅部门、医技部门、临床部门"，将行政后勤部门的成本分配至其他三类部门后，再将医辅部门的成本分配至其他两类部门，最后将医技部门的成本分配至临床部门，形成临床部门的全成本。

而借鉴美国会计制度和我国台湾地区的经验，通常将医院内部各部门区分为收益中心和非收益中心。成本分配的步骤分为两个步骤，如图 6-7 所示。

第一步：将直接成本直接归集到各成本中心。间接成本因无法直接归集，则需要通过合理的成本分配基础分配至各成本中心。各医院制定的成本分配基础不同，根据成本发生的因果关系来设定分摊基础，但一般应跳出传统的成本分配基础的模式,因此政府期望通过统一的制度来实现医院成本的分配,违背了成本核算应遵循的"成本效益"原则。

第二步:该步骤将非收益中心的成本依据其对收益中心所提供的服务量或工作量分配至各收益中心。分配的方法一般有直接分配法、阶梯分配法、相互分配法及代数分配法等,各医院可以根据情况自行选用。成本制度应根据各医院实际情况而定,并不能制定统一的制度来统一约束我国所有的公立医院。

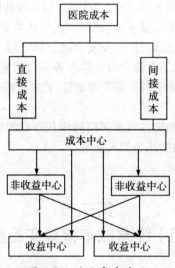

图 6-7　医院成本分配

(四)成本分配的方法

1. 直接分配法

该种方法不考虑服务部门间相互提供服务的成本,而是将各服务部门(非收益中心)的成本分配至运营部门(收益中心)。直接分配法是最简单的分配方法,因其忽略服务部门间的相互服务,所以结果不准确。但在某种情况下,采用此种方法的结果与采用其他方法的结果并无太大差异,基于简便原则,仍可采用。

2. 阶梯分配法

阶梯分配法又称个别消灭法或逐步分配法。此方法除了考虑服务部门(非收益中心)对运营部门(收益中心)提供的服务之外,也同时将服务部门间相互提供的服务计算在内。所以,服务部门所耗费的成本不仅分配到接受服务的运营部门,同时也分配给受其服务的其他服务部门,且其分配出去后,便不再接受其他部门的成本分配。因此,服务部门的成本分配次序非常重要,通常是按照服务部门间相互受益程度的大小排列顺序,从给其他部门服务量最大而接受服务最小的开始,以此类推。阶梯分配法比直接分配法复杂,但能提供相对精确的运营数据。

而阶梯分配法也是国内公立医院在现行软件提供商的推动下以"四类三级"推而广之的。但此"四类三级"核算并不是以责任中心的划分为前提的，而只是将医院的部门划分成了四大类而已。另外，该核算方法下产出的报表亦不能为管理所用。

3. 相互分配法

服务部门的成本分摊后，再接受其他有关服务部门的成本分摊。因此，在这些服务部门的成本分摊出去后，仍有一些成本留在这些服务部门，这些成本代表着从其他服务部门所接受的服务，这是第一次的成本分摊。为了结束这些服务部门的成本，须再做第二次的分摊，反复多次分摊之后，保留在服务部门的成本数字变得很小，此时再采用直接分摊法将服务部门的成本直接分摊到运营部门以结束分摊。此种分摊方法的步骤非常繁复，较少医院会采用。

4. 代数分配法

应用代数方程式来确定各服务部门间相互分配的数字，即代数分配法。因过于复杂，目前医疗机构中几乎无人采用。

第三节
分科（组）经营成本核算实施步骤概述

医院是社会关系极为特殊的一个组织，外界环境影响此类组织的投入与产出供应、医药科技、同业竞争等。医院除了需要投入大批专业人才外，还需采购各种昂贵精密的仪器，装置各类特殊的设备，投入在固定成本中的成本结构比率，相对于其他行业均较高。以损益平衡的观念来看，医院营运必须达到某一相当水平，才能完全吸收固定成本创造利润。其风险亦较一般生产事业大，因此制定一套合适的成本会计制度，适合医疗机构使用简易、客观的医疗成本汇集及分析模式，提供医院决策者作为内部管理、医疗服务收费计价、保险给付标准制定与医政单位施政方针制定的参考，实为迫切之需。

由于医院的规模、组织及管理方式差异甚大，再加上各医院的会计管理程度、深度不同，建立一套各医院通用的成本会计作业制度确实不易，因此，应从一般会计开始，先统一会计科目与作业方式，再循序建构成本会计制度。

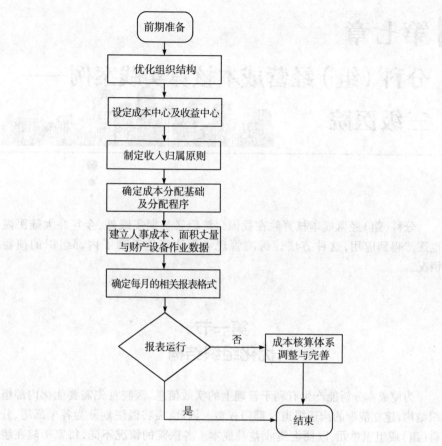

图 6-8 医院分科(组)成本核算实施步骤

第七章
分科（组）经营成本核算实践案例——三级医院

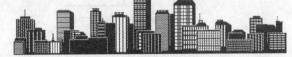

分科（组）经营成本核算除在我国台湾地区长期实践外，今年在大陆医院也逐步得到应用，这种方法让医院管理者们清晰地看到了内部组织的损益情况。

第一节
优化组织结构

为使成本分析能产生有利于管理上的实效信息，医院首先需要优化内部组织结构，建立清晰的沟通渠道及部门权责。因此，需将医院划分为各个部门、分科（组）或组织单元，以便汇集收益及成本。各医院的情况不同，每家医院在组织规划时，各部门间应权责分明，尽量避免部门间权责交错的情形。某医院的组织架构图如图7-1所示。

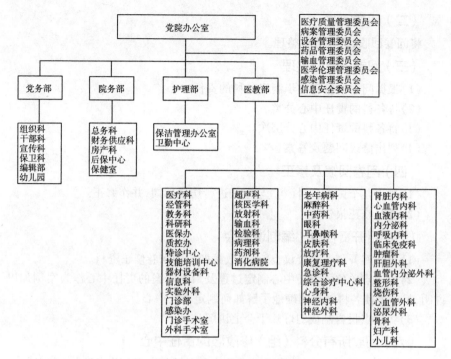

图 7-1　某医院组织架构图

第二节
划分责任中心

　　为有效了解其组织内各项管理及医疗服务活动所耗用的成本,进而分析及评估其工作绩效与制定合理的收费标准,各医疗机构依其内部权力组织的结构特性,将组织分成若干个责任中心,以作为成本收入汇集的基础单位,使成本收入有所归属。

一、责任中心制定步骤

(一)制作并发放责任中心问卷

　　(1)责任中心问卷主要内容包括了解分科(组)有哪些部门、各部门职能、责任中心分类、人员场地共用现象、最基层责任中心参考等。

　　(2)召开分科(组)主任说明会,会上说明调查目的和填写问卷方式说明,并于会上发放问卷。

（二）问卷回收

将问卷回收，进行分类整理。

（三）问卷分析及整理

(1)根据问卷的整理初步制定各科的责任中心。

(2)将各科的责任中心分类。

(3)将各科的责任中心分层次。

(4)列出修改问题及答案。

（四）问卷回馈及修正

(1)挑出几个试点分科(组)与主任进行访谈回馈，并作修正。

(2)撰写修正报告。

（五）召开责任中心编制说明会

(1)分次召开科主任会议，会上发放第四步的问卷修正资料。

(2)以试点单位的责任中心制定过程及最后定案的责任中心作为案例加以说明，目的是使各科能更明确地了解如何制定责任中心。

(3)将试点报告制成幻灯片于会上讲解。

（六）回收所有分科（组）修改版的责任中心

重新请各分科(组)主任根据格式重新定义责任中心，并制作责任中心制定表。

（七）再次分析与修正

回收责任中心制定表，并再次进行分析及修正。

（八）确认最终版责任中心

制作最终版的各分科(组)责任中心表，供各分科(组)主任签名确认。

（九）责任中心编码

根据责任中心编码原则进行责任中心编码。全院责任中心表及相关报告送领导确认。

（十）各相关系统的配合

组织人事、信息、财务等单位，共同讨论修改各系统基本资料的方式及时程，在导入前先行做教育培训工作。

二、责任中心制定调查问卷

责任中心调查问卷如下。

敬爱的女士/先生：

您好！为使我院"成本核算"体系顺利推展，将针对您所属的部门(部、科、组)进行问卷调查，以帮助了解资源使用情况，并制定适合我院的责任中心设置办法，烦请于202×年××月××日下午18:00前将问卷交回经管科。

感谢您的热忱与支持! 若有任何疑问,请致电经管科。

敬祝身体健康、工作顺利!

1. 部门(部、科、组)名称:＿＿＿＿＿＿＿,上级主管部门:＿＿＿＿＿＿。

2. 请简述部门(部、科、组)的主要工作职责:＿＿＿＿＿＿＿＿＿。

3. 您认为贵部门(部、科、组)是:□ 收益中心   □ 成本中心

(注:成本中心是指对成本或费用负责的责任中心,具有只考虑成本费用、只对可控成本承担责任、只对责任成本进行考核和控制的特点,如人事科、财务科等;收益中心,又称利润中心,是指既对成本负责又对收入和利润负责的责任中心,它有独立或相对独立的收入和生产经营决策权,如内科、妇科等)

理由是:＿＿＿＿＿＿＿＿＿＿＿＿＿＿＿＿＿＿＿＿＿。

4. 贵部门(部、科、组)是否与其他分科(组)存在场地、人员共用现象?

□ 否

□ 是,请简述(例如:与放射科存在场地共用,与检验科存在人员共用)。

5. 贵部门(部、科、组)是否有分组?

□ 否

□ 是(例如:放射科分组有 X 光、CT、MR)

分组有:＿＿＿＿＿＿＿＿＿＿＿＿＿＿＿＿＿＿＿＿

这些分组之间是否存在人员、场地、设备等共用现象(例如:CT、MR 分组间存在人员共用),请列举。

这些分组下面是否又细分为多个小组,小组之间是否存在资源共用(例如:CT 组细分为 CT1、CT2,且 CT1、CT2 间存在人员、场地共用等),请列举并说明。

填表人签名:＿＿＿＿＿＿   日期:＿＿＿＿＿＿

三、责任中心制定案例(以 BK 医院为例)

(一)责任中心的设置

BK 医院责任中心设立的目的在于将组织划分成若干个核算单元,以作为成本收入汇集的基础单位,使成本、收入有所归属,进而衡量其执行绩效。

(二)责任中心划分的原则

(1)责任中心应配合医院的组织结构来制定。

(2)责任中心的设置力求详细与明确,避免增加日后修正的困扰。

(3)责任中心的设置应与财务会计作业系统配合。

(4)责任中心表中,应避免出现"未归属单位"字样,使每一笔费用皆有处可归,方能反映医院真实成本。

（三）责任中心分类

责任中心是指承担一定经济责任，并享有一定权利的责任单位。将运营主体分割成几个绩效责任单位，然后将总合的管理责任授权给这些单位之后，通过客观性的利润计算，实施必要的业绩衡量与奖惩，以期达成经营成果的一种管理制度。责任中心可划分为成本中心（非收益中心）与收益中心。

1. 成本中心（非收益中心）

成本中心是指对成本或费用负责的责任中心，具有只考虑成本费用、只对可控成本承担责任、只对责任成本进行考核和控制的特点，如人事科、财务科等。

2. 收益中心

收益中心，又称利润中心，是指既对成本负责又对收入和利润负责的责任中心，它有独立或相对独立的收入和生产经营决策权，如内科、妇科等。

（四）责任中心编码原则

医院责任中心编码共有 5 码，编码原则如下：

第一码：为医院各部科（系）之大分类，并用以区分收益中心和成本中心。其中 1 ~ 7 为收益中心，依序是内科（系）、外科（系）、妇产科（系）、小儿科（系）、其他科（系）、医事技术（科）、药剂部门，8 ~ 0 为成本中心，依序是护理科、其他（教育训练、医疗支持、公共设施）、医务行政。

第二码：为各部科以下，以正式组织编制的科别为原则，如内、外科（系）下是各专科或医务行政室、部长室等。

第三码：为科以下的细分科（组）及检查室、护理站等单位，如复健科下是物理治疗、职能治疗等。0 ~ 9 码不够用时，另增 A ~ Z 码别。

第四、第五码：为前项代码所列责任中心以下的细分责任中心。0 ~ 9 码不够用时，另增 A ~ Z 码别。

（五）医院责任中心代码表

BK 医院共设置 666 个责任中心，其中成本中心 395 个、收益中心 185 个、汇总单元 86 个。责任中心汇总表如表 7-1 所示，责任中心代码表如表 7-2、表 7-3、表 7-4 所示。

表 7-1 责任中心汇总表

（单位：个）

分类	成本中心	收益中心	汇总单元	合计
临床	207	169	54	430
护理	87	0	18	105
机关	101	16	14	131
合计	395	185	86	666

表 7-2　责任中心—临床分科(组)

责任中心代码	责任中心名称	责任中心属性	上层部门	是否为最基层单位
11000	心血管内科	汇总	BK 医院	否
11100	心血管内科办公室	成本中心	心血管内科	是
11200	心血管内科门诊	收益中心	心血管内科	是
11300	心血管内科医疗组	收益中心	心血管内科	是
11400	心血管内科心导管室	成本中心	心血管内科	是
11500	心血管内科心电图室	成本中心	心血管内科	是
11600	心血管内科实验室	成本中心	心血管内科	是
11700	心血管内科一线医生组	成本中心	心血管内科	是
12000	肾脏内科	汇总	BK 医院	否
12100	肾脏内科办公室	成本中心	肾脏内科	是
12200	肾脏内科门诊	收益中心	肾脏内科	是
12300	肾脏内科医疗组	收益中心	肾脏内科	是
12400	肾脏内科血液净化室	收益中心	肾脏内科	是
12500	肾脏内科临床检验室	成本中心	肾脏内科	是
12600	肾脏内科一线医生组	成本中心	肾脏内科	是
13000	血液内科	汇总	BK 医院	否
13100	血液内科办公室	成本中心	血液内科	是
13200	血液内科门诊	收益中心	血液内科	是
13300	血液内科医疗组	收益中心	血液内科	是
13400	血液内科实验室	成本中心	血液内科	是
14000	内分泌内科	汇总	BK 医院	否
14100	内分泌内科办公室	成本中心	内分泌内科	是
14200	内分泌内科门诊	收益中心	内分泌内科	是
14300	内分泌内科一组	收益中心	内分泌内科	是
14400	内分泌内科二组	收益中心	内分泌内科	是
14500	内分泌内科临床检验室	成本中心	内分泌内科	是
14600	内分泌内科实验室	成本中心	内分泌内科	是

续表

责任中心代码	责任中心名称	责任中心属性	上层部门	是否为最基层单位
14700	内分泌内科药理基地	成本中心	内分泌内科	是
14800	内分泌内科一线医生组	成本中心	内分泌内科	是
15000	呼吸内科	汇总	BK 医院	否
15100	呼吸内科办公室	成本中心	呼吸内科	是
15200	呼吸内科门诊	收益中心	呼吸内科	是
15300	呼吸内科一科	收益中心	呼吸内科	是
15400	呼吸内科二科	收益中心	呼吸内科	是
15500	呼吸内科三科	收益中心	呼吸内科	是
15600	呼吸内科肺功能检查室	成本中心	呼吸内科	是
15700	呼吸内科支气管检查室	成本中心	呼吸内科	是
15800	呼吸内科过敏原检查室	成本中心	呼吸内科	是
15900	呼吸内科实验室	成本中心	呼吸内科	是
15A00	呼吸内科一线医生组	成本中心	呼吸内科	是
16000	临床免疫科	汇总	BK 医院	否
16100	临床免疫科办公室	成本中心	临床免疫科	是
16200	临床免疫科门诊	收益中心	临床免疫科	是
16300	临床免疫科医疗教学组	收益中心	临床免疫科	是
16400	临床免疫科实验室	成本中心	临床免疫科	是
16500	临床免疫关节镜手术室	成本中心	临床免疫科	是
17000	神经内科	汇总	BK 医院	否
17100	神经内科办公室	成本中心	神经内科	是
17200	神经内科门诊	收益中心	神经内科	是
17300	神经内科一科	收益中心	神经内科	是
17400	神经内科二科	收益中心	神经内科	是
17500	神经内科三科	收益中心	神经内科	是
17600	神经内科脑电监测室	成本中心	神经内科	是
17700	神经内科动态脑电图室	成本中心	神经内科	是

续表

责任中心代码	责任中心名称	责任中心属性	上层部门	是否为最基层单位
17800	神经内科监护室	收益中心	神经内科	是
17900	神经内科TCD室	成本中心	神经内科	是
17A00	神经内科肌电图室	成本中心	神经内科	是
17B00	神经内科脑脊液室	成本中心	神经内科	是
17C00	神经内科心理组	成本中心	神经内科	是
17D00	神经内科实验室	成本中心	神经内科	是
17E00	神经内科教研室	成本中心	神经内科	是
17F00	神经内科一线医生组	成本中心	神经内科	是
18000	肿瘤科	汇总	BK医院	否
18100	肿瘤科办公室	成本中心	肿瘤科	是
18200	肿瘤科门诊	收益中心	肿瘤科	是
18300	肿瘤一科	收益中心	肿瘤科	是
18400	肿瘤二科	收益中心	肿瘤科	是
18500	肿瘤三科	收益中心	肿瘤科	是
18600	肿瘤科热疗室	成本中心	肿瘤科	是
18700	肿瘤科治疗室	成本中心	肿瘤科	是
18800	肿瘤科实验室	成本中心	肿瘤科	是
18900	肿瘤科一线医生组	成本中心	肿瘤科	是
21000	肝胆外科	汇总	BK医院	否
21100	肝胆外科办公室	成本中心	肝胆外科	是
21200	肝胆外科门诊	收益中心	肝胆外科	是
21300	肝胆外一科	收益中心	肝胆外科	是
21400	肝胆外二科	收益中心	肝胆外科	是
21500	肝胆外科B超室	成本中心	肝胆外科	是
21600	肝胆外科实验室	成本中心	肝胆外科	是
21700	肝胆外科一线医生组	成本中心	肝胆外科	是
22000	移植中心	收益中心	BK医院	是

责任中心代码	责任中心名称	责任中心属性	上层部门	是否为最基层单位
23000	血管内分泌外科	汇总	BK 医院	否
23100	血管内分泌外科办公室	成本中心	血管内分泌外科	是
23200	血管内分泌外科门诊	收益中心	血管内分泌外科	是
23300	血管内分泌外科乳腺组	收益中心	血管内分泌外科	是
23400	血管内分泌外科甲状腺组	收益中心	血管内分泌外科	是
23500	血管内分泌外科血管组	收益中心	血管内分泌外科	是
23600	血管内分泌外科技术创新组	收益中心	血管内分泌外科	是
23700	血管内分泌外科一线医生组	成本中心	血管内分泌外科	是
24000	骨科医院	汇总	BK 医院	否
24100	骨科医院办公室	成本中心	骨科医院	是
24200	骨科医院门诊	收益中心	骨科医院	是
24300	骨科医院关节外科	汇总	骨科医院	否
24310	骨科医院关节外科办	成本中心	骨科医院关节外科	是
24320	骨科医院关节外科一组	收益中心	骨科医院关节外科	是
24330	骨科医院关节外科二组	收益中心	骨科医院关节外科	是
24340	骨科医院关节外科三组	收益中心	骨科医院关节外科	是
24400	骨科医院创伤骨科	汇总	骨科医院	否
24410	骨科医院创伤骨科办	成本中心	骨科医院创伤骨科	是
24420	骨科医院创伤骨科一组	收益中心	骨科医院创伤骨科	是
24430	骨科医院创伤骨科二组	收益中心	骨科医院创伤骨科	是
24440	骨科医院创伤骨科三组	收益中心	骨科医院创伤骨科	是
24450	骨科医院创伤骨科四组	收益中心	骨科医院创伤骨科	是
24500	骨科医院脊柱一科	汇总	骨科医院	否
24510	骨科医院脊柱一科办	成本中心	骨科医院脊柱一科	是
24520	骨科医院脊柱一科一组	收益中心	骨科医院脊柱一科	是
24530	骨科医院脊柱一科二组	收益中心	骨科医院脊柱一科	是
24540	骨科医院脊柱一科三组	收益中心	骨科医院脊柱一科	是

续表

责任中心代码	责任中心名称	责任中心属性	上层部门	是否为最基层单位
24550	骨科医院脊柱一科四组	收益中心	骨科医院脊柱一科	是
24600	骨科医院脊柱二科	汇总	骨科医院	否
24610	骨科医院脊柱二科办	成本中心	骨科医院脊柱二科	是
24620	骨科医院脊柱二科一组	收益中心	骨科医院脊柱二科	是
24630	骨科医院脊柱二科二组	收益中心	骨科医院脊柱二科	是
24640	骨科医院脊柱二科儿一	收益中心	骨科医院脊柱二科	是
24650	骨科医院脊柱二科儿二	收益中心	骨科医院脊柱二科	是
24700	骨科医院肿瘤科	汇总	骨科医院	否
24710	骨科医院肿瘤科办	成本中心	骨科医院肿瘤科	是
24720	骨科医院肿瘤科一组	收益中心	骨科医院肿瘤科	是
24730	骨科医院肿瘤科二组	收益中心	骨科医院肿瘤科	是
24740	骨科医院肿瘤科三组	收益中心	骨科医院肿瘤科	是
24800	骨科医院骨密度检查室	收益中心	骨科医院	是
24900	骨科医院电生理检查室	收益中心	骨科医院	是
24A00	骨科医院换药室	成本中心	骨科医院	是
24B00	骨科医院石膏室	收益中心	骨科医院	是
24C00	骨科医院实验室	成本中心	骨科医院	是
24D00	骨科医院骨库	收益中心	骨科医院	是
24E00	骨科医院一线医师组	成本中心	骨科医院	是
25000	烧伤与皮肤外科	汇总	BK医院	否
25100	烧伤与皮肤外科办公室	成本中心	烧伤外科	是
25200	烧伤与皮肤外科门诊	收益中心	烧伤外科	是
25300	烧伤与皮肤外一科	收益中心	烧伤外科	是
25400	烧伤与皮肤外二科	收益中心	烧伤外科	是
25500	烧伤与皮肤外三科	收益中心	烧伤外科	是
25600	烧伤与皮肤外四科	收益中心	烧伤外科	是
25700	烧伤与皮肤外五科	收益中心	烧伤外科	是

续表

责任中心代码	责任中心名称	责任中心属性	上层部门	是否为最基层单位
25800	烧伤与皮肤外科康复中心	收益中心	烧伤外科	是
25900	烧伤外科瘢痕伤口中心	收益中心	烧伤外科	是
25A00	烧伤与皮肤外科治疗室	收益中心	烧伤外科	是
25B00	烧伤与皮肤外科实验室	成本中心	烧伤外科	是
25C00	烧伤与皮肤外科手术室	成本中心	烧伤外科	是
25D00	烧伤与皮肤外科监护室	成本中心	烧伤外科	是
25E00	烧伤外科一线医生组	成本中心	烧伤外科	是
25F00	烧伤与皮肤外科教学组	成本中心	烧伤外科	是
26000	整形外科	收益中心	BK 医院	是
27000	心血管外科	汇总	BK 医院	否
27100	心血管外科办公室	成本中心	心血管外科	是
27200	心血管外科门诊	收益中心	心血管外科	是
27300	心血管外科一科	收益中心	心血管外科	是
27400	心血管外科二科	收益中心	心血管外科	是
27500	心血管外科三科	收益中心	心血管外科	是
27600	心血管外科介入组	收益中心	心血管外科	是
27700	心血管外科胸腔微创组	收益中心	心血管外科	是
27800	心血管外科换药室	成本中心	心血管外科	是
27900	心血管外科监护室	收益中心	心血管外科	是
27A00	心血管外科体外循环室	收益中心	心血管外科	是
27B00	心血管外科实验室	成本中心	心血管外科	是
28000	泌尿外科	汇总	BK 医院	否
28100	泌尿外科办公室	成本中心	泌尿外科	是
28200	泌尿外科门诊	收益中心	泌尿外科	是
28300	泌外一科	收益中心	泌尿外科	是
28400	泌外二科	收益中心	泌尿外科	是
28500	泌外体外碎石组	收益中心	泌尿外科	是

责任中心代码	责任中心名称	责任中心属性	上层部门	是否为最基层单位
28600	泌尿外科检查中心	收益中心	泌尿外科	是
28700	泌外综合治疗室	成本中心	泌尿外科	是
28800	泌尿外科微创中心	成本中心	泌尿外科	是
28900	泌外检验室	成本中心	泌尿外科	是
29000	神经外科	汇总	BK 医院	否
29100	神经外科办公室	成本中心	神经外科	是
29200	神经外科门诊	收益中心	神经外科	是
29300	神经外科腔镜组	收益中心	神经外科	是
29400	神经外科癫痫组	收益中心	神经外科	是
29500	神经外科脊柱组	收益中心	神经外科	是
29600	神经外科功能组	收益中心	神经外科	是
29700	神经外科小儿脊柱组	收益中心	神经外科	是
29800	神经外科缺血性脑血管病组	收益中心	神经外科	是
29900	神经外科颅底肿瘤一组	收益中心	神经外科	是
29A00	神经外科颅底肿瘤二组	收益中心	神经外科	是
29B00	神经外科脑血管病手术组	收益中心	神经外科	是
29C00	神经外科脑血管病介入组	收益中心	神经外科	是
29D00	神经外科监护室	收益中心	神经外科	是
29E00	神经外科实验室	成本中心	神经外科	是
29F00	神经外科编辑部	成本中心	神经外科	是
29G00	神经外科一线医生组	成本中心	神经外科	是
30000	妇产科	汇总	BK 医院	否
30100	妇产科办公室	成本中心	妇产科	是
30200	妇产科门诊	收益中心	妇产科	是
30300	妇产科医疗组	收益中心	妇产科	是
30400	妇产科 B 超室	成本中心	妇产科	是
30500	妇产科实验室	收益中心	妇产科	是

续表

责任中心代码	责任中心名称	责任中心属性	上层部门	是否为最基层单位
30600	妇产科生殖组	收益中心	妇产科	是
41000	儿科	汇总	BK 医院	否
41100	儿科办公室	成本中心	儿科	是
41200	儿科门诊	收益中心	儿科	是
41300	儿科一科	收益中心	儿科	是
41400	儿科二科	收益中心	儿科	是
41500	儿科监护室	收益中心	儿科	是
41600	新生儿监护室	收益中心	儿科	是
41700	儿童微波治疗室	成本中心	儿科	是
41800	儿童过敏原检测及治疗室	收益中心	儿科	是
41900	儿科心理智力评估室	收益中心	儿科	是
41A00	儿科脑康复训练室	收益中心	儿科	是
41B00	儿童心肺功能室	收益中心	儿科	是
41C00	儿童脑功能检查室	收益中心	儿科	是
41D00	儿科 B 超室	收益中心	儿科	是
41E00	儿科微量血检查室	收益中心	儿科	是
41F00	儿科临床药理基地	成本中心	儿科	是
41G00	儿科病毒研究室	成本中心	儿科	是
51000	老年病科	汇总	BK 医院	否
51100	老年病科办公室	成本中心	老年病科	是
51200	老年病科门诊	收益中心	老年病科	是
51300	老年病一科	收益中心	老年病科	是
51400	老年病二科	收益中心	老年病科	是
51500	老年病科技师组	成本中心	老年病科	是
51600	老年病科实验室	成本中心	老年病科	是
51700	老年病科一线医生组	成本中心	老年病科	是
52000	麻醉科	汇总	BK 医院	否

责任中心代码	责任中心名称	责任中心属性	上层部门	是否为最基层单位
52100	麻醉科办公室	成本中心	麻醉科	是
52200	麻醉科疼痛门诊	收益中心	麻醉科	是
52300	麻醉科心脏外科组	收益中心	麻醉科	是
52400	麻醉科心脏外科组库房	成本中心	麻醉科	是
52500	麻醉科神经外科组	收益中心	麻醉科	是
52600	麻醉科神经外科组库房	成本中心	麻醉科	是
52700	麻醉科消化外科组	收益中心	麻醉科	是
52800	麻醉科消化外科组库房	成本中心	麻醉科	是
52900	麻醉科骨科组	收益中心	麻醉科	是
52A00	麻醉科骨科组库房	成本中心	麻醉科	是
52B00	麻醉科住院一部组	收益中心	麻醉科	是
52C00	麻醉科住院一部库房	成本中心	麻醉科	是
52D00	麻醉科住院三部组	收益中心	麻醉科	是
52E00	麻醉科住院三部库房	成本中心	麻醉科	是
52F00	麻醉科实验室	成本中心	麻醉科	是
52G00	麻醉科术后恢复室	成本中心	麻醉科	是
52H00	麻醉科监护室	收益中心	麻醉科	是
52I00	麻醉科一线医生组	成本中心	麻醉科	是
53000	中医科	汇总	BK医院	否
53100	中医科办公室	成本中心	中医科	是
53200	中医科门诊	收益中心	中医科	是
53300	中医科医疗组	收益中心	中医科	是
53400	中医科推拿按摩室	收益中心	中医科	是
53500	中医科血流变室	成本中心	中医科	是
53600	中医科微循环室	成本中心	中医科	是
53700	中医科动脉硬化室	成本中心	中医科	是
53800	中医科肠镜室	成本中心	中医科	是

续表

责任中心代码	责任中心名称	责任中心属性	上层部门	是否为最基层单位
53900	中医科针灸治疗室	成本中心	中医科	是
53A00	中医科中药煎药室	成本中心	中医科	是
53B00	中医科教研室	成本中心	中医科	是
53C00	中医科实验室	成本中心	中医科	是
54000	眼科	汇总	BK 医院	否
54100	眼科办公室	成本中心	眼科	是
54200	眼科门诊	收益中心	眼科	是
54300	眼科一科	收益中心	眼科	是
54400	眼科二科	收益中心	眼科	是
54500	眼科三科	收益中心	眼科	是
54600	眼科综合科	收益中心	眼科	是
54700	眼科造影室	收益中心	眼科	是
54800	眼科 B 超室	收益中心	眼科	是
54900	眼科视野和 OCT 室	成本中心	眼科	是
54A00	眼科配镜室	汇总	眼科	否
54A10	配镜室	收益中心	眼科配镜室	是
54A20	眼科验光室	收益中心	眼科配镜室	是
54B00	眼科门诊治疗室	汇总	眼科	否
54B10	眼科门诊护理单元	成本中心	眼科门诊治疗室	是
54B20	眼科治疗室	成本中心	眼科门诊治疗室	是
54B30	小儿眼科治疗室	成本中心	眼科门诊治疗室	是
54B40	早产儿视网膜筛查室	成本中心	眼科门诊治疗室	是
54B50	眼科激光室	成本中心	眼科门诊治疗室	是
54B60	眼科准分子激光室	成本中心	眼科门诊治疗室	是
54C00	眼科实验室	成本中心	眼科	是
55000	耳鼻咽喉—头颈外科	汇总	BK 医院	否
55100	耳鼻咽喉—头颈外科办公室	成本中心	耳鼻咽喉—头颈外科	是

责任中心代码	责任中心名称	责任中心属性	上层部门	是否为最基层单位
55200	耳鼻咽喉—头颈外科门诊	收益中心	耳鼻咽喉—头颈外科	是
55300	耳鼻咽喉—头颈外科一科	汇总	耳鼻咽喉—头颈外科	否
55310	耳鼻咽喉—头颈外科一科耳组	收益中心	耳鼻咽喉—头颈外科一科	是
55320	耳鼻咽喉—头颈外科一科咽喉组	收益中心	耳鼻咽喉—头颈外科一科	是
55400	耳鼻咽喉—头颈外科二科	汇总	耳鼻咽喉—头颈外科	否
55410	耳鼻咽喉—头颈外科二科鼻组	收益中心	耳鼻咽喉—头颈外科二科	是
55420	耳鼻咽喉—头颈外科二科耳组	收益中心	耳鼻咽喉—头颈外科二科	是
55500	耳鼻咽喉—头颈外科治疗室	汇总	耳鼻咽喉—头颈外科	否
55510	治疗室窥镜组	成本中心	耳鼻咽喉—头颈外科治疗室	是
55520	治疗室听力组	成本中心	耳鼻咽喉—头颈外科治疗室	是
55530	治疗室治疗组	成本中心	耳鼻咽喉—头颈外科治疗室	是
55540	治疗室睡眠监测组	成本中心	耳鼻咽喉—头颈外科治疗室	是
55550	治疗室基因诊断组	成本中心	耳鼻咽喉—头颈外科治疗室	是
55600	耳鼻咽喉—头颈外科实验室	成本中心	耳鼻咽喉—头颈外科	是
55700	耳鼻咽喉—头颈外科一线医生组	成本中心	耳鼻咽喉—头颈外科	是
56000	皮肤科	收益中心	BK 医院	是
57000	放射治疗科	汇总	BK 医院	否
57100	放射治疗科办公室	成本中心	放射治疗科	是
57200	放射治疗科门诊	收益中心	放射治疗科	是
57300	放射治疗科头颈肿瘤组	收益中心	放射治疗科	是
57400	放射治疗科胸腹肿瘤组	收益中心	放射治疗科	是
57500	放射治疗科妇瘤组	收益中心	放射治疗科	是
57600	放射治疗科技术组	汇总	放射治疗科	否

续表

责任中心代码	责任中心名称	责任中心属性	上层部门	是否为最基层单位
57610	放疗科加速器治疗室	成本中心	放射治疗科技术组	是
57620	放疗科 CT 定位室	成本中心	放射治疗科技术组	是
57630	放疗科伽马刀室	成本中心	放射治疗科技术组	是
57640	放疗科后装治疗室	成本中心	放射治疗科技术组	是
57700	放射治疗科工程组	成本中心	放射治疗科	是
57800	放射治疗科后勤组	成本中心	放射治疗科	是
57900	放射治疗科市场组	成本中心	放射治疗科	是
57A00	放射治疗科一线医生组	成本中心	放射治疗科	是
58000	康复理疗科	汇总	BK 医院	否
58100	康复理疗科办公室	成本中心	康复理疗科	是
58200	康复理疗科门诊	收益中心	康复理疗科	是
58300	康复理疗科医疗组	收益中心	康复理疗科	是
58400	康复理疗科治疗室	收益中心	康复理疗科	是
59000	急诊科	汇总	BK 医院	否
59100	急诊科医疗组	收益中心	急诊科	是
59200	急诊科救护车	收益中心	急诊科	是
5A000	综合诊疗科	收益中心	BK 医院	是
5B000	心身科	汇总	BK 医院	否
5B100	心身科办公室	成本中心	心身科	是
5B200	心身科门诊	收益中心	心身科	是
5B300	心身科一科	收益中心	心身科	是
5B400	心身科二科	收益中心	心身科	是
5B500	心身科检查室	成本中心	心身科	是
5B600	心身科实验室	成本中心	心身科	是
5C000	消化病医院	汇总	BK 医院	否
5C100	消化病医院办公室	成本中心	消化病医院	是
5C200	消化外科	汇总	消化病医院	否

续表

责任中心代码	责任中心名称	责任中心属性	上层部门	是否为最基层单位
5C210	消化外科门诊	收益中心	消化外科	是
5C220	消化一科	收益中心	消化外科	是
5C230	消化二科	收益中心	消化外科	是
5C240	消化三科	收益中心	消化外科	是
5C250	消化病医院监护室	收益中心	消化外科	是
5C260	消化病医院肛肠治疗室	成本中心	消化外科	是
5C270	消化病医院洗肠室	收益中心	消化外科	是
5C280	消化外科实验室	成本中心	消化外科	是
5C290	消化外科一线医生组	成本中心	消化外科	是
5C300	消化内科	汇总	消化病医院	否
5C310	消化内科门诊	收益中心	消化内科	是
5C320	消化四科	收益中心	消化内科	是
5C330	消化五科	收益中心	消化内科	是
5C340	消化六科	收益中心	消化内科	是
5C350	消化七科	收益中心	消化内科	是
5C360	消化八科	收益中心	消化内科	是
5C370	消化九科	收益中心	消化内科	是
5C380	消化十科	收益中心	消化内科	是
5C390	消化病理科	成本中心	消化内科	是
5C3A0	消化内科实验室	成本中心	消化内科	是
5C3B0	消化内科一线医生组	成本中心	消化内科	是
5C400	消化病医院内镜室和ERCP检查室	收益中心	消化病医院	是
5C500	消化病医院B超室和海扶刀室	收益中心	消化病医院	是
61000	放射诊断科	汇总	BK医院	否
61100	放射诊断科办公室	成本中心	放射诊断科	是
61200	放射诊断科门诊	成本中心	放射诊断科	是

续表

责任中心代码	责任中心名称	责任中心属性	上层部门	是否为最基层单位
61300	放射诊断科 CT 室	成本中心	放射诊断科	是
61400	放射诊断科核磁共振室	成本中心	放射诊断科	是
61500	放射诊断科介入室	成本中心	放射诊断科	是
62000	超声诊断科	汇总	BK 医院	否
62100	超声诊断科后勤科	汇总	超声诊断科	否
62110	超声科后勤行政组	成本中心	超声诊断科后勤科	是
62120	超声科后勤设备组	成本中心	超声诊断科后勤科	是
62130	超声科后勤门急诊挂号组	成本中心	超声诊断科后勤科	是
62140	超声科后勤住院挂号组	成本中心	超声诊断科后勤科	是
62150	超声科后勤轮转组	成本中心	超声诊断科后勤科	是
62200	超声诊断科门诊科	汇总	超声诊断科	否
62210	超声科门诊腹部组	成本中心	超声诊断科门诊科	是
62220	超声科门诊心血管组	成本中心	超声诊断科门诊科	是
62230	超声科军人特诊组	成本中心	超声诊断科门诊科	是
62300	超声诊断科住院科	汇总	超声诊断科	否
62310	超声科住院腹部组	成本中心	超声诊断科住院科	是
62320	超声科住院心血管组	成本中心	超声诊断科住院科	是
62330	超声科介入治疗组	成本中心	超声诊断科住院科	是
62400	超声诊断科急诊科	汇总	超声诊断科	否
63000	核医学科	成本中心	BK 医院	是
64000	检验科	汇总	BK 医院	否
64100	检验科办公室	成本中心	检验科	是
64200	检验科临床检验室	成本中心	检验科	是
64300	检验科生化室	成本中心	检验科	是
64400	检验科免疫室	成本中心	检验科	是
64500	检验科微生物室	成本中心	检验科	是
64600	检验科内分泌室	成本中心	检验科	是

续表

责任中心代码	责任中心名称	责任中心属性	上层部门	是否为最基层单位
64700	检验科分子生物室	成本中心	检验科	是
64800	检验科采血组	成本中心	检验科	是
64900	检验科实验室	成本中心	检验科	是
64A00	检验科洗消组	成本中心	检验科	是
64B00	检验科轮转组	成本中心	检验科	是
65000	病理科	汇总	BK 医院	否
65100	病理科办公室	成本中心	病理科	是
65200	病理科组织病理组	成本中心	病理科	是
65300	病理科免疫组织化学组	成本中心	病理科	是
65400	病理科细胞病理组	成本中心	病理科	是
66000	输血科	汇总	BK 医院	否
66100	输血科办公室	成本中心	输血科	是
66200	输血科配发血组	成本中心	输血科	是
66300	输血科采血组	成本中心	输血科	是
66400	输血科成分组	成本中心	输血科	是
66500	输血科化验组	成本中心	输血科	是
66600	输血科质控组	成本中心	输血科	是
66700	输血科实验组	成本中心	输血科	是
66800	输血科教学组	成本中心	输血科	是
66900	输血科后勤组	成本中心	输血科	是
66A00	输血科信息组	成本中心	输血科	是
71000	药剂科	汇总	BK 医院	否
71100	药剂科调剂室	汇总	药剂科	否
71110	药剂科药库	成本中心	药剂科调剂室	是
71120	药剂科门诊西药房	成本中心	药剂科调剂室	是
71130	药剂科门诊中药房	成本中心	药剂科调剂室	是
71140	药剂科贵重针剂摆药室	成本中心	药剂科调剂室	是

续表

责任中心代码	责任中心名称	责任中心属性	上层部门	是否为最基层单位
71150	药剂科普通针剂摆药室	成本中心	药剂科调剂室	是
71160	药剂科片剂摆药室	成本中心	药剂科调剂室	是
71170	药剂科特殊管理药品摆药室	成本中心	药剂科调剂室	是
71180	药剂科急诊药房	收益中心	药剂科调剂室	是
71190	药剂科出院带药药房	收益中心	药剂科调剂室	是
711A0	药剂科外用药房	收益中心	药剂科调剂室	是
711B0	药剂科静脉配置中心	成本中心	药剂科调剂室	是
711C0	药剂科消化医院药房	成本中心	药剂科调剂室	是
711D0	药剂科为军服务药房	成本中心	药剂科调剂室	是
711E0	药剂科专科药房	成本中心	药剂科调剂室	是
711F0	药剂科便民药房	成本中心	药剂科调剂室	是
71200	药剂科制剂部门	汇总	药剂科	否
71210	药剂科普通制剂室	成本中心	药剂科制剂部门	是
71220	药剂科灭菌制剂室	成本中心	药剂科制剂部门	是
71230	药剂科中药制剂室	成本中心	药剂科制剂部门	是
71240	药剂科检验室	成本中心	药剂科制剂部门	是
71250	药剂科自制制剂库房	成本中心	药剂科制剂部门	是
71300	药剂科研究室	汇总	药剂科	否
71310	药剂科药动力学研究分析室	成本中心	药剂科研究室	是
71320	药剂科中药化学室	成本中心	药剂科研究室	是
71330	药剂科临床药师办公室	成本中心	药剂科研究室	是
71340	药剂科临床药理研究室	成本中心	药剂科研究室	是
71350	药剂科新药新制剂研发室	成本中心	药剂科研究室	是
71360	药剂科药理一室	成本中心	药剂科研究室	是
71370	药剂科治疗药物监测室	成本中心	药剂科研究室	是
71400	药剂科后勤部门	汇总	药剂科	否
71410	药剂科办公室	成本中心	药剂科后勤部门	是

责任中心代码	责任中心名称	责任中心属性	上层部门	是否为最基层单位
71420	药剂科档案室	成本中心	药剂科后勤部门	是
71430	药剂科资料室	成本中心	药剂科后勤部门	是
71440	药剂科维修室	成本中心	药剂科后勤部门	是

表7-3 责任中心—护理单元

责任中心代码	责任中心名称	责任中心属性	上层部门	是否为最基层单位
82000	心血管内科护理单元	汇总	护理部	否
82100	心血管内科一病区护理单元	成本中心	心血管内科护理单元	是
82200	心血管内科二病区护理单元	成本中心	心血管内科护理单元	是
82300	心血管内科三病区护理单元	成本中心	心血管内科护理单元	是
82400	心血管内科监护室护理单元	成本中心	心血管内科护理单元	是
83000	肾脏内科护理单元	成本中心	护理部	是
84000	血液内科护理单元	汇总	护理部	否
84100	血液内科一病区护理单元	成本中心	血液内科护理单元	是
84200	血液内科二病区护理单元	成本中心	血液内科护理单元	是
84300	血液内科层流室护理单元	成本中心	血液内科护理单元	是
85000	内分泌科护理单元	成本中心	护理部	是
86000	呼吸内科护理单元	汇总	护理部	否
86100	呼吸内科一病区护理单元	成本中心	呼吸内科护理单元	是
86200	呼吸内科二病区护理单元	成本中心	呼吸内科护理单元	是
86300	呼吸内科监护室护理单元	成本中心	呼吸内科护理单元	是
87000	临床免疫科护理单元	成本中心	护理部	是
88000	神经内科护理单元	汇总	护理部	否
88100	神经内科一病区护理单元	成本中心	神经内科护理单元	是
88200	神经内科二病区护理单元	成本中心	神经内科护理单元	是

续表

责任中心代码	责任中心名称	责任中心属性	上层部门	是否为最基层单位
88300	神经内科三病区护理单元	成本中心	神经内科护理单元	是
88400	神经内科监护室护理单元	成本中心	神经内科护理单元	是
88500	神内脑电监测护理单元	成本中心	神经内科护理单元	是
89000	肿瘤科护理单元	成本中心	护理部	是
8A000	肝胆外科护理单元	汇总	护理部	否
8A100	肝胆外科一病区护理单元	成本中心	肝胆外科护理单元	是
8A200	肝胆外科二病区护理单元	成本中心	肝胆外科护理单元	是
8B000	移植中心护理单元	成本中心	护理部	是
8C000	血管内分泌外科护理单元	成本中心	护理部	是
8D000	骨科医院护理单元	汇总	护理部	否
8D100	骨科手术室护理单元	成本中心	骨科护理单元	是
8D200	骨科医院关节外科护理	成本中心	骨科护理单元	是
8D300	骨科医院创伤骨科护理	成本中心	骨科护理单元	是
8D400	骨科医院脊柱一科护理	成本中心	骨科护理单元	是
8D500	骨科医院脊柱二科护理	成本中心	骨科护理单元	是
8D600	骨科医院肿瘤科护理	成本中心	骨科护理单元	是
8E000	烧伤与皮肤外科护理单元	汇总	护理部	否
8E100	烧伤与皮肤外科一区护理	成本中心	烧伤外科护理单元	是
8E200	烧伤与皮肤外科二区护理	成本中心	烧伤外科护理单元	是
8E300	烧伤与皮肤外科重症护理	成本中心	烧伤外科护理单元	是
8E400	烧伤与皮肤外科手术护理	成本中心	烧伤外科护理单元	是
8F000	心血管外科护理单元	汇总	护理部	否
8F100	心血管外科一病区护理单元	成本中心	心血管外科护理单元	是
8F200	心血管外科二病区护理单元	成本中心	心血管外科护理单元	是
8F300	心血管外科三病区护理单元	成本中心	心血管外科护理单元	是
8F400	心血管外科手术室	成本中心	心血管外科护理单元	是
8F500	心血管外科监护室护理单元	成本中心	心血管外科护理单元	是

续表

责任中心代码	责任中心名称	责任中心属性	上层部门	是否为最基层单位
8G000	泌尿外科护理单元	汇总	护理部	否
8G100	泌外一病区护理单元	成本中心	泌尿外科护理单元	是
8G200	泌外二病区护理单元	成本中心	泌尿外科护理单元	是
8G300	泌外微创中心护理单元	成本中心	泌尿外科护理单元	是
8G400	泌外科门诊护理单元	成本中心	泌尿外科护理单元	是
8H000	神经外科护理单元	汇总	护理部	否
8H100	神经外科一病区护理单元	成本中心	神经外科护理单元	是
8H200	神经外科二病区护理单元	成本中心	神经外科护理单元	是
8H300	神经外科三病区护理单元	成本中心	神经外科护理单元	是
8H400	神经外科监护室护理单元	成本中心	神经外科护理单元	是
8H500	神经外科手术室护理单元	成本中心	神经外科护理单元	是
8I000	妇产科护理单元	汇总	护理部	否
8I100	产科护理单元	成本中心	妇产科护理单元	是
8I200	妇科护理单元	成本中心	妇产科护理单元	是
8I300	产婴房护理单元	成本中心	妇产科护理单元	是
8I400	妇产科门诊护理单元	成本中心	妇产科护理单元	是
8J000	儿科护理单元	汇总	护理部	否
8J100	儿科门诊护理单元	成本中心	儿科护理单元	是
8J200	儿科一科护理单元	成本中心	儿科护理单元	是
8J300	儿科二科护理单元	成本中心	儿科护理单元	是
8J400	儿科监护室护理单元	成本中心	儿科护理单元	是
8J500	新生儿护理单元	成本中心	儿科护理单元	是
8K000	老年病科护理单元	汇总	护理部	否
8K100	老年病科一病区护理单元	成本中心	老年病科护理单元	是
8K200	老年病科二病区护理单元	成本中心	老年病科护理单元	是
8L000	麻醉科监护室护理单元	成本中心	护理部	是
8M000	中医科护理单元	成本中心	护理部	是

续表

责任中心代码	责任中心名称	责任中心属性	上层部门	是否为最基层单位
8N000	眼科护理单元	汇总	护理部	否
8N100	眼科一病区护理单元	成本中心	眼科护理单元	是
8N200	眼科二病区护理单元	成本中心	眼科护理单元	是
8N300	眼科手术室护理单元	成本中心	眼科护理单元	是
8O000	耳鼻咽喉—头颈外科护理单元	汇总	护理部	否
8O100	耳鼻咽喉—头颈外科一病区护理单元	成本中心	耳鼻咽喉—头颈外科护理单元	是
8O200	耳鼻咽喉—头颈外科二病区护理单元	成本中心	耳鼻咽喉—头颈外科护理单元	是
8O300	耳鼻咽喉—头颈外科手术室护理单元	成本中心	耳鼻咽喉—头颈外科护理单元	是
8P000	放射治疗科护理单元	成本中心	护理部	是
8Q000	急诊科护理单元	成本中心	护理部	是
8R000	心身科护理单元	汇总	护理部	否
8R100	心身科一病区护理单元	成本中心	心身科护理单元	是
8R200	心身科二病区护理单元	成本中心	心身科护理单元	是
8S000	门诊手术室	成本中心	护理部	是
8T000	外科手术室	成本中心	护理部	是
8U000	消化病医院护理单元	汇总	护理部	否
8U100	消化门急诊护理单元	汇总	消化病医院护理单元	否
8U110	消化急诊护理单元	成本中心	消化门急诊护理单元	是
8U120	消化门诊护理单元	成本中心	消化门急诊护理单元	是
8U200	消化监护室护理单元	成本中心	消化病医院护理单元	是
8U300	消化一病区护理单元	成本中心	消化病医院护理单元	是
8U400	消化二病区护理单元	成本中心	消化病医院护理单元	是
8U500	消化三病区护理单元	成本中心	消化病医院护理单元	是
8U600	消化四病区护理单元	成本中心	消化病医院护理单元	是
8U700	消化五病区护理单元	成本中心	消化病医院护理单元	是

续表

责任中心代码	责任中心名称	责任中心属性	上层部门	是否为最基层单位
8U800	消化六病区护理单元	成本中心	消化病医院护理单元	是
8U900	消化七病区护理单元	成本中心	消化病医院护理单元	是
8UA00	消化八病区护理单元	成本中心	消化病医院护理单元	是
8UB00	消化九病区护理单元	成本中心	消化病医院护理单元	是
8UC00	消化十病区护理单元	成本中心	消化病医院护理单元	是
8UD00	消化手术室护理单元	成本中心	消化病医院护理单元	是
8V000	康复理疗科护理单元	成本中心	护理部	是

表7-4 责任中心—行政机关

责任中心代码	责任中心名称	责任中心属性	上层部门	是否为最基层单位
01000	党院办公室	成本中心	BK 医院	是
02000	医教部	汇总	BK 医院	否
02100	医教部办公室	成本中心	医教部	是
02200	医疗科	成本中心	医教部	是
02300	教务科	成本中心	医教部	是
02400	科研科	成本中心	医教部	是
02500	卫生经济管理科	成本中心	医教部	是
02600	医保办	成本中心	医教部	是
02700	质管科	成本中心	医教部	是
02800	特诊中心	成本中心	医教部	是
02900	技能培训中心	成本中心	医教部	是
02A00	信息科	汇总	医教部	否
02A10	信息科办公室	成本中心	信息科	是
02A20	信息科网络中心	成本中心	信息科	是
02A30	信息科图书馆	成本中心	信息科	是

续表

责任中心代码	责任中心名称	责任中心属性	上层部门	是否为最基层单位
02A40	信息科病案室	成本中心	信息科	是
02A50	信息科电教中心	成本中心	信息科	是
02B00	实验外科	成本中心	医教部	是
02C00	感染管理科	成本中心	医教部	是
02D00	营养科	成本中心	医教部	是
02E00	器材设备科	汇总	医教部	否
02E10	器材设备科办公室	成本中心	器材设备科	是
02E20	器材设备科机械维修	成本中心	器材设备科	是
02E30	器材设备科电子维修	成本中心	器材设备科	是
02E40	器材设备科库房	成本中心	器材设备科	是
02E50	器材设备科"三气"站	成本中心	器材设备科	是
02E60	器材设备科消毒供应	成本中心	器材设备科	是
02E70	器材设备科计量站	成本中心	器材设备科	是
02F00	门诊部	汇总	医教部	否
02F10	门诊部办公室	成本中心	门诊部	是
02F20	门诊值班室（医师）	收益中心	门诊部	是
02F30	门诊值班室（护理）	成本中心	门诊部	是
02F40	住院处	成本中心	门诊部	是
02F50	信息台	成本中心	门诊部	是
02F60	特需服务中心	收益中心	门诊部	是
02F70	导分诊	成本中心	门诊部	是
02F80	挂号室	成本中心	门诊部	是
02F90	门诊统计室	成本中心	门诊部	是
02FA0	封闭室	成本中心	门诊部	是
02FB0	心内诊区	成本中心	门诊部	是
02FC0	肾内、外诊区	成本中心	门诊部	是
02FD0	神内诊区	成本中心	门诊部	是

续表

责任中心代码	责任中心名称	责任中心属性	上层部门	是否为最基层单位
02FE0	普外诊区	成本中心	门诊部	是
02FF0	骨科诊区	成本中心	门诊部	是
02FG0	综合内科诊区	成本中心	门诊部	是
02FH0	妇产诊区	成本中心	门诊部	是
02FI0	中医免疫诊区	成本中心	门诊部	是
02FJ0	耳科诊区	成本中心	门诊部	是
02FK0	儿科诊区	成本中心	门诊部	是
02FL0	眼科诊区	成本中心	门诊部	是
02FM0	皮肤诊区	成本中心	门诊部	是
02FN0	整形诊区	成本中心	门诊部	是
02G00	内科学教研室	成本中心	医教部	是
02H00	外科学教研室	成本中心	医教部	是
03000	党务部	汇总	BK 医院	否
03100	党务部办公室	成本中心	党务部	是
03200	组织科	成本中心	党务部	是
03300	干部科	成本中心	党务部	是
03400	宣传科	成本中心	党务部	是
03500	保卫科	成本中心	党务部	是
03600	幼儿园	收益中心	党务部	是
03700	家委会	成本中心	党务部	是
04000	院务部	汇总	BK 医院	否
04100	院务部办公室	成本中心	院务部	是
04200	车队	成本中心	院务部	是
04300	总务科	汇总	院务部	否
04310	总务科办公室	成本中心	总务科	是
04320	行政组	汇总	总务科	否
04321	通信管理	成本中心	行政组	是

续表

责任中心代码	责任中心名称	责任中心属性	上层部门	是否为最基层单位
04322	卫队	成本中心	行政组	是
04323	消防	成本中心	行政组	是
04324	医疗废物	成本中心	行政组	是
04325	自行车棚	成本中心	行政组	是
04326	收发室	成本中心	行政组	是
04327	标识标牌	成本中心	行政组	是
04328	监控室	成本中心	行政组	是
04329	保洁	成本中心	行政组	是
0432A	生活垃圾	成本中心	行政组	是
0432B	总务科值班室	成本中心	行政组	是
04330	职工组	成本中心	总务科	是
04340	经营组	汇总	总务科	否
04341	康复旅社	收益中心	经营组	是
04342	停车场	收益中心	经营组	是
04343	门面房	收益中心	经营组	是
04344	综合车间	收益中心	经营组	是
04500	财务供应科	汇总	院务部	否
04510	财务供应科办公室	成本中心	财务供应科	是
04520	医疗收费组	成本中心	财务供应科	是
04530	后勤保障财务组	成本中心	财务供应科	是
04600	房产科	汇总	院务部	否
04610	房产科办公室	成本中心	房产科	是
04620	整形、眼科、皮肤门诊维修组	成本中心	房产科	是
04630	住院一部维修组	成本中心	房产科	是
04640	门诊楼维修组	成本中心	房产科	是
04650	消化病医院维修组	成本中心	房产科	是
04660	安居楼管理办	收益中心	房产科	是

续表

责任中心代码	责任中心名称	责任中心属性	上层部门	是否为最基层单位
04700	后保中心	汇总	院务部	否
04710	后保中心办公室	成本中心	后保中心	是
04720	食堂	汇总	后保中心	否
04721	食堂一	收益中心	食堂	是
04722	食堂二	收益中心	食堂	是
04723	食堂三	收益中心	食堂	是
04724	消化病医院食堂	收益中心	食堂	是
04725	住院二部食堂	收益中心	食堂	是
04726	BJL食堂	收益中心	食堂	是
04727	BK餐厅	收益中心	食堂	是
04730	商务中心	收益中心	后保中心	是
04740	粮食组	成本中心	后保中心	是
04750	维修组	成本中心	后保中心	是
04760	采购组	成本中心	后保中心	是
04770	被服洗涤中心	成本中心	后保中心	是
04780	库房	成本中心	后保中心	是
04790	公杂	成本中心	后保中心	是
04800	预防保健科	成本中心	院务部	是
81000	护理部	汇总	BK医院	否
81100	护理部办公室	成本中心	护理部	是
81200	护理质量管理组	成本中心	护理部	是
81300	护理理论与技术操作培训考核组	成本中心	护理部	是
81400	护理教学与人力资源管理组	成本中心	护理部	是
81500	特护小组	成本中心	护理部	是
81600	保洁管理办公室	成本中心	护理部	是
81700	卫勤中心	成本中心	护理部	是
91000	医疗质量管理委员会	成本中心	BK医院	是

续表

责任中心代码	责任中心名称	责任中心属性	上层部门	是否为最基层单位
92000	病案管理委员会	成本中心	BK 医院	是
93000	设备管理委员会	成本中心	BK 医院	是
94000	药品管理委员会	成本中心	BK 医院	是
95000	输血管理委员会	成本中心	BK 医院	是
96000	医学伦理委员会	成本中心	BK 医院	是
97000	感染管理委员会	成本中心	BK 医院	是
98000	信息安全委员会	成本中心	BK 医院	是
99000	伦理委员会	成本中心	BK 医院	是

第三节
制定收入归属原则

根据划分的不同的中心，各种因提供医疗服务而产生的医务收入，均按照创造收入的部门分别归属，收入的归属原则应事先确定，以利计算各责任中心的损益。

收入归属的原则见第六章第二节"一、收入归集"部分内容。

第四节
确定成本分配基础及分配程序

财务部门应依成本中心的类别，采用责任会计制度分别累计各成本中心的直接费用，每月月底将各间接服务部门的成本，根据事先已协调确定的成本分配基础及分配程序分配到其他部门。当一部门的成本要被分配到接受其劳务的其他部门时，应采用何种基础，主要取决于该分配基础能否达到公平分配的要求，一般最常用来分配成本的基础是所提供的服务量及产出数额。

（一）服务部门的成本分配

1. 成本分配的目的

（1）提供经营决策。不同的决策目的，应用不同的成本概念及内容，因此制定决策时应将成本加以分配整理。

（2）为达到激励效果。通过成本分配来鼓励或抑减部门对服务部门的需求，促使资源被有效利用。

（3）提供有关损益计算及资产的衡量。正确计算各项服务成本，以利损益取决与资产衡量。

（4）价格制定。若价格的制定是以合理的成本为基础，则成本分配的目的是求得合理的成本。

2. 成本中心费用分配原则

为了计算医疗各单项服务成本，必须将服务部门成本分配至各收益中心，再由各收益中心成本分配至各单项检查或治疗服务项目。BK 医院服务部门成本分配的原则是：协调各单位议定适当的分配基础；考虑服务部门间相互服务的关系；按成本习性可分变动成本与固定成本，并个别按照适当的基础分配，可提高分配的公平性；为便于以后成本数据的比较，分配基础及分配方法一经采用不可随意变更。

3. 成本中心费用的分配方法

BK 医院成本中心的间接成本分配采用阶梯分配法，分配的次序可根据两个因素来决定：①被每一个中心服务的非收益中心的数目；②被每一个中心服务的非收益中心所接受的服务量。第一个应被分配的成本中心是受益最少而给予其他部门最多服务量的成本中心；最后一个被分配的成本中心是从其他大多数中心接受最多服务，而只是给予少数成本中心少量服务者。BK 医院的成本中心共分6层，1～5层为费用中心，第6层为收益中心，并依照顺序逐下将成本分配。

（二）成本分配基础的设定

BK 医院成本分配基础，依照下列两项准则设定。

1. 因果关系

以使用资源作为分配的依据，先确认造成资源被使用的变量。例如在分配维修人员成本时，可以把维修时数作为变量，因互有因果关系较能获得相关人员的信赖。

2. 效益关系

确认成本标的产生的受益者，成本标的的成本依所取得利益的比例分配。例如促进全院形象计划所发生的成本，可依医务收入比例作为基础分配。

BK 医院分配层级及分配基础表如表 7-5 所示。

表 7-5　BK 医院分配层级及分配基础表

分配层级	层级主要部门属性	责任中心代码	责任中心名称	分配基础
第一层	行政管理公共服务	01000	党院办公室	各收益中心医疗收入
		02100	医教部办公室	各收益中心医疗收入

续表

分配层级	层级主要部门属性	责任中心代码	责任中心名称	分配基础
第一层	行政管理公共服务	03100	党务部办公室	各收益中心医疗收入
		04100	院务部办公室	各收益中心医疗收入
		04200	车队	各部门用车公里数
		04710	后保中心办公室	各收益中心医疗收入
第二层	公共服务	02A10	信息科办公室	各收益中心医疗收入
		02E10	器材设备科办公室	各收益中心医疗收入
		04310	总务科办公室	各收益中心医疗收入
		04510	财务供应科办公室	各收益中心医疗收入
		04740	粮食组	各责任中心人数
		04750	维修组	各食堂面积
		04760	采购组	各食堂收入
		04770	被服洗涤中心	各责任中心被服洗涤点数
		04780	库房	各责任中心人数
		04790	公杂	各责任中心领用的办公用品代金券金额
		04800	预防保健科	各收益中心医疗收入
第三层	医务管理	02A20	信息科网络中心	各责任中心 IP 地址数量
		02A30	信息科图书馆	各责任中心人数
		02A40	信息科病案室	各护理单元住院床日数
		02A50	信息科电教中心	各责任中心电视终端数
		02E20	器材设备科机械维修	各责任中心机械维修件数
		02E30	器材设备科电子维修	各责任中心电子维修件数
		02E40	器材设备科库房	各责任中心领用金额 50%，领用数量 50%
		02E50	器材设备科"三气"站	各收益中心氧气收入

续表

分配层级	层级主要部门属性	责任中心代码	责任中心名称	分配基础
第三层	医务管理	02E60	器材设备科消毒供应	各责任中心领用点数
		02E70	器材设备科计量站	各责任中心计量件数
		02F10	门诊部办公室	门诊部各收益中心门诊医疗收入
		03200	组织科	各收益中心医疗收入60%,各责任中心人数40%
		03300	干部科	各责任中心人数
		03400	宣传科	各收益中心医疗收入
		03500	保卫科	各责任中心面积
		03700	家委会	各责任中心人数
		04321	通信管理	各责任中心电话终端数
		04322	卫队	各责任中心面积
		04323	消防	各责任中心面积
		04324	医疗废物	各收益中心医疗收入
		04325	自行车棚	各责任中心人数
		04326	收发室	各责任中心人数
		04327	标识标牌	各责任中心面积
		04328	监控室	各责任中心面积
		04329	保洁	各责任中心面积
		0432A	生活垃圾	各责任中心面积
		0432B	总务科值班室	各收益中心医疗收入
		04330	职工组	各责任中心人数
		04520	医疗收费组	各收益中心医疗收入
		04530	后勤保障财务组	各收益中心医疗收入
		04610	房产科办公室	各责任中心面积
		91000	医疗质量委员会	各收益中心医疗收入
		92000	病案管理委员会	各收益中心医疗收入
		93000	设备管理委员会	各收益中心医疗收入

续表

分配层级	层级主要部门属性	责任中心代码	责任中心名称	分配基础
第三层	医务管理	94000	药品管理委员会	各收益中心医疗收入
		95000	输血管理委员会	各收益中心医疗收入
		96000	医学伦理委员会	各收益中心医疗收入
		97000	感染管理委员会	各收益中心医疗收入
		98000	信息安全委员会	各收益中心医疗收入
		99000	伦理委员会	各收益中心医疗收入
第四层	医务管理护理行政	02200	医疗科	各收益中心医疗收入
		02300	教务科	各收益中心医疗收入
		02400	科研科	各收益中心医疗收入60%，各责任中心人数40%
		02500	卫生经济管理科	各收益中心医疗收入
		02600	医保办	各收益中心医保收入
		02700	质管科	各收益中心医疗收入
		02800	特诊中心	各收益中心减免收入
		02900	技能培训中心	各收益中心医疗收入
		02F30	门诊值班室（护理）	门诊部各收益中心门诊医疗收入
		02F40	住院处	各护理单元住院人次
		02F50	信息台	门诊部各收益中心门诊医疗收入
		02F70	导分诊	门诊部各收益中心门诊人次
		02F80	挂号室	各收益中心挂号人次
		02F90	门诊统计室	门诊部各收益中心门诊医疗收入
		04620	整形、眼科、皮肤门诊维修组	整形、眼科、皮肤门诊面积
		04630	住院一部维修组	住院一部大楼各责任中心面积
		04640	门诊楼维修组	各责任中心门诊占用面积
		04650	消化病医院维修组	消化病医院面积
		81100	护理部办公室	各护理单元人数
		81200	护理质量管理组	各护理单元人数

续表

分配层级	层级主要部门属性	责任中心代码	责任中心名称	分配基础
第四层	医务管理护理行政	81300	护理理论与技术操作培训考核组	各护理单元人数
		81400	护理教学与人力资源管理组	各护理单元人数
		81500	特护小组	排班表权重(医疗收入)
		81600	保洁管理办公室	各护理单元面积
		81700	卫勤中心	护理组责任中心均摊(医疗收入)
第五层	医事技术护理部门	11100	心血管内科办公室	心血管内科系医疗收入
		11400	心血管内科心导管室	心血管内科系心导管收入
		11500	心血管内科心电图室	心血管内科系心电图收入
		11600	心血管内科实验室	心血管内科系医疗收入
		11700	心血管内科一线医生组	心血管内科系使用医生时数
		12100	肾脏内科办公室	肾脏内科系医疗收入
		12500	肾脏内科临床检验室	肾脏内科系检验收入
		12600	肾脏内科一线医生组	肾脏内科系使用医生时数
		13100	血液内科办公室	直接归属血液内科
		13400	血液内科实验室	直接归属血液内科
		14100	内分泌内科办公室	内分泌科系医疗收入
		14500	内分泌内科临床检验室	内分泌内科系检验收入
		14600	内分泌内科实验室	内分泌科系医疗收入
		14700	内分泌内科药理基地	内分泌科系医疗收入

续表

分配 层级	层级主要 部门属性	责任中心 代码	责任中心名称	分配基础
第五层	医事技术 护理部门	14800	内分泌内科一线 医生组	内分泌科系使用医生时数
		15100	呼吸内科办公室	呼吸内科系医疗收入
		15600	呼吸内科肺功能 检查室	呼吸内科系肺功能检查收入
		15700	呼吸内科支气管 检查室	呼吸内科系支气管检查收入
		15800	呼吸内科过敏原 检查室	呼吸内科系过敏原检查收入
		15900	呼吸内科实验室	呼吸内科系医疗收入
		16100	临床免疫科办 公室	临床免疫科系医疗收入
		16400	临床免疫科实 验室	临床免疫科系医疗收入
		16500	临床免疫关节镜 手术室	各收益中心使用临床免疫关节镜 手术室的手术时间
		17100	神经内科办公室	神经内科系医疗收入
		17600	神经内科脑电监 测室	神经内科系脑电图收入
		17700	神经内科动态脑 电图室	神经内科系动态脑电图收入
		17900	神经内科 TCD 室	神经内科系 TCD 收入
		18100	肿瘤科办公室	肿瘤科系医疗收入
		18600	肿瘤科热疗室	肿瘤科系热疗收入
		18700	肿瘤科治疗室	肿瘤科系肿瘤治疗收入
		18800	肿瘤科实验室	肿瘤科系医疗收入
		18900	肿瘤科一线医 生组	肿瘤科系使用医生时数
		21100	肝胆外科办公室	肝胆外科系医疗收入
		21500	肝胆外科 B 超室	肝胆外科系 B 超收入
		21600	肝胆外科实验室	肝胆外科系医疗收入

续表

分配 层级	层级主要 部门属性	责任中心 代码	责任中心名称	分配基础
第五层	医事技术 护理部门	21700	肝胆外科一线医 生组	肝胆外科系使用医生时数
		23100	血管内分泌外科 办公室	血管内分泌外科系医疗收入
		23700	血管内分泌外科 一线医生组	血管内分泌外科系使用医生时数
		24100	骨科医院办公室	骨科医院系医疗收入
		24310	骨科医院关节外 科办	关节外科系医疗收入
		24410	骨科医院创伤骨 科办	创伤骨科系医疗收入
		24510	骨科医院脊柱一 科办	脊柱外科一科系医疗收入
		24610	骨科医院脊柱二 科办	脊柱外科二科系医疗收入
		24710	骨科医院肿瘤 科办	骨肿瘤科系医疗收入
		25100	烧伤与皮肤外科 办公室	烧伤外科系医疗收入
		27100	心血管外科办公室	心血管外科系医疗收入
		27800	心血管外科换 药室	心血管外科系换药收入
		28100	泌尿外科办公室	泌尿外科系医疗收入
		28700	泌外综合治疗室	泌尿外科系综合治疗收入
		28800	泌尿外科微创 中心	各收益中心使用泌尿外科微创中 心的手术时间
		28900	泌外检验室	泌尿外科系检验收入
		29100	神经外科办公室	神经外科系医疗收入
		30100	妇产科办公室	妇产科系医疗收入
		30400	妇产科B超室	妇产科系B超收入
		41100	儿科办公室	儿科系医疗收入

续表

分配层级	层级主要部门属性	责任中心代码	责任中心名称	分配基础
		41700	儿童微波治疗室	儿科系微波治疗收入
		51100	老年病科办公室	老人病科系医疗收入
		51500	老年病科技师组	老人病科系医疗收入
		51600	老年病科实验室	老人病科系医疗收入
		51700	老年病科一线医生组	老年病科系使用医生时数
		52100	麻醉科办公室	麻醉科系医疗收入
		52400	麻醉科心脏外科组库房	直接归属麻醉科心脏外科组
		52600	麻醉科神经外科组库房	直接归属麻醉科神经外科组
第五层	医事技术护理部门	52800	麻醉科消化外科组库房	直接归属麻醉科消化外科组
		53100	中医科办公室	中医科系医疗收入
		53500	中医科血流变室	中医科系血流变收入
		53600	中医科微循环室	中医科系微循环收入
		53700	中医科动脉硬化室	中医科系动脉硬化治疗收入
		53800	中医科肠镜室	中医科系肠镜收入
		53900	中医科针灸治疗室	中医科系针灸治疗收入
		54100	眼科办公室	眼科系医疗收入
		54900	眼科视野和 OCT 室	眼科系视野和 OCT 收入
		55100	耳鼻咽喉—头颈外科办公室	耳鼻咽喉科系医疗收入
		55510	治疗室窥镜组	耳鼻咽喉科系窥镜收入
		55520	治疗室听力组	耳鼻咽喉科系听力检查收入
		55530	治疗室治疗组	耳鼻咽喉科系治疗收入
		55540	治疗室睡眠监测组	耳鼻咽喉科系睡眠检查收入

续表

分配层级	层级主要部门属性	责任中心代码	责任中心名称	分配基础
第五层	医事技术护理部门	55550	治疗室基因诊断组	耳鼻咽喉科系基因诊断收入
		55600	耳鼻咽喉—头颈外科实验室	耳鼻咽喉科系医疗收入
		55700	耳鼻咽喉—头颈外科一线医生组	耳鼻咽喉科系使用医生时数
		57100	放射治疗科办公室	放射治疗科系医疗收入
		57610	放疗科加速器治疗室	放射治疗科系加速器治疗收入
		57620	放疗科 CT 定位室	放射治疗科系加速器治疗收入
		57630	放疗科伽马刀室	放射治疗科系伽马刀治疗收入
		57640	放疗科后装治疗室	放射治疗科系后装治疗收入
		57700	放射治疗科工程组	放射治疗科系放射治疗收入
		57800	放射治疗科后勤组	放射治疗科系医疗收入
		57900	放射治疗科市场组	放射治疗科系医疗收入
		58100	康复理疗科办公室	康复理疗科系医疗收入
		61100	放射诊断科办公室	各收益中心放射收入
		61200	放射诊断科门诊	各收益中心放射收入
		61300	放射诊断科 CT 室	各收益中心放射收入
		61400	放射诊断科核磁共振室	各收益中心放射收入
		61500	放射诊断科介入室	各收益中心放射收入

续表

分配层级	层级主要部门属性	责任中心代码	责任中心名称	分配基础
第五层	医事技术护理部门	62110	超声科后勤行政组	各收益中心超声收入
		62120	超声科后勤设备组	各收益中心超声收入
		62130	超声科后勤门急诊挂号组	各收益中心超声收入
		62140	超声科后勤住院挂号组	各收益中心超声收入
		62150	超声科后勤轮转组	后勤科系使用医生时数
		62210	超声科门诊腹部组	各收益中心超声收入
		62220	超声科门诊心血管组	各收益中心超声收入
		62230	超声科军人特诊组	各收益中心超声收入
		62310	超声科住院腹部组	各收益中心超声收入
		62320	超声科住院心血管组	各收益中心超声收入
		62330	超声科介入治疗组	各收益中心超声收入
		63000	核医学科	直接归属核医学科
		64100	检验科办公室	各收益中心检验收入
		64200	检验科临床检验室	各收益中心检验收入
		64300	检验科生化室	各收益中心生化检验收入
		64400	检验科免疫室	各收益中心免疫检验收入
		64500	检验科微生物室	各收益中心检验收入
		64600	检验科内分泌室	各收益中心检验收入
		64700	检验科分子生物室	各收益中心检验收入
		64800	检验科采血组	各收益中心检验收入
		64900	检验科实验室	各收益中心检验收入

续表

分配层级	层级主要部门属性	责任中心代码	责任中心名称	分配基础
第五层	医事技术护理部门	65100	病理科办公室	各收益中心病理收入
		65200	病理科组织病理组	各收益中心组织切片检查收入
		65300	病理科免疫组织化学组	各收益中心病理收入
		65400	病理科细胞病理组	各收益中心细胞学检查收入
		66100	输血科办公室	各收益中心输血收入
		66200	输血科配发血组	各收益中心输血收入
		66300	输血科采血组	各收益中心输血收入
		66400	输血科成分组	各收益中心输血收入
		66500	输血科化验组	各收益中心输血收入
		66600	输血科质控组	各收益中心输血收入
		66700	输血科实验组	各收益中心输血收入
		66800	输血科教学组	输血科系使用医生时数
		66900	输血科后勤组	各收益中心输血收入
		71110	药剂科药库	各收益中心药品收入
		71120	药剂科门诊西药房	各收益中心西药收入
		71130	药剂科门诊中药房	各收益中心中药收入
		71140	药剂科贵重针剂摆药室	各收益中心贵重针剂收入
		71150	药剂科普通针剂摆药室	各收益中心普通针剂收入
		71160	药剂科片剂摆药室	各收益中心片剂收入
		71170	药剂科特殊管理药品摆药室	各收益中心特殊管理药品收入
		71210	药剂科普通制剂室	各收益中心普通制剂收入
		71220	药剂科灭菌制剂室	各收益中心灭菌制剂收入

续表

分配层级	层级主要部门属性	责任中心代码	责任中心名称	分配基础
第五层	医事技术护理部门	71230	药剂科中药制剂室	各收益中心中药制剂收入
		71240	药剂科检验室	各收益中心药品收入
		71250	药剂科自制制剂库房	各收益中心自制制剂收入
		71310	药剂科药动力学研究分析室	各收益中心药品收入
		71320	药剂科中药化学室	各收益中心中药收入
		71330	药剂科临床药师办公室	各收益中心药品收入
		71340	药剂科临床药理研究室	各收益中心药品收入
		71350	药剂科新药新制剂研发室	各收益中心新药新制剂收入
		71360	药剂科药理一室	各收益中心药品收入
		71370	药剂科治疗药物监测室	各收益中心药品收入
		71410	药剂科办公室	各收益中心药品收入
		71420	药剂科档案室	各收益中心药品收入
		71430	药剂科资料室	各收益中心药品收入
		71440	药剂科维修室	各收益中心药品收入
		82100	心血管内科一病区护理单元	各收益中心占用心脏内科一病区病床出院人次20%,住院人日80%
		82200	心血管内科二病区护理单元	各收益中心占用心脏内科二病区病床出院人次20%,住院人日80%
		82300	心血管内科三病区护理单元	各收益中心占用心脏内科三病区病床出院人次20%,住院人日80%
		82400	心血管内科监护室护理单元	各收益中心占用心脏内科监护室病床出院人次20%,住院人日80%

分配层级	层级主要部门属性	责任中心代码	责任中心名称	分配基础
第五层	医事技术护理部门	83000	肾脏内科护理单元	各收益中心占用肾脏内科病区病床出院人次20%,住院人日80%
		84100	血液内科一病区护理单元	各收益中心占用血液内科一病区病床出院人次20%,住院人日80%
		84200	血液内科二病区护理单元	各收益中心占用血液内科二病区病床出院人次20%,住院人日80%
		84300	血液内科层流室护理单元	各收益中心占用血液内科层流室病床出院人次20%,住院人日80%
		85000	内分泌科护理单元	各收益中心占用内分泌科病区病床出院人次20%,住院人日80%
		86100	呼吸内科一病区护理单元	各收益中心占用呼吸内科一病区病床出院人次20%,住院人日80%
		86200	呼吸内科二病区护理单元	各收益中心占用呼吸内科二病区病床出院人次20%,住院人日80%
		86300	呼吸内科监护室护理单元	各收益中心占用呼吸重症监护病区病床出院人次20%,住院人日80%
		87000	临床免疫科护理单元	各收益中心占用临床免疫科病区病床出院人次20%,住院人日80%
		88100	神经内科一病区护理单元	各收益中心占用神经内科一病区病床出院人次20%,住院人日80%
		88200	神经内科二病区护理单元	各收益中心占用神经内科二病区病床出院人次20%,住院人日80%
		89000	肿瘤科护理单元	各收益中心占用肿瘤科病区病床出院人次20%,住院人日80%

续表

分配层级	层级主要部门属性	责任中心代码	责任中心名称	分配基础
		02B00	实验外科	各收益中心医疗收入
		02C00	感染管理科	各收益中心医疗收入
		02D00	营养科	各护理单元床位数
		02FA0	封闭室	各收益中心封闭收入
		02FB0	心内诊区	心血管内科系门诊人次
		02FC0	肾内、外诊区	肾内、外科系门诊人次
		02FD0	神内诊区	神经内科系门诊人次
		02FE0	普外诊区	外科系门诊人次
		02FF0	骨科诊区	骨科系门诊人次
		02FG0	综合内科诊区	内科系门诊人次
		02FH0	妇产诊区	妇产科系门诊人次
		02FI0	中医免疫诊区	中医免疫科系门诊人次
		02FJ0	耳科诊区	耳鼻咽喉科系门诊人次
第五层	医事技术护理部门	02FK0	儿科诊区	儿科系门诊人次
		02FL0	眼科诊区	眼科门诊人次
		02FM0	皮肤诊区	直接皮肤科门诊人次
		02FN0	整形诊区	整形科门诊人次
		02G00	内科学教研室	内科系医疗收入
		02H00	外科学教研室	外科系医疗收入
		15A00	呼吸内科一线医生组	呼吸内科系使用医生时数
		17A00	神经内科肌电图室	神经内科系肌电图收入
		17B00	神经内科脑脊液室	神经内科系脑脊液检验收入
		17C00	神经内科心理组	神经内科系心理收入
		17D00	神经内科实验室	神经内科系医疗收入
		17E00	神经内科教研室	神经内科系医疗收入
		17F00	神经内科一线医生组	神经内科系使用医生时数

续表

分配 层级	层级主要 部门属性	责任中心 代码	责任中心名称	分配基础
第五层	医事技术 护理部门	24A00	骨科医院换药室	骨科医院系住院换药收入
		24C00	骨科医院实验室	骨科医院系医疗收入
		24E00	骨科医院一线医 师组	骨科医院系使用医生时数
		25B00	烧伤与皮肤外科 实验室	烧伤外科系医疗收入
		25C00	烧伤与皮肤外科 手术室	各收益中心使用烧伤外科手术室 的手术时间
		25D00	烧伤与皮肤外科 监护室	各收益中心占用烧伤外科系监护室 病床出院人次20%,住院人日80%
		25E00	烧伤外科一线医 生组	烧伤外科系使用医生时数
		25F00	烧伤与皮肤外科 教学组	烧伤外科系使用医生时数
		27B00	心血管外科实 验室	心血管外科系医疗收入
		29E00	神经外科实验室	神经外科系医疗收入
		29F00	神经外科编辑部	神经外科系医疗收入
		29G00	神经外科一线医 生组	神经外科系使用医生时数
		41F00	儿科临床药理 基地	儿科系医疗收入
		41G00	儿科病毒研究室	儿科系医疗收入
		52A00	麻醉科骨科组 库房	直接归属麻醉科骨科组
		52C00	麻醉科住院一部 库房	直接归属麻醉科住院一部
		52E00	麻醉科住院三部 库房	直接归属麻醉科三病区
		52F00	麻醉科实验室	麻醉科系医疗收入
		52G00	麻醉科术后恢 复室	麻醉科系麻醉人次

续表

分配层级	层级主要部门属性	责任中心代码	责任中心名称	分配基础
		52I00	麻醉科一线医生组	麻醉科系使用医生时数
		53A00	中医科中药煎药室	中医科系中草药收入
		53B00	中医科教研室	中医科系医疗收入
		53C00	中医科实验室	中医科系医疗收入
		54B10	眼科门诊护理单元	眼科系门诊人次
		54B20	眼科治疗室	眼科系治疗收入
		54B30	小儿眼科治疗室	眼科系小儿治疗收入
		54B40	早产儿视网膜筛查室	眼科系早产儿视网膜筛查收入
		54B50	眼科激光室	眼科系激光治疗收入
第五层	医事技术护理部门	54B60	眼科准分子激光室	眼科系准分子激光治疗收入
		54C00	眼科实验室	眼科系医疗收入
		57A00	放射治疗科一线医生组	放射治疗科系使用医生时数
		5B100	心身科办公室	心身科系医疗收入
		5B500	心身科检查室	心身科门诊检查收入
		5B600	心身科实验室	心身科系医疗收入
		5C100	消化病医院办公室	消化病医院系医疗收入
		5C260	消化病医院肛肠治疗室	消化病医院系肝肠治疗收入
		5C280	消化外科实验室	消化外科系医疗收入
		5C290	消化外科一线医生组	消化外科系使用医生时数
		5C390	消化病理科	消化病医院系病理收入
		5C3A0	消化内科实验室	消化内科系医疗收入

续表

分配层级	层级主要部门属性	责任中心代码	责任中心名称	分配基础
第五层	医事技术护理部门	5C3B0	消化内科一线医生组	消化内科系使用医生时数
		64A00	检验科洗消组	各收益中心检验收入
		64B00	检验科轮转组	检验科系使用医生时数
		66A00	输血科信息组	各收益中心输血收入
		711B0	药剂科静脉配置中心	各收益中心静脉配置包数量
		711C0	药剂科消化医院药房	消化医院各收益中心药品收入
		711D0	药剂科为军服务药房	各收益中心军免收入
		711E0	药剂科专科药房	整形、眼科、皮肤门诊收入
		88300	神经内科三病区护理单元	各收益中心占用神经内科三病区病床出院人次20%,住院人日80%
		88400	神经内科监护室护理单元	各收益中心占用神经内科监护室病床出院人次20%,住院人日80%
		88500	神内脑电监测护理单元	各收益中心占用神内脑电监测病床出院人次20%,住院人日80%
		8A100	肝胆外科一病区护理单元	各收益中心占用肝胆外科一病区病床出院人次20%,住院人日80%
		8A200	肝胆外科二病区护理单元	各收益中心占用肝胆外科二病区病床出院人次20%,住院人日80%
		8B000	移植中心护理单元	各收益中心占用移植中心病床出院人次20%,住院人日80%
		8C000	血管内分泌外科护理单元	各收益中心占用血管内分泌外科病区病床出院人次20%,住院人日80%
		8D100	骨科手术室护理单元	各收益中心使用骨科手术室的手术时间

续表

分配层级	层级主要部门属性	责任中心代码	责任中心名称	分配基础
第五层	医事技术护理部门	8D200	骨科医院关节外科护理	各收益中心占用骨科医院关节外科病床出院人次20%，住院人日80%
		8D300	骨科医院创伤骨科护理	各收益中心占用骨科医院创伤骨科病床出院人次20%，住院人日80%
		8D400	骨科医院脊柱一科护理	各收益中心占用骨科医院脊柱一科病床出院人次20%，住院人日80%
		8D500	骨科医院脊柱二科护理	各收益中心占用骨科医院脊柱二科病床出院人次20%，住院人日80%
		8D600	骨科医院肿瘤科护理	各收益中心占用骨科医院肿瘤科病床出院人次20%，住院人日80%
		8E100	烧伤与皮肤外一区护理	各收益中心占用烧伤与皮肤外科一病区病床出院人次20%，住院人日80%
		8E200	烧伤与皮肤外二区护理	各收益中心占用烧伤与皮肤外科二病区病床出院人次20%，住院人日80%
		8E300	烧伤与皮肤外重症护理	各收益中心占用烧伤与皮肤外科重症监护室病床出院人次20%，住院人日80%
		8E400	烧伤与皮肤外手护理	各收益中心使用烧伤科手术室的手术时间
		8F100	心血管外科一病区护理单元	各收益中心占用心血管外科一病区病床出院人次20%，住院人日80%
		8F200	心血管外科二病区护理单元	各收益中心占用心血管外科二病区病床出院人次20%，住院人日80%
		8F300	心血管外科三病区护理单元	各收益中心占用心血管外科三病区病床出院人次20%，住院人日80%

续表

分配层级	层级主要部门属性	责任中心代码	责任中心名称	分配基础
第五层	医事技术护理部门	8F400	心血管外科手术室	各收益中心使用心血管外科手术室的手术时间
		8F500	心血管外科监护室护理单元	各收益中心占用心血管外科监护室病床出院人次20%,住院人日80%
		8G100	泌外一病区护理单元	各收益中心占用泌尿外科一病区病床出院人次20%,住院人日80%
		8G200	泌外二病区护理单元	各收益中心占用泌尿外科二病区病床出院人次20%,住院人日80%
		8G300	泌外微创中心护理单元	各收益中心使用泌外微创中心的手术时间
		8G400	泌外科门诊护理单元	泌尿外科各收益中心门诊人次
		8H100	神经外科一病区护理单元	各收益中心占用神经外科一病区病床出院人次20%,住院人日80%
		8H200	神经外科二病区护理单元	各收益中心占用神经外科二病区病床出院人次20%,住院人日80%
		8H300	神经外科三病区护理单元	各收益中心占用神经外科三病区病床出院人次20%,住院人日80%
		8H400	神经外科监护室护理单元	各收益中心占用神经外科监护病区出院人次20%,住院人日80%
		8H500	神经外科手术室护理单元	各收益中心使用神经外科手术室的手术时间
		8I100	产科护理单元	各收益中心占用产科病床出院人次20%,住院人日80%
		8I200	妇科护理单元	各收益中心占用妇科病床出院人次20%,住院人日80%
		8I300	产婴房护理单元	各收益中心占用产婴房病床出院人次20%,住院人日80%

分配层级	层级主要部门属性	责任中心代码	责任中心名称	分配基础
第五层	医事技术护理部门	8I400	妇产科门诊护理单元	妇产科系门诊人次
		8J100	儿科门诊护理单元	儿科系门诊人次
		8J200	儿科一科护理单元	各收益中心占用儿科一科病床出院人次20%，住院人日80%
		8J300	儿科二科护理单元	各收益中心占用儿科二科病床出院人次20%，住院人日80%
		8J400	儿科监护室护理单元	各收益中心占用儿科监护室病床出院人次20%，住院人日80%
		8J500	新生儿护理单元	各收益中心占用新生儿护理组病床出院人次20%，住院人日80%
		8K100	老年病科一病区护理单元	各收益中心占用老年病科一病区病床出院人次20%，住院人日80%
		8K200	老年病科二病区护理单元	各收益中心占用老年病科二病区病床出院人次20%，住院人日80%
		8L000	麻醉科监护室护理单元	直接归属麻醉科重症病房
		8M000	中医科护理单元	各收益中心占用中医科病床出院人次20%，住院人日80%
		8N100	眼科一病区护理单元	各收益中心占用眼科一病区病床出院人次20%，住院人日80%
		8N200	眼科二病区护理单元	各收益中心占用眼科二病区病床出院人次20%，住院人日80%
		8N300	眼科手术室护理单元	各收益中心使用眼科手术室的手术时间
		8O100	耳鼻咽喉—头颈外科一病区护理单元	各收益中心占用耳鼻咽喉科一病区病床出院人次20%，住院人日80%
		8O200	耳鼻咽喉—头颈外科二病区护理单元	各收益中心占用耳鼻咽喉科二病区病床出院人次20%，住院人日80%

续表

分配层级	层级主要部门属性	责任中心代码	责任中心名称	分配基础
第五层	医事技术护理部门	8O300	耳鼻咽喉—头颈外科手术室护理单元	各收益中心使用耳鼻咽喉科手术室的手术时间
		8P000	放射治疗科护理单元	各收益中心占用放射治疗科病床出院人次20%,住院人日80%
		8Q000	急诊科护理单元	各收益中心占用急诊科病床出院人次20%,住院人日80%
		8R100	心身科一病区护理单元	各收益中心占用心身科一病区病床出院人次20%,住院人日80%
		8R200	心身科二病区护理单元	各收益中心占用心身科二病区病床出院人次20%,住院人日80%
		8S000	门诊手术室	各收益中心使用门诊手术室的手术时间
		8T000	外科手术室	各收益中心使用外科手术室的手术时间
		8U110	消化急诊护理单元	消化病医院系急诊收入50%,急诊人次50%
		8U120	消化门诊护理单元	消化病医院系门诊人次
		8U200	消化监护室护理单元	各收益中心占用消化监护室病床出院人次20%,住院人日80%
		8U300	消化一病区护理单元	各收益中心占用消化一病区病床出院人次20%,住院人日80%
		8U400	消化二病区护理单元	各收益中心占用消化二病区病床出院人次20%,住院人日80%
		8U500	消化三病区护理单元	各收益中心占用消化三病区病床出院人次20%,住院人日80%
		8U600	消化四病区护理单元	各收益中心占用消化四病区病床出院人次20%,住院人日80%
		8U700	消化五病区护理单元	各收益中心占用消化五病区病床出院人次20%,住院人日80%
		8U800	消化六病区护理单元	各收益中心占用消化六病区病床出院人次20%,住院人日80%

续表

分配层级	层级主要部门属性	责任中心代码	责任中心名称	分配基础
第五层	医事技术护理部门	8U900	消化七病区护理单元	各收益中心占用消化七病区病床出院人次20%，住院人日80%
		8UA00	消化八病区护理单元	各收益中心占用消化八病区病床出院人次20%，住院人日80%
		8UB00	消化九病区护理单元	各收益中心占用消化九病区病床出院人次20%，住院人日80%
		8UC00	消化十病区护理单元	各收益中心占用消化十病区病床出院人次20%，住院人日80%
		8UD00	消化手术室护理单元	依照各收益中心使用消化手术室的手术时间分配
		8V000	康复理疗科护理单元	各收益中心占用康复理疗病区病床出院人次20%，住院人日80%

（三）成本计算

依照成本的追溯性可将其分为直接成本和间接成本，直接成本包含人事成本、财产设备折旧、药品成本、卫生材料及物品费用、维修费用五类，按实际发生的费用直接归属至各成本中心。间接成本将间接费用采用五层次分配，且分配方式是同层次内各成本中心不互相分配，而分配后该成本中心即予消灭，不再接受其他成本中心的分配。

1. 人事成本

（1）人事成本应以直接归属各成本中心为原则，如有部分人员身兼数职，有跨部门服务的情况，人事成本即是依照个人本职或兼职于各部门工作时间的百分比，乘以个人人事成本总额后归属至相关成本中心。而工作时间百分比的认定需经由个人衡量及相关单位主管同意核章后方为确认。

（2）用人成本应以人员类别入账，BK 医院人员类别分类如下：

①副主任医师以上。

②主治医师。

③住院医师。

④护理人员（护师、护士等）。

⑤医技人员（放射技师、检验师、康复理疗师、药剂师等）。

⑥行政人员。

⑦后勤人员。

⑧其他人员。

（3）人事成本包含基本工资、奖金等。

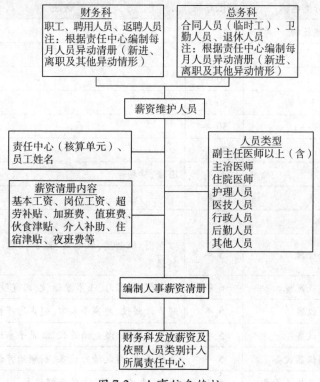

图 7-2　人事信息维护

2. 财产设备折旧

（1）管理档内容应包括：成本中心、会计科目、财产编号、名称、取得成本、购买日期、使用年限、每月折旧费、目前账面值、累计折旧等。

（2）财产应依财产性质分类编号，以利管理。

（3）各项财产、仪器设备的账面价值依行政院财物标准分类折旧年限，以直线法按月计算折旧，归入各成本中心。

（4）财产若由数个使用单位共同使用，则以分配百分比计入。

房屋折旧：BK 医院房屋折旧是依据国有企业固定资产试行条例及其实施细则规定。建筑物固定资产按平均年限法计算，计算公式、折旧年限说明如下：

$$固定资产年折旧率 = \frac{1 - 残值率}{规定的折旧年限}$$

$$固定资产年折旧额 = 固定资产原值 \times 年折旧率$$

$$残值率 = 5\%$$

房屋及建筑物分类的折旧年限依照建筑结构以及用房种类区分，如表 7-6 所示。

表 7-6　医院固定资产折旧年限表

设备分类名称	折旧年限	备注
一、房屋及建筑物		
1. 业务用房		
钢结构	50 年	
钢筋混凝土结构	50 年	
砖混结构	30 年	
砖木结构	30 年	
2. 简易房	8 年	围墙、货场等
3. 其他建筑物	8 年	
二、专用设备		
1. 医用电子仪器	5 年	心电图、脑电图、肌电图、监护仪器、除颤仪、起搏器等
2. 光学仪器及窥镜	6 年	验光仪、裂隙灯、手术显微镜、内窥镜等
3. 医用超声仪器	6 年	超声诊断仪、超声手术刀、超声治疗机等
4. 激光仪器设备	5 年	激光诊断仪、激光治疗仪、激光手术设备等
5. 医用高频仪器设备	5 年	高频手术、微波治疗设备、射频治疗设备等
6. 物理治疗及体疗设备	5 年	电疗、光疗、理疗、生物反馈仪等
7. 高压氧舱	6 年	
8. 中医仪器设备	5 年	脉象仪、舌色相仪、经络仪、穴位治疗机、电针治疗仪等
9. 医用磁共振设备	6 年	泵磁性、常导型、超导型等
10. 医用 X 线设备	6 年	X 射线诊断、治疗设备、CT、造影机、数字减影机、X 光等
11. 高能射线设备	8 年	医用加速器、放射治疗模拟机等
12. 医用核素设备	6 年	核素扫描仪、SPECT、钴 60 机、PET 等
13. 临床检验分析仪器	5 年	电泳仪、鱼谱仪、生化分析仪、血氧分析仪、蛋白测定仪、肌酐测定仪、酶标仪等
14. 体外循环设备	5 年	人工心肺机、透析机等
15. 手术急救设备	5 年	手术床、麻醉机、呼吸机、吸引器等
16. 口腔设备	6 年	牙钻、综合治疗台等
17. 病房护理设备	5 年	病床、推车、婴儿暖箱、通信设备、供氧设备等

续表

设备分类名称	折旧年限	备注
18.消毒设备	6年	各类消毒器、灭菌器等
19.其他	5年	以上未包括的医药专用设备等
三、一般设备		
1.家具用具及其他类	5年	
2.交通运输设备	10年	
3.电子产品及通信设备	5年	彩电、摄像机、服务器、计算机、电话、传真等
4.电气设备	5年	发电机、冰箱、空调、洗衣机等
5.通用设备	10年	锅炉、电梯、空调机组、冷藏柜等
四、其他固定资产		
1.仪器仪表及量具	5年	电表、万能表、显微镜等
2.其他		以上未包括的其他固定资产

3.药品成本

(1)计价药品:依各成本中心药品收入×(1-加价比例)×开单数量计算,归入各开单成本中心。(注:药品零加成后,加价比例为0)。

(2)不计价药品:依各成本中心药品单价×领用数量归入各成本中心。

4.卫生材料及物品费用

(1)非库备品:各成本中心先填送请购单,请领时将成本计入请购的成本中心。

(2)不计价库备品:依各成本中心材料单价×领用数量计入各成本中心。

(3)计价库品:依各成本中心材料收入×(1-加价比例)×开单数量计入各执行成本中心。

(4)材料应依材料类别及性质分类编号,以利管理。

5.维修维护费用

各成本中心所属的仪器设备,其维修维护费用依实际发生的费用归属,无法直接归属的部分,如公共设备的维护等归入房产科,按各单位的使用面积分配。

第五节
建立人事成本、面积丈量与设备的作业数据

人事成本应以直接归属为原则,为使人力得到充分运用而有跨部门服务的情况,应事先依工作时间比例建档,为人事成本分配归属提供依据。

事先需通过丈量或依建筑图面计算建立各部门的实际使用面积,并进行存档,以便日后由各个部门进行成本分配。

设备费用,系指折旧费,原则上应依设备的使用部门直接归属,间接服务部门的折旧费用,也并入该部门成本后一次摊出,不另外单独分配。

(一)人员归属责任中心表及填写说明案例(以 BK 医院为例)

人员归属责任中心表如表 7-7、表 7-8 所示。

表 7-7　人员归属责任中心表 1

序号	内容
1	设定责任中心的目的是帮助科主任衡量下属各个单位的运营绩效
2	为收集科内所制定的责任中心收入及成本,科内每个人员都要归属至一个责任中心,因为收入及成本的数据大多数是依照人员来汇集的(例如人员薪资)
3	人员如有轮转的情形则应设立一个责任中心,将轮转人员合并归属到设立的责任中心(如住院医师会在各病区轮转,则设立一个教学组,将住院医师归属到教学组,最后教学组再依照各病区使用住院医师的时间,合理将住院医师薪资成本分配到各病区)
4	如有人员在科内长期固定跨两个责任中心工作,请在人员归属责任中心表中备注时间比例(该人员编制归属应以工作时间较长的责任中心单元为主)

表 7-8　人员归属责任中心表 2

责任中心		人员		备注
责任中心名称	责任中心属性	姓名	人员类别(医师、护理、技术员、行政人员、其他)	

(二)人事变动作业流程参考案例(以 BK 医院为例)

人员与分科(组)信息变动的数据传递流程是为了促进 BK 医院内各独立信息系统中人员信息的一致性,并且修正目前某些系统数据滞后的问题。因人员与分科(组)信息会直接影响分科(组)收入成本计算及奖金分配的正确性,各分科(组)需密切配合,严格按此流程作业。各流程可利用人力资源管理系统进行分科(组)之间的资料传递,传递时间以该系统记录时间为准。人事部门是唯一的信息出口,任何分科(组)做了资料变更,均需通知人事部门,由人事部门对外统一发布变更后的信息;发生了变更事项的,人事部门在人力资源管理系统中进行相应的处理,并将变更后的信息传递至相应分科(组)。新进员工号编制与简易资料通知情况如表7-9、表7-10所示。

表7-9 新进人员工号编制与简易资料通知1

单位负责人员	工作内容	完成期限
人事部门××××	将新进人员工号编制/返聘人员通报表传至信息科	新增人员到职日7天前
信息科×××	先依人员类型(在编、合同、退休、研究生、进修生、博士后等)编制工号,补填于新进人员工号编制表单后,发送至人事部门、人员所属分科(班组)、中心办、保卫科、物流科、医务处、工会、图书馆、保健科	收件后24小时内
人事部门×××	将信息科提供的工号录入人力资源管理系统	收件后24小时内
人员所属分科(组)科秘书××××	打印新进人员工号编制/返聘人员通报表,经科主任签名后,交回人事部门	收件后48小时内
院办×××		
医务处×××	另行通知信息科是否开放该人员处方权	
保卫科×××		
物流科×××		
工会×××		
图书馆×××		
保健科×××		

说明:长学制(学制大于4年的本科教育)学生、研究生、进修生与培训医师由科教处负责(本科生无须编制员工工号),其他人员统一由人事处管理。

考虑到个人隐私问题,新进人员的完整资料仅发与业务需要的分科(组)。

表7-10 新进人员工号编制与简易资料通知2

单位负责人员	工作内容	完成期限
人事部门×××	1.于人事系统/教学管理系统建立完整的人员档案 2.将人员新增单同步发送至财务处、发展办、信息科、医务处、党办	新增人员到职日4天前

单位负责人员	工作内容	完成期限
财务处×××	于工资系统与奖金系统中完成人员数据更新	发工资前完成
发展办×××	于成本核算系统中完成人员数据更新	每月月底前完成
信息科×××	将所有人员通信信息录入 HIS 系统,并且开放相应权限	收件后 72 小时完成
党办×××	依据原规定办理	依据原规定办理

说明:

1. 请先完成新进人员工号编制。

2. 若遇新增大批人员的情况,请提早进行以上流程,以免延误其他分科(组)进度。

3. 长学制学生、研究生、进修生与培训医师由科教处负责(本科生无须编制员工工号),其他人员统一由人事处管理。

人员异动资料传递,"异动"包含核算单元/主诊教授组的调整、岗位/职称/行政职务的改变、人员类型的转换(如合同制转为在编)、工号的修正等。人员异动资料传递情况如表 7-11 所示。

表 7-11　人员异动资料传递

流程	单位负责人员	工作内容	完成期限
1	人员最新所在分科(组)科秘书 ×××	1. 人员发生以下资料异动时主动进行通报:核算单元/主诊教授组的调整、科内岗位的异动、更改姓名 2. 由各科科秘书在人员异动单上填写人员工号、姓名及其他异动资料后递交人事处或科教处	异动日期前 7 天
2	人事部门×××	1. 人员发生以下资料异动时主动进行通报:核算单元/主诊教授组的调整、岗位/职称/行政职务的改变、人员类型的转换(如合同制转为在编)等 2. 于人事系统或教学管理系统变更人员档案,将人员异动单传至信息科	异动日期前 6 天
	信息科×××	视资料判断是否需要调整人员的工号,若需要调整,补填于人员异动单后,传至人事处/科教处、异动人员最新所在分科(组)、发展办、财务处、中心办、保卫科、物流科、图书馆	收件后 24 小时内

续表

流程	单位负责人员	工作内容	完成期限
3	人事部门×××	若工号有异动,于人事系统或教学管理系统进行修改	收件后48小时内
	人员最新所在分科(班组)科秘书×××	打印人员异动单,科主任签名后,交回人事处/科教处	收件后48小时内
	财务处×××	于工资系统与奖金系统中完成人员数据更新	发工资前完成
	发展办×××	于成本核算系统中完成人员数据更新	每月月底前完成
	院办×××	依据原规定办理	依据原规定办理
	医务处×××	依据原规定办理	依据原规定办理
	保健科×××	依据原规定办理	依据原规定办理
	保卫科×××	依据原规定办理	依据原规定办理
	物流科×××	依据原规定办理	依据原规定办理
	图书馆×××	依据原规定办理	依据原规定办理

说明:

1. 若遇大批人员异动的情况,请提早进行以上流程,以免延误其他分科(组)进度。

2. 长学制学生、研究生与进修生由科教处负责(本科生无须编制员工工号),其他人员统一由人事处管理。

3. 不同类型的资料由不同分科(组)发动通报机制,具体规则如下:

(1)人员最新所属分科(组)负责发起通报核算单元的调整、主诊教授组的变更、轮科、调科、科内岗位的改变、更改姓名等信息。

(2)人事处负责发起通报职类、职称、行政职务的改变等信息。

(3)科教处负责发起通报长学制学生、研究生与进修生轮科、调科、岗位的改变等信息。

人员离职情况如表 7-12 所示。

表 7-12　人员离职表

流程	单位负责人员	工作内容	完成期限
1	人员所属分科（组）×	由各科考勤员提交人员离职清册递交人事处或科教处	离职日期前 7 天
2	人事部门×××	审批人员离职清册后，于人事系统或教学管理系统更改人员档案，并将人员离职清册传至信息科	收件后 24 小时内
3	信息科×××	依据原规定办理	离职日后 24 小时内
4	财务处×××	于工资系统与奖金系统中完成人员数据更新	发工资前完成
	发展办×××	于成本核算系统中完成人员数据更新	每月月底前完成
	院办×××	依据原规定办理	依据原规定办理
	保卫科×××	依据原规定办理	依据原规定办理
	物流科×××	依据原规定办理	依据原规定办理
	工会×××	依据原规定办理	依据原规定办理
	图书馆×××	依据原规定办理	依据原规定办理
	医务处×××	依据原规定办理	依据原规定办理
	设备科×××	依据原规定办理	依据原规定办理
	保健科×××	依据原规定办理	依据原规定办理
	党办×××	依据原规定办理	依据原规定办理

说明：

1. 若遇大批人员异动的情况，请提早进行以上流程，以免延误其他分科（组）进度。

2. 长学制学生、研究生与进修生由科教处负责（本科生无须编制员工工号），其他人员统一由人事处管理。

分科(组)异动情况如表7-13所示。

表7-13　分科(组)异动

流程	单位负责人员	工作内容	完成期限
1	党办×× ×	1.将分科(组)/核算单元/主诊教授组异动表传送人事处、科教处、财务处、中心办、信息科、发展办、设备科、物流科 2.将异动结果公告全院分科(组)	分科(组)正式运行10天前
2	人事部门×× ×	于人事系统内新增或修改分科(组)	收件后72小时内
		于教学管理系统内新增或修改分科(组)	收件后72小时内
	财务处×× ×	于薪资管理系统内新增或修改分科(组)	收件后72小时内
	医务处×× ×	依据原规定办理	依据原规定办理
	院办×× ×	依据原规定办理	依据原规定办理
	信息科×× ×	于HIS系统内新增或修改分科(组)	收件后72小时内
	发展办×× ×	于成本核算系统内新增或修改分科(组)	收件后72小时内
	设备科×× ×	于HIBOS系统内修改资料	收件后72小时内
	物流科×× ×	于HIBOS系统内修改资料	收件后72小时内

核算单元异动情况如表7-14所示。

表7-14　核算单元异动

流程	单位负责人员	工作内容	完成期限
1	分科(组)科秘书×× ×	将分科(组)/核算单元/主诊教授组异动表传送至发展办	异动前5天
2	发展办×× ×	1.将分科(组)/核算单元异动表传送人事处、科教处、财务处、中心办、信息科、发展办、设备科、物流科,并公告全院分科(组) 2.将异动结果公告全院分科(组)	异动前4天

续表

流程	单位负责人员	工作内容	完成期限
3	人事部门××	于人事系统内新增或修改分科(组)	收件后 72 小时内
	人事部门×××	于教学管理系统内新增或修改分科(组)	收件后 72 小时内
	财务处×××	于薪资管理系统内新增或修改分科(组)	收件后 72 小时内
	信息科×××	于 HIS 系统内新增或修改分科(组)	收件后 72 小时内
	设备科×××	于 HIBOS 系统内修改资料	收件后 72 小时内
	物流科×××	于 HIBOS 系统内修改资料	收件后 72 小时内

说明:依目的可由不同分科(班组)发动通报机制,具体规则如下:
(1)分科(班组)应根据实际状况发起通报。
(2)发展办应根据核算需求发起通报。

主诊教授异动情况如表7-15所示。

表 7-15　主诊教授异动

流程	单位负责人员	工作内容	完成期限
1	分科(组)科秘书×××	将分科(组)/核算单元/主诊教授组异动表传送至发展办	异动前 5 天
2	发展办×××	1.将分科(组)/核算单元/主诊教授组异动表传送科教处、财务处、中心办、信息科、发展办、设备科、物流科,并公告全院分科(组) 2.将异动结果公告全院分科(组)	异动前 4 天
3	人事部门×××	于教学管理系统内新增或修改分科(组)	收件后 72 小时内
	财务处×××	于薪资管理系统内新增或修改分科(组)	收件后 72 小时内
	信息科×××	于 HIS 系统内新增或修改分科(组)	收件后 72 小时内
	设备科×××	于 HIBOS 系统内修改资料	收件后 72 小时内
	物流科×××	于 HIBOS 系统内修改资料	收件后 72 小时内

新进人员情况如表7-16所示。

表7-16　新进人员工号编制/返聘人员通报表

项目	姓名	人员类型	性别	部门	到职日期	工号
□新进□返聘						
□新进□返聘						
□新进□返聘						

说明：

1. 人员类型包含B—在编，H—合同，T—退休，Y—研究生，J—进修生，H—博士后。

2. 工号由信息科填写，编码方式依照信息科规定。

3. 人事处/科教处请于人员到职日7天前将本表送至信息科，信息科请于收件后24小时内编列工号并将报表反馈给人事处/科教处、人员所属分科(组)、中心办、医务处、保卫科、物流科、工会、图书馆、保健科。

4. 人员所属分科(组)科秘书须于收件后48小时内打印纸本，经科主任签名后交回人事处/科教处留存。

人员新增单如表7-17所示。

表7-17　人员新增单

到职资料									个人基本资料				
姓名	人员类型	分科(组)部门	核算单元/主诊教授组	职务	职称	岗位	到职日	工号	性别	生日	身份证号	学历	手机号码

说明：

1. 人员类型包含B—在编，H—合同，T—退休，Y—研究生，J—进修生，H—博士后。

2. 人员类型为研究生、进修生与博士后者，免填职务、职称、岗位。

3. 岗位填写规则为"职类—岗位级别"，例如医师—主诊教授、护理—病区高级责任护士，详情请参见后续绩效方案公告。

4. 人事处/科教处请于人员到职日4天前将本表送至财务处、发展办、信息科、党办。

人员异动单如表7-18所示。

表7-18 人员异动单

基本资料		异动后资料							生效日	异动后工号
工号	姓名	姓名	人员类型	分科(组)	核算单元/主诊教授组	职务	职称	岗位		

说明：

1. 异动后资料区块,仅需填写有发生变化的资料。

2. 人员类型包含 B—在编,H—合同,T—退休,Y—研究生,J—进修生,H—博士后。

3. 岗位填写规则为"职类—岗位级别",例如医师—主诊教授、护理—病区高级责任护士,详情请参见后续绩效方案公告。

4. 异动后工号由信息科填写。

5. 按不同异动资料,由不同分科(组)发起通报。

(1)人员最新所属分科(组)负责发起通报核算单元的调整、主诊教授组的变更、轮科、调科、科内岗位的改变、更改姓名。

(2)人事处负责发起通报职类、职称、行政职务的改变。

(3)科教处负责发起通报长学制学生、研究生与进修生轮科、调科、岗位的改变。

6. 人员最新所在分科(组)科秘书请于异动日期前一周通报人事处/科教处,人事处/科教处请于异动日期前6天将本表送至信息科(工号的变更),信息科请于收件后24小时内将报表反馈给人事处/科教处、最新所在分科(组)、财务处、发展办、中心办、医务处、保卫科、物流科、工会、图书馆、保健科。

人员离职清册情况如表7-19所示。

表7-19 人员离职清册

原工号	姓名	人员类型	部门	离职日期	离职后工号

说明：

1. 人员类型包含 B—在编,H—合同,T—退休,Y—研究生,J—进修生,H—博士后。

2. 离职后工号由信息科填写,编码方式请参见信息科之"防治中心人员工号编码原则"。

3. 人员所属分科(组)请于离职日前一周提交本表至人事处/科教处,人事处/科教处请于收件后24小时内将本表送至信息科,信息科请于收件后24小时发送财务处、发展办、中心办、保卫科、物流科、工会、图书馆、医务处、设备科、保健科、党办。

分科(组)/核算单元/主诊教授组异动表如7-20所示。

表7-20　分科(组)/核算单元/主诊教授组异动表

项目	原分科(组)/核算单元/主诊教授组名称	新分科(组)/核算单元/主诊教授组名称	生效日期
□新增□取消□异动			

说明：

1. 分科(组)异动：党办请于生效日期10天前将本表传至人事处、科教处、财务处、医务处、中心办、信息科、发展办、设备科、物流科。

2. 核算单元异动：分科(组)请于生效日前5天提交本表至发展办，发展办请于生效日前4天将本表送至人事处、科教处、财务处、信息科、设备科、物流科。

3. 主诊教授组异动：人事处请于生效日前5天提交本表至发展办，发展办请于生效日前4天将本表送至科教处、财务处、信息科、设备科、物流科。

（三）房屋折旧和固定资产收集范例

房屋折旧范例如表7-21、表7-22所示。

表7-21　房屋折旧范例1

场地编号	归属责任中心代码	归属责任中心名称	实际占用面积(A)(平方米)	公共公摊面积(B)(平方米)	总计占地面积($C=A+B$)(平方米)	折旧金额(万元)
A1001	15100	呼吸内科办公室	60	6.67	66.67	55.3
A1002	15500	呼吸内科门诊组	80	8.89	88.89	73.8
A1003	15600	呼吸内科肺功能检查室	40	4.44	44.44	36.9
A1004	15900	呼吸内科行政研究室	30	3.33	33.33	27.7
A1005	15A00	呼吸内科教学组	60	6.67	66.67	55.3
A1006	16200	临床免疫科医疗教学组	80	8.89	88.89	73.8
A1007	16300	临床免疫科门诊组	50	5.56	55.56	46.1
A1008	16400	临床免疫科实验室	50	5.56	55.56	46.1
		责任中心　小计	450	50.01	500.01	415.0
A1009		走廊	50			
		公共区域面积				
		总计建筑面积	500			

说明：责任中心使用面积折旧金额＝(各建筑物造价÷折旧年限÷12个月÷总建筑面积)×责任中心总使用面积。

表 7-22　房屋折旧范例 2

各建筑物造价/万元	10000
折旧年限	2
总建筑面积/平方米	500
A. 每平方米每月 折旧金额/万元	=各建筑物造价÷折旧年限÷12 个月÷总建筑面积
	=10000÷2÷12÷500
	=0.83
B. 呼吸内科办公室公共 面积分配/平方米	= ∑ 公共区域面积÷ ∑ 责任中心实际占用面积× 实际占用面积
	=50÷450×60
	=6.67
C. 呼吸内科办公室总 计占用面积/平方米	=实际占用面积+公共公摊面积
	=60+6.67
	=66.67
D. 呼吸内科办公室每 月折旧金额/万元	=每平方米每月折旧金额×总计占用面积
	=0.83×66.67
	=55.3
E. 验算(∑折旧金额)/万元	=每平方米每月折旧金额×总计建筑面积
	=0.83×500
	=415

固定资产收集范例如表 7-23 所示。

表 7-23　固定资产收集范例

（单位：元）

原责任 中心 代码	原责任 中心 名称	固定 资产 代码	固定 资产 名称	固定 资产 价值	购入 日期	折旧 年限	转移责 任中心 代码	转移责 任中心 名称	原 有	新 增	减 损	申请 报废
15000	呼吸 内科	20090 90816	扫描仪	2450	2009. 09.01	6			√			
15000	呼吸 内科	20090 90817	电脑 屏幕	1200	2009. 09.01	5	15200	呼吸内 科一科		√		
15000	呼吸 内科	20090 90818	打印机	3000	2009. 09.01	8	15300	呼吸内 科二科		√		

附录 固定资产管理制度案例（以 BK 医院为例）

第1章 总则

1.1 目的

为使本院固定资产的保管使用等管理作业有所遵循,特制定本准则。

1.2 范围

本院固定资产包括土地、房屋及建筑物、计算机设备、交通运输设备、机械设备、公用设备、电仪设备、医疗器具、医疗仪器及杂项设备等 10 项,凡其编号、增置、移转、闲置、减损、让售、租借、租赁、资料建文件、盘点、异常提报及赔偿等作业均属此范围。

1.3 管理部门

1.3.1 固定资产管理部门设定

(1)土地房屋及建筑物、交通运输设备的管理部门为总务室。

(2)计算机设备(非医疗仪器类)的管理部门为计算机处。

(3)机械设备、公用设备、电仪设备、医疗器具的管理部门为工务处。

(4)医疗仪器的管理部门为总务室仪器科。

(5)党院办公室应指定固定资产管理人员,负责督导各管理部门执行固定资产管理。

(6)杂项设备的管理部门为资材室。

1.3.2 管理部门职责

(1)固定资产的账物管理及编号。

(2)固定资产的增置、移转、闲置、减损、出租、外借等作业的管理与督导、闲置设备让售底价的设定。

(3)固定资产的投(续)保、闲置设备原因的审核、处理对策的拟定与执行。

(4)固定资产的抽点核对及异常反应。

(5)固定资产的请购及规格要求等的审核与验收。

(6)固定资产的运用及保养维护执行情形的检核与呈报。

1.4 使用部门

1.4.1 保管人设定

(1)各使用部门主管应负责该部门固定资产的保管责任,并依成本中心的规定指定适当的保管人担任该成本中心资产的管理工作。基于各成本中心资产配置的范围大小、数量及管理难易度的不同,合并数个成本中心设一保管人。另外,资产属个人专用者,指定该使用者担任该项资产的保管人。

(2)各使用部门于资产增置或移转(移入)时,应将该资产设备的保管人姓名及人员编号填写于"固定资产增加单"(见表7-24)或"固定资产移转单"(见表7-25)中,经核准后由会计部门送计算机部门输入电脑建文件,据以打印"财产目录"供保管人执行资产核点。若保管人变更时,使用部门应将新保管人姓名、人员编号填写于"固定资产保管人变更单"中，经部门主任（处长）核准后送计算机部门据以输入计算机更正数据。每月就有异动的数据项，由计算机打印"固定资产异动明细表"，供使用部门保管人据以管理掌握。

表 7-24 固定资产增加单

固定资产		规格	品牌	生产单位	数量	单价	总价	预计使用年限	领用部门及编号	存放地点
编号	名称									

院长：_____　　　会计：_____　　　资材部门：_____　　　制单：_____

表 7-25 固定资产移转单（一式三联）

_____年_____月_____日

转出部门：_____　　　　　转出部门编号：_____

转入部门：_____　　　　　转入部门编号：_____

序号	财产名称	单位	数量	原财产编号	备注

转入部门				保卫科				转出部门			
会计	稽核	部门主管	主管	经办人	转入时间	转出时间	稽核	会计	部门主管	主管	经办人

1.4.2　使用部门暨保管人职责

（1）资产的增置、减损、移转等异动数据的建立、更正及保管作业执行。

（2）资产的自主盘点及异常提报与处理。

（3）闲置资产的提报及保管维护。

（4）资产移出的通知及移入时的点收。

（5）资产出借、送修的管理。

（6）办理经呈请批准减损设备的缴库作业（含附属设备）。

1.4.3　保管人移交

（1）部门主管于保管人离（调）职时，应指定新保管人，并督导原保管人以"财产目录"将固定资产一一点交给新保管人，经双方签名确认后，由原任保管人将"财产目录"连同"从业人员离职申请(通知)单"及"固定资产保管人变更单"呈部门主任(处长)核签后,固定资产交接作业完成。

(2)固定资产管理人离(调)职而未办理移交者,则由计算机系统操作人员对"从业人员离职申请(通知)单"建档的数据进行检验,于每年3月、6月、9月、12月月底,打印"未办理固定资产移交人员名单"送院区院长室处理。

(3)院区院长室应立即会同管理部门前往该部门盘点,并督导部门主管于一周内补建保管人。如经盘点有短缺时,则由部门主管依规定负责赔偿。

(4)保管人对所经管的固定资产,移交有短缺时,其部门主管应依本准则第4章4.1.1、第5章5.1.1的规定签报处理。

1.5 分类编号

1.5.1 固定资产取得后,管理部门应依固定资产编号原则予以分类编号。

1.5.2 管理部门应于固定资产的明显位置处,将固定资产的编号,依管理中心统一设定的型式,以喷漆或标签予以标示,若标签、喷漆损坏或脱落时,使用部门应反映给管理部门予以补贴或重新喷漆。

第2章 固定资产的增置及异动处理

2.1 设备请购

2.1.1 设备请购检讨及投资效益分析

(1)请购部门预估其请购的设备单价在5万元以上,应开立"请购单",填写"设备请购检讨表",列明拟购设备的名称、规格、用途、请购原因、需要性及功能需求,并应就拟购设备的投资效益予以检讨分析后,另填写"设备投资效益分析表",若系医疗仪器设备则填写"医疗仪器投资分析表",一并呈部门主任(处长)核准后,送管理部门审核。

(2)请购部门预估其请购的设备单价虽在5万元以上,但已列入项目改善,经院长级(含)以上主管核准者,直接开立"请购单"及"设备请购检讨表"并检附已核准的"项目改善提报表"(或有关书面资料),一并呈部门主管(处长)核准后,送管理部门审核,免填"设备投资效益分析表"及"医疗仪器投资分析表"。

(3)请购部门预估其请购的设备单价在5万元以下,则免填"设备请购检讨表",直接开立"请购单"经部门主管(处长)核准后,送管理部门审核。

2.1.2 请购案件审核

(1)管理部门接到"请购单"(及附件)后,应审核其请购品名、规格、功能、要求等,并于"设备请购检讨表"中签注意见。同时应立即查核院内是否有相同功能的闲置设备可供调用。

①若有可调用的设备,应协调请购部门优先调用,并办理移转,"请购单"(及附件)则送回请购部门。

②若查核后并无其他闲置设备可供调用,则于"请购单"右上角加盖"无闲置设备可调用"的审核章。并另填"设备请购规格表",就请购设备的规格(依主

机及附属设备区分）、性能、为维护设备正常运转需由厂商提供的有关技术数据（包括操作及保养手册、工程技术数据）及人员训练的需要性等逐项详细填列后，连同"请购单"（及附件）送供应处审查后，送院长室。

（2）院长室收到请购案件后，应先审核"医疗仪器投资分析表"（或设备投资分析表）的投资效益，并签注意见后呈核。

2.1.3　询价结果会签

（1）设备请购案件经采购部门询价后，由采购部门将各厂商报价结果填记于"设备请购检讨表"后，将请购案件连同厂商报价型录送管理部门。

（2）管理部门应就"设备请购规格表"中厂商所提报的内容，逐项与院方需求的规格、性能比较，于"设备请购检讨表"中签注意见，送请购部门确认呈核后，再送采购部议价。

2.1.4　买卖合约书签订

（1）凡属医疗仪器请购案件、外购案件、内购设备总价在 30 万以上的案件，管理部门需签订合约的案件，依核决权限呈请核准，批准订购后，采购部门应按"设备请购规格表"内院方所需求的条件与厂商订立买卖合约。其他内购案件，采购部门则应与厂商签订保固书。

（2）买卖合约书内容应包括设备规格及功能、技术数据（操作手册、保养手册、工程技术数据等）、人员训练、交货期限及地点、运费负担、保固责任、零组件供应价格有效期限及供应时效、安装试车规定、罚则、履约保证等项目。

2.2　增置处理

2.2.1　不动产增置

（1）管理部门在取得土地、房屋及建筑物等不动产所有权时或自建房屋于建造完成办理建物登记后，应填写"固定资产增加单"，编定资产编号，会计部门填写取得价值、耐用年限、折旧等数据后，转电脑部门输入计算机建文件。

（2）管理部门应分别依土地、房屋及建筑物的有关数据建立"土地登记卡"及"房屋登记卡"，土地、建筑物坐落相关位置的标示，则以地籍图及建筑物相关配置图标示。

2.2.2　动产增置

设备类资产在取得或建造工程完工，经移交请购（使用）部门时，请购（使用）部门即填写"固定资产增加单"，会同管理部门编定资产编号，会计部门填写取得价值、耐用年数及折旧等数据后，送计算机部门输入计算机建文件，其作业方式如下：

（1）经领料取得者。

①新购的资产设备经仓储部门收料后，仓储部门应即刻通知请购部门及管理部门办理验收。除请购设备单价在 5 万元以下的杂项事务性设备外，其余各项设备，仓储部门应同时开立"材料检验报告表"，以办理验收。

②请购部门应于到货 7 日内依据"买卖合约书"的规定事项会同管理部门、

仓储部门执行验收,并依下列方式办理。

a. 新购设备经验收合格后,请购部门应于领用时,凭"领料单"及"固定资产增加单"领料。

b. 外购设备案件,因相关配合工程未完工或其他因素无法实时办理验收者,请购部门应会同管理部门及仓储部门进行开箱检验(必要时应会同代理商),若规格、数量符合,外观无破损,请购部门应在"材料检验报告表"上签注"开箱初验合格"及"功能测试预定完成日期"后送仓储部门办理收料入账,仓储部门应于功能测试预定完成日期前3天将"材料检验报告表"送请购部门,由请购部门会同管理部门据以办理验收。开箱检验若仅欠缺操作维护手册、线路图等资料,请购部门应一并在"材料检验报告表"上注明,仓储部门仍应办理收料入账,并将"材料检验报告表"影印一份送采购部门办理。

c. 内购设备案件,因相关配合工程未完工或其他因素(如病房未开放等)无法实时进行功能测试办理验收时,请购部门应会同管理部门、仓储部门先行确认外观是否正常,若无异常应在"材料检验报告表"上注明功能测试预定完成日期后送交仓储部门。仓储部门于功能测试预定完成日期前3天将"材料检验报告表"送请购部门,由请购部门会同管理部门据以办理验收。

d. 设备尚未验收合格,但需先行办理领料以行安装测试者,请购部门应于"材料检验报告表"上签注"功能测试预定完成日期"后,开立"领料单"先行办理领料,并于领料单"会计科目"字段注明"固定资产科目编号",再由仓储部门于"备注栏"内加盖"试车检验"章,在"预算编号"栏内填写"功能测试预定完成日期"后,送会计处以"预付款"入账。

e. 需经安装测试才能验收的设备,请购部门验收合格后,应在"材料检验报告表"上注明验收结果,同时开立"固定资产增加单"一并送管理部门会签后,转仓储部门于"固定资产增加单"左下角加注领料单编号及领料日期,再送会计部门入账。

f. 请购部门逾安装测试预定完成日期未办理固定资产增加者,由计算机打印"账项异常催告单",经会计汇送仓储部门注明请购案号、设备名称后,转请购部门说明原因。

(2)经工程建造取得者。

工程主办部门于工程完工时,应依"工程管理规则"的规定,填写"工程验收(估验)单"通知使用部门办理验收。经验收合格后,使用部门与管理部门应配合设备保养及管理作业需要,检讨该项工程转列固定资产管理后,细分为数项或合并其他工程为一项,较为适宜后,据以填写"固定资产增加单"办理资产增加。

2.2.3　受赠处理

固定资产因捐赠或由其他公司拨入而取得者,若其原价无法查得或无原价者,管理部门应会同工务或技术部门专业技术人员予以估列,并依规定办理资产增加。

2.2.4　固定资产(经领料取得除外)增置后 7 日内,使用部门未依规定填写"固定资产增加单",会计部门应立即反应使用部门说明原因并予以列管跟催。

2.3　保固责任

2.3.1　固定资产于取得或建造工程完工后应与厂商订立保固责任,凡于保固期间发生异常属保固责任范围者,依资产类别由各院区资产管理部门负责执行要求厂商履行保固责任。

2.3.2　请购的设备于订购后,由采购部门与厂商签订买卖合约书或保固书作为要求厂商履行保固责任的依据。

(1)买卖合约书一式四份送用印部门用印后,用印部门将其中三份送还采购部门,另一份影印三份分送请购部门、资产管理部门、会计部门、仓储部门。

(2)保固书一式两份,由采购部门交院长室转送请购部门及资产管理部门。

2.3.3　各项工程于验收时,工程主办部门应要求厂商出具"工程保固书"一式两份,详述保固范围与内容,一份送会计部门据以办理付款,另一份送资产管理部门据以要求厂商履行保固责任。

2.3.4　资产管理部门应将"保固书"存放于各项设备的"保养记录"档案内,房屋及建筑物的"保固书"存放于"房屋登记卡"档案册中,于异常发生时查核保固数据,若属保固期限及责任范围者,应要求厂商履行保固责任。

2.4　保险

管理部门对所经管的固定资产,应依"财务投保管理规则"的规定办理保险作业。

2.5　移转

2.5.1　固定资产移转至同院区不同成本中心使用时,应由移出部门填写"固定资产移转单",经移出、移入部门主任(处长)核准后办理移转,并将"固定资产移转单"送会计部门核对数量、取得价值等数据,无误后送计算机部门输入计算机据以更正档案数据。不同院区的移转,则需经院长核准后,始得办理移转;移转时应将该项资产设备的有关资料一并予以移转。

2.5.2　移转的资产若需办理保险变更,移入的管理部门应依财务投保管理规则的规定办理变更手续。

2.6　出租、外借及租用借用

2.6.1　出租或外借管理

固定资产拟出租或外借时,使用部门应将租借事由、内容、条件等以签呈送管理部门签注意见后,依核决权限呈请批准后据以办理(供病患租借使用的设备,则依租借规定办理)。

2.6.2　租借合约订定

资产经呈请批准出租或外借时,使用部门应与承租或承借公司签订合约书,合约内容应视需要包括保养维护、税捐负担、租金、运费、杂费、归还期限、保证票据、保持原状、财产价格、损坏赔偿及附属设备明细等事项,管理部门核准后将合约书副本送会计部门及使用部门备查。

2.6.3　出租或外借的资产,若需办理变更保险,管理部门应就签订的合约书,依财务投保管理规则的规定办理。

2.6.4　租赁及借用设备管理

(1)使用部门如需向院外公司租用设备应述明原因,经呈院长(主任委员)核准后,送请院区院长室据以向租赁公司签订合约。

(2)租赁设备应先送交仓储部门收料,并通知使用部门依固定资产领用方式填写"领料单"及"固定资产增加单"办理领用,并入计算机建文件。

(3)租赁品的编号除第一位以英文字母"Y"作为租赁设备区别外,其余均按编号原则办理。

(4)租赁设备如于中途由院方买下,则由院长室通知使用部门填写"固定资产增加单",输入计算机建文件,同时以"减损单"办理该项租赁品销账。

2.6.5　各部门如因需要向院外公司借用设备,均比照租赁设备管理方式办理。

2.7　闲置的处理

2.7.1　固定资产有下列情形者,使用部门应提报闲置处理:

(1)因设备更新或用途变更,致原购置的设备已停用者。

(2)因技术上无法克服的新购设备,自购入后逾一年以上尚未使用者。

(3)因其他原因致停用一年以上者。

2.7.2　固定资产发生闲置时,使用部门应以"闲置固定资产处理表"填写闲置原因、设备堪用状况及估计现值等数据后,送管理部门审核。

2.7.3　管理部门审核后,应拟定处理方式(出售、留用或其他)及处理完成期限,依核决权限呈请批准后据以办理,并送计算机部门建文件列管。

2.7.4　计算机部门于每年的3月、6月、9月、12月月底打印"闲置固定资产明细表",送管理部门作为闲置资产处理及新购设备案件审核的参考,另以闲置资产存放库别,打印一份"闲置固定资产明细表"送供应处,作为各地区资材仓库自主盘点库内闲置资产的依据。为使闲置资产与其他资产有所区别,计算机部门打印"财产目录"时,在闲置资产前面加"※"。

2.7.5　对于逾期未处理完成的闲置资产,计算机部门每月月底打印"闲置资产逾期未处理反映表",送管理部门查核原因提报。

2.7.6　管理部门于办理资产保养或盘点作业时,若发现有固定资产闲置不用,而使用部门也未提报者,应立即签报处理。

2.8　报废的处理

2.8.1　固定资产因损坏不堪使用拟予报废时,应由使用部门填写"固定资产减损单",会同保养或技术部门(工务处、仪器处、放射治疗科)鉴定确认后,依核决权限呈核,办理报废。

表 7-26   固定资产报废单

_____年_____月_____日

单位：_____   财销字第_____号

使用单位填写		财物名称		数量	
		财物编号			
		报废事由			
		单位主管签章		制单人	
会办单位	会计	购入日期		购入单价	
		使用年限		累计折旧	
		已使用年限		残值	
		备注			
		负责人		经办人	
	维修部门	意见：		专责部门	签章
批示		院长	副院长	总务主任	

2.8.2　对于呈请批准报废的固定资产，是否将其零组件拆解回收使用或破坏，应由保养或技术部门先予判断，比较其回收价值或有无为厂商再生回售的合理性。若需拆解者，应将拆解的零组件及有残余价值的物品以"收料单"送资材部门办理缴库；不需拆解者，应将报废的资产送交资材部门，以废品办理缴库。

2.8.3　报废的资产若存在体积巨大等特殊情况，使用部门需经管理部门同意免办缴库暂置原处，但原使用部门仍应负保管责任。

2.9　让售的处理

2.9.1　闲置固定资产经管理部门鉴定以"出售"方式处理时，管理部门应就该项资产堪用状况、让售理由、让售底价等数据详填于"闲置固定资产处理表"内，并依核决权限呈核后，送供应处依招标事务处理办法的规定办理让售，不必另立签呈。

2.9.2　原签准"留用"方式处理的闲置资产，经重新检讨已无留用价值，拟改以"出售"处理时，应立即取出该项资产原签报的"闲置固定资产处理表"，在"说明栏"内重新填列该资产的堪用状况、让售理由、让售底价等数据，并再依核决权限呈核后,由供应处依规定办理让售。

2.10 减损的处理

2.10.1 拟报废的固定资产,应由使用部门依本准则的规定直接以"固定资产减损单"办理减损。

2.10.2 经呈请批准已让售、赠予、盘亏、转他公司及资产改装减值的固定资产,使用部门应于资产发生减损3日内填写"固定资产减损单"(连同已呈请批准的"闲置固定资产处理表"或签呈),经管理部门及会计部门依核决权限呈准后办理资产减损。

2.10.3 政府机构列为管制品的闲置固定资产,应先由使用部门依法令的规定,向主管机关办理报备。经核准后,可办理报废及让售减损作业。

2.10.4 发生减损的固定资产若有保险时,管理部门应依财务投保管理规则的规定办理。

2.11 固定资产数据的建立、更新及管理

2.11.1 计算机部门收到会计部门送交"固定资产增加单""固定资产减损单"及"闲置固定资产处理表"时,应将数据输入计算机,据以建立及更新固定资产数据。

2.11.2 计算机部门应定期打印"财产目录"分送使用部门、管理部门及会计部门(每半年打印一次,使用部门依保管人员类别打印,管理部门依资产类别打印,会计部门依使用部门类别打印)。另外,每月应就有异动的资产项目,保管人打印"固定资产异动明细表"分送使用部门、管理部门及会计部门,据以管理及掌握各项资产状况。

第3章 设备的借用与保养维复

3.1 设备的借用

3.1.1 因作业需要,需将设备搬离院区移至他处使用时,或因设备不足需向其他部门借用且需将该设备搬离至他处使用时,应由借用部门开立"设备借用单",经借用部门主任(处长)核准后向借出部门保管人洽借,经借出部门主任(处长)核准后始得办理借用。

3.1.2 "设备借用单"一式两联,一联由借出部门保管人留存,于设备借出时送管理科将借用部门代号、借用人的人员编号、预定归还日期等数据输入计算机,留存据以掌握资产的去处;一联由借用人留存(作为守卫抽查设备出入院区的凭据)。设备归还时,由借出部门保管人在"设备借用单"上填写实际归还日期,并盖"结案"章后,一联由借用人持交管理科,输入计算机销案后送回借出部门存档。

3.1.3 设备经借用逾期未返者,由管理科打印"设备借用(送修)逾期未返回单"送交借用部门说明逾期原因及拟延后归还日期,以确保资产的有效运用。

3.2 保养维复

3.2.1 保养部门设定

(1)医疗仪器设备(不含放射治疗设备)及医疗用计算机设备由仪器处负责保养维复。

（2）放射治疗科医疗设备由放射治疗科负责保养维复。

（3）机械设备、公用设备、电仪设备、医疗器具、卫浴设备由工务处负责保养维复。

（4）计算机设备（非医疗用）由计算机处负责保养维复。

（5）杂项设备及事务机具（如打字机、照相机、电子计算器、幻灯机等）由管理处负责接洽厂商办理保养维复。

3.2.2 保养部门应就负责保养的各项设备分别建立训练教材及工作规范，作为保养人员训练及执行保养的依据。

3.2.3 固定资产须搬离所属使用部门以执行保养修复时，应依下列规定作业：

（1）保养部门自行保养修复的设备：由保养部门开立"修复单"一式两联，写明预定完成日期，一联自存，一联由使用部门保管人留存，据以跟催保养修复的执行情形及掌握资产的去处。

（2）需委托厂商修复的设备：除依前项的规定作业外，另由保养部门开立"设备委修单"（一式两联），经厂商签收后，一联自存作为跟催修复的执行情形及资产托外修复的依据，一联交由厂商作为守卫抽查设备出入院区的凭据。厂商修复完成后，应将本联连同送修设备送回保养部门办理验收后，归入该设备的"保养记录"档案列管。

（3）为使管制设备能够如期完成保养修复，于设备送修时，由使用部门保管人及保养部门经办人员，分别将"修复单"（由保养部门修复的设备）或"设备委修单"（送厂商修复的设备）送交管理科，将送修设备的经办部门代号、经办（修复）人员的人员编号、预定完成日期等数据输入计算机列管，并于修复完成时送管理科输入计算机销案；对于逾期未完成修复的设备，由管理科打印"设备借用（送修）逾期未返反映单"，送保养部门说明逾期原因及拟延后完成修复日期。

3.3 守卫抽盘

守卫人员对于出入院区的人员、车辆所携带的物品，应执行抽查，无"设备借用单"或"设备委修单"而将资产设备携出入院区者，应立即予以处理或反映给管理处（科）主管处理。

第 4 章 固定资产盘点

（1）使用部门保管人员平时应就所保管的资产随时进行自主盘点，遇有资产发生短缺时，应立即以"资产异常报告单"提报异常原因并将处理结果及拟改善措施呈核。

（2）经安排实施保养作业的设备，由保养部门于执行保养作业时一并做资产核点，对于未能找到可供保养的设备，应开立"资产异常报告单"反映给使用部门追查提报。

（3）未经安排实施保养作业的设备，依下列规定办理盘点：

①各管理部门应于每年 12 月 10 日提报翌年的固定资产年度盘点计划，依月份详列盘点项目、数量等，于呈核后送计算机部门。

②每月 30 日,计算机部门根据年度盘点计划所列的盘点项目、数量,随机抽出 10%,打印"固定资产盘点报告表",送管理部门办理盘点。

③固定资产管理部门须在每月 15 日以前,依计算机打印的"固定资产盘点报告表"前往各部门盘点完毕,若有盘亏项目,则直接在"盘点报告表"上注明,送交使用部门填写差异原因及处理对策后,于每月 20 日前提出呈核。

(4)各院区院长室至少每半年办理一次固定资产抽点,分别在每年 5 月 30 日及 11 月 30 日以前办理完成。其盘点作业如下:

①每年 4 月 30 日及 10 月 30 日由计算机部门就各院区管理部门在已盘点的项目当中随机抽出 10%,打印"固定资产盘点报告表"送院区院长室据以办理盘点。

②院区院长室针对各管理部门盘点报告,视需要随时办理抽点。

③院长室于抽点后 10 天内,须将盘点结果提报。

第 5 章　固定资产短缺的赔偿

5.1　赔偿责任的认定

为督导保管人员切实做好资产的管理工作,以确保本院资产的完整,经确定短缺或遗失的资产,由该项资产的保管人负责赔偿。若系其他院内人员作业疏忽造成者,其赔偿责任由该过失人员承担。

5.2　赔偿金额

赔偿金额,由会计部门依据该资产取得价值的半数核算作为赔偿。

第 6 章　附则

本准则经呈医务决策委员会主任委员核准后实施,修订时亦同。

第六节
确定每月相关报表

医院会计报表可区分为财务报表与管理报表两大类,财务报表是体现医院财务状况及经营结果等的报表,重在医院整体,依据《政府会计制度》编制。管理报表则随医院及医院内各部门的管理需求而定,着重于资料的通用性与弹性。管理报表与财务报表的编制虽有不同,但主要资料来源于会计的账载,虽然可以随着管理的需要进行不同角度的成本分析,但成本资料仍应以账载为准,不能凭空杜撰。

BK 医院的管理报表分收入结构分析表(见表 7-27)、分科(组)损益年度汇总表(见表 7-28)、收益中心运营分析表(见表 7-29)、分科(组)损益汇总表(见表 7-30)、收益中心损益汇总表(见表 7-31)、成本中心费用统计表(见表 7-32)、各收益中心受摊成本汇总表(见表 7-33)。成本会计管理报表每月结算制作一次,并提供给经营管理层做运营决策的参考。

表 7-27　收入结构分析表

科目	本期		上期	
	金额（万元）	变动比例（%）	金额（万元）	变动比例（%）
挂号费				
诊疗费				
注射技术费				
一般治疗处置费				
特殊治疗处置费				
放射肿瘤治疗费				
一般材料费				
特殊材料费				
检查费				
化验费				
病理检查费				
放射线检查费				
核子医学检查费				
心导管检查费				
外送检查费				
仪器使用费				
输血材料费				
输氧费				
麻醉费				
手术费				
血液透析费				
康复治疗费				
肢具费				
观察床费				
护理费				
病房费				
医疗文书费				

续表

科目	本期		上期	
	金额 (万元)	变动比例 (%)	金额 (万元)	变动比例 (%)
健康检查收入				
会诊费				
其他				
西药				
中成药				
中草药				
制剂				
药事服务费				
伙食费				
医疗折让				
医疗优待免费				
其他业务收入				
场地使用费或权利金				
受托经营收入				
受赠收入				
收回呆账				
其他杂项收入				

表7-28　分科(组)损益年度汇总表

项目			××—××月	月平均(元)	变动比例(%)
医疗收入					
药品收入					
收入合计(A)					
直接成本	用人成本	副主任医师以上			
		主治医师			
		住院医师			
		护理人员			

续表

项目			××一××月	月平均(元)	变动比例(%)
直接成本	用人成本	医技人员			
		行政人员			
		后勤人员			
		其他人员			
		用人成本小计(B)			
	变动成本	药品费			
		医材费			
		血液材料费			
		公杂费			
		变动成本小计(C)			
	固定成本	医疗设备折旧			
		公用设备折旧			
		医疗用房折旧			
		营具被装费			
		医疗保险费			
		房产营具维修费			
		设备维修费			
		其他成本			
		固定成本小计(D)			
直接成本小计(E) = (B+C+D)					
间接成本		医疗事故赔偿费			
		洗涤费			
		水电费			
		气暖费			
		医用气体费			
		垃圾处理费			
		消毒费			
		公共服务费			

续表

项目		××—××月	月平均(元)	变动比例(%)
间接成本	保安清洁费			
	车辆使用费			
	信息费			
	通信费			
间接成本小计(F)				
分配成本	护理费			
	行政管理费			
	医疗事务费			
	医疗支援费			
	药事调剂费			
分配成本小计(G)				
成本合计(H) = (E + F + G)				
损益(I) = (A − H)				
呆账计提				
医疗优免				
研究教育费				
实际损益调整				

表 7-29　收益中心运营分析表

类别	项目	本月(A)	上月(B)	上期(C)	上月差异率(%) A − B		上期差异率(%) A − C	
		实绩	实绩	实绩	实绩	差异率	实绩	差异率
门诊	收入金额(仟元)a							
	损益率							
	收入比率							
	药品收入比率							
	总门诊人次							
	平均每日人次							
	开诊数							

续表

类别	项目	本月 (A)	上月 (B)	上期 (C)	上月差异率(%) A−B		上期差异率(%) A−C	
		实绩	实绩	实绩	实绩	差异率	实绩	差异率
门诊	平均每诊人次收入							
	平均每诊人次成本							
	平均每诊人次收支余绌							
	总急诊人次							
住院	收入金额(仟元)b							
	损益率							
	收入比率							
	药品收入比率							
	开床数							
	占床率							
	平均住院天数							
	实际住院床日数							
	平均收入／床日(仟元)							
手术	门诊手术收入(仟元)							
	门诊手术件数							
	住院手术收入(仟元)							
	住院手术件数							
合计	收入金额(仟元)a + b							
	损益率							
	医保收入金额(仟元)							
	医保收入比率							
	药品比率							
	平均每一位医师的产值							
	医师薪资占各科收入比率							

说明：

表 7-30　分科(组)损益汇总表

(单位:元)

成本项目	门诊			住院			其他			合计		
	直接成本	分配成费用	小计	直接成本	分配成费用	小计	直接成本	分配成费用	小计	直接成本	分配成费用	小计
收入净额												
副主任医师以上薪资												
主治医师薪资												
住院医师薪资												
护理人员薪资												
医技人员薪资												
行政人员薪资												
后勤人员薪资												
其他人员薪资												
用人成本小计												
药品费												
医材费												
血液材料费												
公杂费												
变动成本小计												
医疗设备折旧												
公用设备折旧												
医疗用房折旧												
营具被装费												
医疗保险费												
房产营具维修费												
设备维修费												
其他成本												
固定成本小计												
成本合计												

续表

成本项目	门诊			住院			其他			合计		
	直接成本	分配成费用	小计	直接成本	分配成费用	小计	直接成本	分配成费用	小计	直接成本	分配成费用	小计
本期损益												
呆账计提												
医疗优免												
研究教育费												
调整后损益												

表 7-31　收益中心损益汇总表

（单位：元）

成本项目 分科(组)	用人成本	直接成本	间接成本	医技护理分配	成本合计	毛利	管理费用	本期损益	教育研究费	调整后损益
11000—心血管内科										
11200—心血管内科门诊										
11300—心血管内科医疗组										
12000—肾脏内科										
12200—肾脏内科门诊										
12300—肾脏内科医疗组										
12400—肾脏内科血液净化室										
13000—血液内科										
13200—血液内科门诊										
13300—血液内科医疗组										
14000—内分泌内科										
14200—内分泌内科门诊										
14300—内分泌内科一组										
14400—内分泌内科二组										

续表

成本项目 分科(组)	用人成本	直接成本	间接成本	医技护理分配	成本合计	毛利	管理费用	本期损益	教育研究费	调整后损益
15000—呼吸内科										
15200—呼吸内科门诊										
15300—呼吸内科一科										
15400—呼吸内科二科										
15500—呼吸内科三科										
16000—临床免疫科										
16200—临床免疫科门诊										
16300—临床免疫科医疗教学组										
17000—神经内科										
17200—神经内科门诊										
17300—神经内科一科										
17400—神经内科二科										
17500—神经内科三科										
17800—神经内科监护室										
18000—肿瘤科										
18200—肿瘤科门诊										
18300—肿瘤一科										
18400—肿瘤二科										
18500—肿瘤三科										
21000—肝胆外科										
21200—肝胆外科门诊										
21300—肝胆外一科										
21400—肝胆外二科										
22000—移植中心										
23000—血管内分泌外科										
23200—血管内分泌外科门诊										

续表

分科(组) ＼成本项目	用人成本	直接成本	间接成本	医技护理分配	成本合计	毛利	管理费用	本期损益	教育研究费	调整后损益
23300—血管内分泌外科乳腺组										
23400—血管内分泌外科甲状腺组										
23500—血管内分泌外科血管组										
23600—血管内分泌外科技术创新组										
×××—×××										
合计:										

表 7-32　成本中心费用统计表

(单位:元)

费用 ＼成本中心	01000 党院办公室	02000 医教部	03000 党务部	××× ×××
副主任医师以上薪资				
主治医师薪资				
住院医师薪资				
护理人员薪资				
医技人员薪资				
行政人员薪资				
后勤人员薪资				
其他人员薪资				
用人成本小计				
药品费				
医材费				
血液材料费				
公杂费				
变动成本小计				
医疗设备折旧				

续表

成本中心 / 费用	01000 党院办公室	02000 医教部	03000 党务部	××× ×××
公用设备折旧				
医疗用房折旧				
营具被装费				
医疗保险费				
房产营具维修费				
设备维修费				
其他成本				
固定成本小计				
研究教育费				
成本合计				

表 7-33　各收益中心受摊成本汇总表

（单位:元）

收益中心 / 成本项目	11000 心血管内科	12000 肾脏内科	13000 血液内科	××× ×××
副主任医师以上薪资				
主治医师薪资				
住院医师薪资				
护理人员薪资				
医技人员薪资				
行政人员薪资				
后勤人员薪资				
其他人员薪资				
用人成本小计				
药品费				
医材费				
血液材料费				
公杂费				

续表

成本项目＼收益中心	11000	12000	13000	×××
	心血管内科	肾脏内科	血液内科	×××
变动成本小计				
医疗设备折旧				
公用设备折旧				
医疗用房折旧				
营具被装费				
医疗保险费				
房产营具维修费				
设备维修费				
其他成本				
固定成本小计				
研究教育费				
成本合计				

第八章
分科（组）经营成本核算实践案例——二级医院

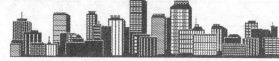

分科（组）经营成本核算不仅在三级医院得到了很好的应用,同样也适用于任何一个级别的医院,只是计算的复杂程度不同而已。

第一节
分科（组）经营成本核算

基于医改取消药品加成后,二级医院尚无方法破解医院分科（组）经营的核算困境,分科（组）经营成本核算在二级医院应用的迫切性更强。

一、优化组织结构与划分责任中心

优化组织结构与划分责任中心的意义及原则在前面的章节已经阐述,本章不再赘述。

（一）组织管理

组织管理是将各个系统中包含的所有最小组织单元进行归类整理后,最终对应责任中心的过程,包括 HIS 系统、财务系统、绩效管理系统等相关业务系统中的组织。经统一整理后的组织代码和组织名称必须是唯一的,不能重复,由于每个系统中设置的组织名称和编码规则有所区别,如 HIS 系统中的代码和财务系统中的代码有重复且指向的是不同组织,则需要对组织代码进行调整加以区分。

表 8-1　HIS 系统组织代码和名称片段

HIS 系统组织代码	HIS 系统组织名称
1	CT 室
2	办公室
3	保卫科
4	病案室

续表

HIS 系统组织代码	HIS 系统组织名称
5	病理科
6	财务科
7	核算室
8	门诊收费
9	住院收费
10	彩超室
11	党办室
12	导诊台
13	儿科
14	耳鼻喉科
15	放射科
16	妇产科
17	感染科
18	肛肠科
19	供应室
20	骨二科
21	×××

表 8-2　财务（和绩效）系统组织代码和名称片段

财务（和绩效）系统组织代码	财务（和绩效）系统组织名称
1001	内一科
1002	内二科
1003	内三科
1004	内四科
1005	急诊科
1006	外一科
1007	外二科
1008	外三科
1009	神经外科

续表

财务(和绩效)系统组织代码	财务(和绩效)系统组织名称
1011	骨一科
1012	骨二科
1028	骨三科
1015	妇科
1014	儿科
1010	骨科门诊
1016	妇科门诊
1017	中医科
1018	耳鼻喉科
1019	眼科
1020	皮肤科
1021	口腔科
1022	康复科
1023	肛肠科
1024	传染科
1025	门诊部
1026	综合科
2009	麻醉科
2013	内窥镜
2002	体检科
2004	配镜室
2003	输液室
2005	放射科
2020	导管室
2016	心电图
2014	超声科
2015	脑超
2017	脑电图
2010	×××

（二）责任中心设定与组织单元对应

1. 责任中心设定

责任中心是收入归集、成本分摊的核心组织，一般将责任中心分为收益中心、半收益中心、成本中心。收益中心指既对成本负责又对收入和利润负责的责任中心；半收益中心是以成本为主，收益功能不强的责任中心；成本中心指对成本或费用负责的责任中心，成本中心的成本最终将全部分摊到收益中心、半收益中心。

表 8-3　责任中心设定表

责任中心代码	责任中心名称	上层责任中心代码	上层责任中心名称	是否为收益中心	是否为汇总中心	分摊层级	是否有子项
1000	内科系				Y	0	Y
1100	内一科						
1200	内二科						
1300	内三科	1000	内科系	Y	N	5	
1400	内四科						
1500	急诊科						
2000	外科系				Y	0	Y
2100	外一科						
2200	外二科						
2300	外三科						
2400	神经外科	2000	外科系	Y	N	5	
2500	骨一科						
2600	骨二科						
2700	骨三科						
3000	妇儿科系				Y	0	Y
3100	妇科	3000	妇儿科系	Y	N	5	
3200	儿科						
4000	其他科系				Y	0	Y
4100	骨科门诊	4000	其他科系	Y	N	5	
4200	妇科门诊						

续表

责任中心代码	责任中心名称	上层责任中心代码	上层责任中心名称	是否为收益中心	是否为汇总中心	分摊层级	是否有子项
4300	中医科						
4400	耳鼻喉科						
4500	眼科						
4600	皮肤科						
4700	口腔科						
4800	康复科						
4900	肛肠科						
4A00	传染科						
4B00	门诊部						
4C00	综合科	4000	其他科系	Y	N	5	
4D00	麻醉科						
4E00	内窥镜						
4F00	体检科						
4G00	配镜室						
4H00	门诊其他收益中心						
4I00	住院其他收益中心						
4J00	输液室						
5000	医技科室				Y	0	Y
5100	放射科						
5200	导管室						
5300	心电图						
5400	超声科	5000	医技科室	Y	N	5	
5500	脑超						
5600	脑电图						
5700	检验科						
5800	血流变						

续表

责任中心代码	责任中心名称	上层责任中心代码	上层责任中心名称	是否为收益中心	是否为汇总中心	分摊层级	是否有子项
5900	病理科	5000	医技科室	Y	N	5	
5A00	CT 室						
5B00	核磁室						
5C00	高压氧						
5D00	肺功能室						
5E00	药学系	5000	医技科室		Y	0	Y
5E10	药剂科行政	5E00	药剂科	N	N	4	
5E20	药剂科						
5E30	门诊西药房						
5E40	门诊中药房						
5E50	住院西药房						
5E60	颗粒药房						
5E70	西成药库						
5E80	中草药库						
5E90	颗粒药库						
5F00	护理系	5000	医技科室		Y	0	Y
5F10	总护理部	5F00	护理系	N	N	4	
5F20	综合护理						
5F30	供应室护理						
5F40	手术室护理						
6000	医事行政				Y	0	Y
6100	医教管理	6000	医事行政		Y	0	Y

续表

责任中心代码	责任中心名称	上层责任中心代码	上层责任中心名称	是否为收益中心	是否为汇总中心	分摊层级	是否有子项
6110	医教科						
6120	质控办	6100	医事行政	N	N	3	
6130	二甲办						
6200	财务收费室	6000	医事行政		Y	0	Y
6210	门诊收费	6200	医事行政	N	N	3	
6220	住院收费						
6300	救护车司机						
6400	集中供氧						
6500	导诊台						
6600	客服部	6000	医事行政	N	N	3	
6700	市场开发部						
6800	院感科						
6900	合作医疗						
7000	行政管理				Y	0	Y
7100	办公室						
7200	团委						
7300	运营部						
7400	党办	7000	行政管理	N	N	2	
7500	人力资源						
7600	绩效考核办						
7700	设备管理	7000	行政管理		Y	0	Y
7710	设备科						
7720	器械材料库	7700	行政管理	N	N	2	
7800	财务科	7000	行政管理	N	N	2	
7900	物价科						

续表

责任中心代码	责任中心名称	上层责任中心代码	上层责任中心名称	是否为收益中心	是否为汇总中心	分摊层级	是否有子项
7A00	总务管理	7000	行政管理		Y	0	Y
7A10	总务科						
7A20	总务库	7A00	行政管理	N	N	2	
7A30	洗衣房						
7B00	信息科						
7C00	远程会诊						
7D00	保卫科	7000	行政管理	N	N	2	
7E00	基建办						
7F00	资产科						
7G00	其他科室						
8000	公共事业				Y	0	Y
8100	公共事业费用	8000	公共事业	N	N	1	

2. 责任中心对应

将整理的各个系统的组织单元分别对应到设定的责任中心，一个责任中心可以对应多个组织单元，每个系统的组织单元最终都会对应唯一的责任中心，不会出现无责任中心的情况，以保证每一笔收入或成本都能够对应到相应的责任中心中去。

表 8-4　责任中心对应片段

责任中心代码	责任中心名称	HIS 系统组织代码	HIS 系统组织名称
1100	内一科	0087	内一科 CCU
1100	内一科	1001	内一科
1200	内二科	0044	内二科
1300	内三科	0046	内三科
1300	内三科	0048	血透室
1300	内三科	0049	内三科 ICU
1400	内四科	0047	内四科

责任中心代码	责任中心名称	HIS 系统组织代码	HIS 系统组织名称
1500	急诊科	0025	急诊科
1500	急诊科	0212	120 指挥中心

二、收入、成本、报表项目设定

同理,从 HIS 系统中取收费项目进行归类,从财务系统中取一定级别的会计科目,设定标准的收入项目和成本项目,并分别做对应,以形成标准的成本收支项目,原理与做法同责任中心设定的做法。最后按照财务(成本)会计、管理会计的逻辑设定损益表。

收入项目的设定可粗可细,原则是方便以后的分析。收入项目设定表如表 8-5 所示。

表 8-5 收入项目设定表

门诊收入项目	住院收入项目
门诊西药	住院西药
门诊中成	住院中成
门诊中草	住院中草
门诊治疗费	住院治疗费
门诊床位费	住院床位费
门诊诊查费	住院诊查费
门诊检查	住院检查
门诊手术	住院手术
门诊麻醉费	住院麻醉费
门诊其他	住院其他
门诊抢救费	住院抢救费
门诊会诊	住院会诊
门诊康复体疗	住院康复体疗
门诊一次性材料	住院一次性材料
门诊心电脑血流	住院心电脑血流
门诊胃镜	住院胃镜
门诊彩超	住院彩超

续表

门诊收入项目	住院收入项目
门诊经颅	住院经颅
门诊脑电图	住院脑电图
门诊病理	住院病理
门诊血流变	住院常规
门诊常规	住院生化
门诊生化	住院合血
门诊合血	住院免疫
门诊免疫	住院细菌
门诊细菌	住院磁共振
门诊微量元素	住院 CT
门诊磁共振	住院 DR
门诊 CT	住院照相
门诊 DR	住院造影
门诊照相	住院透视
门诊透视	住院按摩
门诊针灸	住院针灸
门诊激光	住院激光
门诊理疗	住院理疗
门诊配镜	住院变态反应
门诊变态反应	住院冷暖费
门诊救护车	住院门诊病历手册
门诊病历手册	住院心电
门诊心电	住院体检费
门诊体检费	住院草药颗粒
门诊草药颗粒	住院医疗操作
门诊急诊检查	住院护理操作类
门诊医疗操作	住院器械治疗类
门诊护理操作类	住院科室检查类
门诊器械治疗类	住院重症监护

续表

门诊收入项目	住院收入项目
门诊科室检查类	住院心理咨询
门诊重症监护	住院Ⅰ级护理
门诊心理咨询	住院Ⅱ级护理
门诊高压氧	住院Ⅲ级护理
门诊停尸费	住院新生儿护理
门诊挂号费	住院高压氧
门诊制卡费	

　　成本项目的设定可粗可细,根据医院当前的管理水平,为了以后分析的需要,能细则细。成本项目设定表如表8-6所示。

表8-6　成本项目设定表

序号	成本项目
1	水费
2	电费
3	电话费
4	医院取暖费
5	日常保洁费
6	保安服务费
7	电梯服务费
8	水电木工维修承包费
9	其他费用
10	设备日常维修费
11	房屋日常维修费
12	网络信息系统维修费
13	电梯维修费
14	其他维修费
15	工资福利费用
16	商品和服务费用
17	对个人和家庭的补助费用

序号	成本项目
18	固定资产折旧费
19	血费
20	氧气费
21	放射材料
22	化验材料
23	其他卫生材料
24	西药费
25	中成药费
26	中草药费
27	工资福利费用
28	商品和服务费用
29	对个人和家庭的补助费用
30	固定资产折旧费

基于以上信息，设计完全成本法报表如表8-7所示。

表8-7　完全成本法报表

	收入	门诊收入
		住院收入
		医务收入合计
直接材料	变动直接材料	西药费
		中成药
		中草药
		氧气费
		放射材料
		化验材料
		其他卫生材料
		血费
		直接材料成本小计

直接人工	固定直接人工	工资
		对个人和家庭的补助费
		固定直接人工成本小计
	变动直接人工	变动直接人工成本
	合计	直接人工合计
制造费用	固定制造费用	商品和服务费用
		折旧费
		电话费
		电梯维修费
		电梯服务费
		水费
		电费
		行政事务费
		水电木工维修承包费
		保安服务费
		日常保洁费
		房屋日常维修费
		设备日常维修费
		医院取暖费
		其他维修费
		其他费用
		网络信息系统维修费
		护理费
		药剂科
		固定制造费用小计
	变动制造费用	变动制造费用小计
	合计	制造费用合计
成本合计	合计	成本合计
期间费用	固定期间费用	行政管理费
	变动期间费用	变动期间费用
	合计	期间费用合计
损益		损益

基于以上的信息，设计变动成本法报表如表8-8所示。

表8-8　变动成本法报表

收入		门诊收入
		住院收入
		医务收入合计
变动成本	变动直接材料	西药费
		中成药
		中草药
		氧气费
		放射材料
		化验材料
		其他卫生材料
		血费
		变动直接材料小计
	变动直接人工	变动直接人工成本
	变动制造费用	变动制造费用
	变动期间费用	变动期间费用
	合计	变动成本合计
固定成本	固定直接人工	工资
		对个人和家庭的补助费
		固定直接人工小计
	固定制造费用	商品和服务费用
		折旧费
		电话费
		电梯维修费
		电梯服务费
		水费
		电费
		行政事务费
		水电木工维修承包费

续表

固定成本	固定制造费用	保安服务费
		日常保洁费
		房屋日常维修费
		设备日常维修费
		医院取暖费
		其他维修费
		其他费用
		网络信息系统维修费
		护理费
		药剂科
		固定制造费用小计
	固定期间费用	行政管理费
	合计	固定成本合计
损益		损益

三、制定收入归属原则

收入归集的原则见第六章第二节内容,此处不再赘述。

四、确定成本分配基础及分配程序

(一)成本分配方法及层级

因将组织结构分为六类,故成本分配方法采用阶梯分摊法进行逐级分摊。

(二)成本及分配参数选取

成本及分配参数对应表如表8-9所示。

表8-9　成本及分配参数对应表

需要分配的成本科目	对应参数	备注
水费	员工数50%	
	住院人日50%	
电费	使用面积	

需要分配的成本科目	对应参数	备注
信息费	终端数 80%	
	电话数 20%	
电话费	电话数	
医院取暖费	使用面积	
日常保洁费	使用面积	
保安服务费	使用面积	
电梯服务费	使用面积	
水电木工维修承包费	员工数	
其他费用	住院人日 50%	
	门诊人次 50%	
设备日常维修费	住院人日	
房屋日常维修费	员工数	
网络信息系统维修费	住院人日 50%	
	门诊人次 50%	
电梯维修费	员工数 50%	
	住院人日 50%	
其他维修费	员工数 50%	
	住院人日 50%	
办公室	员工数	
保卫科	员工数	
财务科	员工数	
党办	员工数	
基建办	员工数	
绩效考核办	员工数	
其他科室	医务收入	门诊及住院收入
器械材料库	医务收入	门诊及住院收入
人力资源	员工数	
设备科	医务收入	门诊及住院收入

需要分配的成本科目	对应参数	备注
团委	员工数	
物价科	医务收入	门诊及住院收入
洗衣房	员工数	
信息科	终端数80%	
	电话数20%	
医共体	员工数	
远程会诊	医务收入	门诊及住院收入
运营部	医务收入	门诊及住院收入
资产科	医务收入	门诊及住院收入
总务科	使用面积	
总务库	使用面积	
导诊台	门诊人数	
二甲办	员工数	
合作医疗	员工数	
集中供氧	医务收入	门诊及住院收入
救护车司机	医务收入	门诊及住院收入
客服部	医务收入	门诊及住院收入
门诊收费	医务收入	门诊及住院收入
市场开发部	医务收入	门诊及住院收入
医教科	医务收入	门诊及住院收入
院感科	医务收入	门诊及住院收入
质控办	医务收入	门诊及住院收入
住院收费	医务收入	门诊及住院收入
药剂科	门诊药品收入50%	门诊西药、门诊中成、门诊中草、门诊草药颗粒
	住院药品收入50%	住院西药、住院中成、住院中草、住院草药颗粒
药剂科行政	药品收入	门诊及住院药品收入
西成药库	药品收入	门诊及住院药品收入

需要分配的成本科目	对应参数	备注
中草药库	药品收入	门诊及住院药品收入
药采办	药品收入	门诊及住院药品收入
门诊西药房	门诊药品收入	门诊西药、门诊中成、门诊中草、门诊草药颗粒
门诊中药房	门诊药品收入	门诊西药、门诊中成、门诊中草、门诊草药颗粒
住院西药房	住院药品收入	住院西药、住院中成、住院中草、住院草药颗粒
供应室	护理收入	门诊护理类操作、门诊重症监护、门诊新生儿护理、住院护理类操作、住院重症监护、住院新生儿护理、住院Ⅰ级护理、住院Ⅱ级护理、住院Ⅲ级护理
手术室	护理收入	门诊护理类操作、门诊重症监护、门诊新生儿护理、住院护理类操作、住院重症监护、住院新生儿护理、住院Ⅰ级护理、住院Ⅱ级护理、住院Ⅲ级护理
综合护理	护理收入	门诊护理类操作、门诊重症监护、门诊新生儿护理、住院护理类操作、住院重症监护、住院新生儿护理、住院Ⅰ级护理、住院Ⅱ级护理、住院Ⅲ级护理
总护理部	护理收入	门诊护理类操作、门诊重症监护、门诊新生儿护理、住院护理类操作、住院重症监护、住院新生儿护理、住院Ⅰ级护理、住院Ⅱ级护理、住院Ⅲ级护理

成本及分配参数具体值如表 8-10、表 8-11 所示。

表 8-10 成本及分配参数具体值 1

（单位：元）

项目(参数)／部门	水费		电费	信息费		电话费	医院取暖费	日常保洁费	保安服务费	电梯服务费	水电木工维修承包费	其他费用		设备日常维修费	房屋日常维修费	网络信息系统维修费		电梯维修费		其他维修费	
	按员工数50%分配	按住院人日50%分配	按使用面积分配	按终端数80%分配	按电话数20%分配	按电话数分配	按使用面积分配	按使用面积分配	按使用面积分配	按使用面积分配	按员工数分配	按住院人日50%分配	按门诊人次50%分配	按住院人日分配	按员工工数分配	按住院人日50%分配	按门诊人次50%分配	按员工工数50%分配	按住院人日50%分配	按员工工数50%分配	按住院人日50%分配
总计	779	17040	4705.13	173	240	240	4705.13	4705.13	14380.14	4705.13	779	17040	33264	17040	779	17040	33264	779	17040	779	17040
CT室	16		139.32		2	2	139.32	139.32	139.32	139.32	16		1		16		1	16		16	
办公室	27				52	52					27		557		27		557	27		27	
保卫科	4				3	3					4				4			4		4	
病理科	4		155.27		4	4	155.27	155.27	155.27	155.27	4		2		4		2	4		4	
财务科	17				3	3					17				17			17		17	
超声科	18		174.04		3	3	174.04	174.04	174.04	174.04	18				18			18		18	
传染科	13	336	102.59	7	3	3	102.59	102.59	102.59	102.59	13	336	621	336	13	336	621	13	336	13	336
党办	3		92.00		1	1	92.00	92.00	92.00	92.00	3				3			3		3	
导诊台	6				2	2					6				6			6		6	
儿科	21	981	451.58	9	6	6	451.58	451.58	451.58	451.58	21	981	6240	981	21	981	6240	21	981	21	981

续表

项目(参数) 部门	水费 按住院人日数50%分配	电费 按使用面积分配	信息费 按终端数80%分配	信息费 按电话数20%分配	电话费 按电话数分配	医院取暖费 按使用面积分配	日常保洁费 按使用面积分配	保安服务费 按使用面积分配	电梯服务费 按使用面积分配	水电木工维修承包费 按员工数分配	其他费用 按住院人日50%分配	其他费用 按门诊人次50%分配	设备日常维修费 按住院人日分配	房屋日常维修费 按员工工数分配	网络信息系统维修费 按住院人日50%分配	网络信息系统维修费 按门诊人次50%分配	电梯维修费 按员工工数50%分配	电梯维修费 按住院人日50%分配	其他维修费 按员工工数50%分配	其他维修费 按住院人日50%分配
耳鼻喉	65	56.16	3	1	1	56.16	56.16	56.16	56.16	4	65	1110	65	4	65	1110	4	65	4	65
二甲办																				
放射科		255.40	3	3	3	255.40	255.40	255.40	255.40	16				16			16		16	
肺功能室			1	1	1					1				1			1		1	
妇科	499	582.80	11	3	3	582.80	582.80	582.80	582.80	24	499	376	499	24	499	376	24	499	24	499
妇科门诊										6		1148		6		1148	6		6	
肛肠科		20.92	1	1	1	20.92	20.92	20.92	20.92	2		271		2		271	2		2	
高压氧		142.00				142.00	142.00	142.00	142.00			54				54				
供应室护理		159.43				159.43	159.43	159.43	159.43	10				10			10		10	
骨一科	1067	510.07	9	3	3	510.07	510.07	510.07	510.07	13	1067	250	1067	13	1067	250	13	1067	13	1067
骨二科	947	1073.73	8	3	3	1073.73	1073.73	1073.73	1073.73	17	947	276	947	17	947	276	17	947	17	947
骨科门诊		43.92	3	1	1	43.92	43.92	43.92	43.92	2		192		2		192	2		2	

续表

项目(参数)\部门	水费		电费	信息费		电话费	医院取暖费	日常保洁费	保安服务费	电梯服务费	水电木工维修承包费	其他费用		设备日常维修费	房屋日常维修费	网络信息系统维修费		电梯维修费		其他维修费	
	按员工数50%分配	按住院人日50%分配	按使用面积分配	按终端数80%分配	按电话数20%分配	按电话数分配	按使用面积分配	按使用面积分配	按使用面积分配	按使用面积分配	按员工数分配	按住院人日50%分配	按门诊人次50%分配	按住院人日分配	按员工分配	按住院人日50%分配	按门诊人次50%分配	按员工工数50%分配	按住院人日50%分配	按员工工数50%分配	按住院人日50%分配
眉三科	11	537	202.00	8	3	3	202.00	202.00	202.00	202.00	11	537	136	537	11	537	136	11	537	11	537
合作医疗	2				3	3					2				2			2		2	
核磁室	4		136.16	2	2	2	136.16	136.16	136.16	136.16	4				4			4		4	
基建办	2			1	1	1					2				2			2		2	
急诊科	52	40	719.21	10	12	12	719.21	719.21	719.21	719.21	52	40	3564	40	52	40	3564	52	40	52	40
集中供氧	2				1	1					2				2			2		2	
绩效考核办	2				1	1					2				2			2		2	
检验科	32		492.00	6	6	6	492.00	492.00	492.00	492.00	32				32			32		32	
救护车司机													39				39				
康复科	21	721	348.25	4	2	2	348.25	348.25	348.25	348.25	21	721	98	721	21	721	98	21	721	21	721
客服部	4										4				4			4		4	
口腔科	10			8	2	2					10		306		10		306	10		10	

续表

项目（参数）／部门	水费 按员工数50%分配	水费 按住院人日50%分配	电费 按使用面积分配	信息费 按终端数80%分配	信息费 按电话数20%分配	电话费 按电话数分配	医院取暖费 按使用面积分配	日常保洁费 按使用面积分配	保安服务费 按使用面积分配	电梯服务费 按使用面积分配	水电木工维修承包费 按员工数分配	其他费用 按门诊人次50%分配	其他费用 按住院人日50%分配	设备日常维修费 按住院人日分配	房屋日常维修费 按员工数分配	网络信息系统维修费 按门诊人次50%分配	网络信息系统维修费 按住院人日50%分配	电梯维修费 按员工数50%分配	电梯维修费 按住院人日50%分配	其他维修费 按员工数50%分配	其他维修费 按住院人日50%分配
麻醉科	8										8	39			8	39		8		8	
门诊部	12		317.93		21	21	317.93	317.93	317.93	317.93	12	7300			12	7300		12		12	
门诊收费	11		21.00		1	1	21.00	21.00	21.00	21.00	11				11			11		11	
门诊西药房			96.20		1	1	96.20	96.20	96.20	96.20											
门诊中药房			45.88		1	1	45.88	45.88	45.88	45.88											
脑超	2		14.04		1	1	14.04	14.04	14.04	14.04	2				2			2		2	
脑电图			14.03				14.03	14.03	14.03	14.03											
内一科	28	2112	1251.00	13	5	5	1251.00	1251.00	1251.00	1251.00	28	526	2112	2112	28	526	2112	28	2112	28	2112
内二科	23	2147	786.75	11	3	3	786.75	786.75	786.75	786.75	23	827	2147	2147	23	827	2147	23	2147	23	2147
内窥镜	4		142.40		1	1	142.40	142.40	142.40	142.40	4	148			4	148		4		4	
内三科	47	1781	843.47	17	7	7	843.47	843.47	843.47	843.47	47	521	1781	1781	47	521	1781	47	1781	47	1781

续表

项目(参数) 部门	水费 按员工数50%分配	水费 按住院人日50%分配	电费 按使用面积分配	信息费 按终端数80%分配	信息费 按电话数20%分配	电话费 按电话数分配	医院取暖费 按使用面积分配	日常保洁费 按使用面积分配	保安服务费 按使用面积分配	电梯服务费 按使用面积分配	水电木工维修承包费 按员工数分配	其他费用 按住院人日50%分配	其他费用 按门诊人次50%分配	设备日常维修费 按住院人日分配	房屋日常维修费 按员工数分配	网络信息系统维修费 按住院人日50%分配	网络信息系统维修费 按门诊人次50%分配	电梯维修费 按员工数50%分配	电梯维修费 按住院人日50%分配	其他维修费 按员工数50%分配	其他维修费 按住院人日50%分配
内四科	20	1439	523.63	9	3	3	523.63	523.63	523.63	523.63	20	1439	166	1439	20	1439	166	20	1439	20	1439
配镜室	3		148.53	1	1	1	148.53	148.53	148.53	148.53	3		167		3		167	3		3	
皮肤科	3		81.88	2	2	2	81.88	81.88	81.88	81.88	3		757		3		757	3		3	
其他科室																					
器械材料库				3	3	3															
人力资源	3			1	1	1					3				3			3		3	
设备科	6			1	1	1					6				6			6		6	
神经外科	23	1381	1065.92	10	5	5	1065.92	1065.92	1065.92	1065.92	23	1381	43	1381	23	1381	43	23	1381	23	1381
市场开发部	2										2				2			2		2	
手术室护理	13		758.22	4	4	4	758.22	758.22	758.22	758.22	13				13			13		13	

续表

项目(参数)/部门	水费 按员工数50%分配	水费 按住院人日50%分配	电费 按使用面积分配	信息费 按终端数80%分配	信息费 按电话数20%分配	电话费 按电话数分配	医院取暖费 按使用面积分配	日常保洁费 按使用面积分配	保安服务费 按使用面积分配	电梯服务费 按使用面积分配	水电木工维修承包费 按员工数分配	其他费用 按住院人日50%分配	其他费用 按门诊人次50%分配	设备日常维修费 按住院人日分配	房屋日常维修费 按员工工数分配	网络信息系统维修费 按住院人日50%分配	网络信息系统维修费 按门诊人次50%分配	电梯维修费 按员工工数50%分配	电梯维修费 按住院人日50%分配	其他维修费 按员工工数50%分配	其他维修费 按住院人日50%分配
输液室																					
体检科	20				5	5					20		332		20		332	20		20	
团委	1										1				1			1		1	
外一科	23	1317	700.99	12	3	3	700.99	700.99	700.99	700.99	23	1317	851	1317	23	1317	851	23	1317	23	1317
外二科	14	760	391.99	9	4	4	391.99	391.99	67	391.99	14	760	221	760	14	760	221	14	760	14	760
外三科	17	719	325.04	8	3	3	325.04	325.04	325.04	325.04	17	719	243	719	17	719	243	17	719	17	719
物价科	1				1	1					1				1			1		1	
西成药库																					
洗衣房	7		90.59		1	1	90.59	90.59	90.59	90.59	7				7			7		7	
心电图	3		28.06		1	1	28.06	28.06	28.06	28.06	3				3			3		3	
信息科	8				1	1					8				8			8		8	
血流变			14.13		1	1	14.13	14.13	14.13	14.13											

续表

部门 \ 项目(参数)	水费		电费	信息费		电话费	医院取暖费	日常保洁费	保安服务费	电梯服务费	水电木工维修承包费	其他费用		设备日常维修费	房屋日常维修费	网络信息系统维修费		电梯维修费		其他维修费	
	按员工数50%分配	按住院人日50%分配	按使用面积分配	按终端数80%分配	按电话数20%分配	按电话数分配	按使用面积分配	按使用面积分配	按使用面积分配	按使用面积分配	按员工数分配	按住院人日50%分配	按门诊人次50%分配	按住院人日分配	按员工数分配	按住院人日50%分配	按门诊人次50%分配	按员工数50%分配	按住院人日50%分配	按员工数50%分配	按住院人日50%分配
眼科	5	190	100.78	3	1	1	100.78	100.78	100.78	100.78	5	190	961	190	5	190	961	5	190	5	190
药库办																					
药剂科	32		593.45	3	3	3	593.45	593.45	593.45	593.45	32				32			32		32	
药剂科行政																					
医共体																					
医教科	17		186.63	6	6	6	186.63	186.63	186.63	186.63	17				17			17		17	
远程会诊	1			1	1	1					1				1			1		1	
院感科	6			1	1	1					6				6			6		6	
运营部	2			1	1	1					2				2			2		2	
质控办	3			1	1	1			1		3		1		3			3		3	
中草药库																					
中医科	9			2	2	2					9		4919		9		4919	9		9	

续表

项目（参数）部门	水费 按员工数50%分配	水费 按住院人日50%分配	电费 按使用面积分配	信息费 按终端数80%分配	信息费 按电话数20%分配	电话费 按电话数分配	医院取暖费 按使用面积分配	日常保洁费 按使用面积分配	保安服务费 按使用面积分配	电梯服务费 按使用面积分配	水电木工维修承包费 按员工数分配	其他费用 按住院人日50%分配	其他费用 按门诊人次50%分配	设备日常维修费 按住院人日分配	房屋日常维修费 按员工工数分配	网络信息系统维修费 按住院人日50%分配	网络信息系统维修费 按门诊人次50%分配	电梯维修费 按员工工数50%分配	电梯维修费 按住院人日50%分配	其他维修费 按员工工数50%分配	其他维修费 按住院人日50%分配
住院收费	12		96.10		1	1	96.10	96.10	96.10	96.10	12				12			12		12	
住院西药房		1	96.10		1	1	96.10	96.10	96.10	96.10											
资产科	3				1	1					3				3			3		3	
综合护理																					
综合科	5			2	2	2					5	1	1	1	5	1	1	5	1	5	1
总护理部	3				1	1					3				3			3		3	
总务科	13		113.54		6	6	113.54	113.54	113.54	113.54	13				13			13		13	
总务库					1	1															
门诊其他收益中心																					
住院其他收益中心																					

表 8-11　成本及分配参数具体值 2

（单位：元）

部门	医务收入
CT 室	1032690.80
病理科	48753.00
超声科	356344.80
传染科	152882.08
导管室	39781.70
儿科	126187.04
耳鼻喉	122691.94
放射科	261821.24
肺功能室	4969.80
妇科	206878.52
妇科门诊	116143.75
肛肠科	48774.28
高压氧	6862.50
骨一科	567133.19
骨二科	1468701.42
骨科门诊	29650.28
骨三科	378993.54
核磁室	201902.40
急诊科	1083154.74
检验科	1313217.20
康复科	199801.66
口腔科	72550.85
麻醉科	352381.61
门诊部	1113952.13
脑超	23447.20
脑电图	4331.60
内一科	799306.40
内二科	781114.99

续表

部门	医务收入
内窥镜	58953.97
内三科	1173984.53
内四科	532567.75
配镜室	67063.00
皮肤科	64685.38
神经外科	1218347.31
体检科	123213.40
外一科	727588.48
外二科	353540.18
外三科	1386037.67
心电图	56452.20
血流变	13169.40
眼科	423930.01
中医科	1139735.65
综合科	2150.76
门诊其他收益中心	13838.00
住院其他收益中心	104239.29
合计	18373917.64

五、成本分配具体计算及损益表出具

以某医院 CT 室为例来说明成本分配过程。

（一）成本分配概述

一级分摊：公共事业费分摊给所有责任中心；二级分摊：行政管理费分摊给剩余责任中心；三级分摊：医事行政费分摊给剩余责任中心；四级分摊：药学系成本分摊给剩余责任中心；五级分摊：护理类成本分摊给剩余收益中心。

（二）成本分配具体计算过程

1. 一级分摊

将成本汇总表中的公共事业费（虚拟）归集的水、电、暖气、维修、保洁费等各责任中心都会发生的公共费用，按照对应的参数分摊给所有的责任中心，具体见表8-9。

操作过程：

（1）建立公共事业费分摊表，第一列为部门，第一行为公共事业费成本项目，第二行为分摊参数及金额，如表8-12所示。

表 8-12 公共事业费分摊片段 1

（单位：元）

成本项目（参数）\部门	水费			电费		日常保洁费		电梯服务费	水电木工维修承包费		其他费用			设备日常维修费	
	按员工数分摊	按住院人日分摊	按金额分摊	按使用面积分摊	按金额分摊	按使用面积分摊	按金额分摊	按金额分摊	按员工数分摊	按金额分摊	按住院人日分摊	按门诊人次分摊	按金额分摊	按住院人日分摊	按金额分摊
CT室															
办公室															
保卫科															
病理科															
财务科															
超声科															
传染科															
党办															
导管室															
×××															

（2）根据表 8-10 中提供的具体参数值，准确无误地对应到每一个责任中心，设置公式计算分摊金额，按照每个责任中心的权重分摊各个公共事业费项目的金额，如 CT 室分摊项目的金额，住院人日工数占比 50%，住院人日分摊的水费＝CT 室员工总数×水费总金额×50%＋CT 室住院人日÷住院人日总数×水费总金额×50%。公共事业费分摊情况如表 8-13、表 8-14 所示。

表 8-13　公共事业费分摊片段 2

（单位：元）

项目（参数）\部门	水费			电费		日常保洁费		电梯服务费		水电木工维修承包费		其他费用			设备日常维修费		分摊合计
	按员工工数分摊	按住院人日分摊	按金额分摊	按使用面积分摊	按金额分摊	按使用面积分摊	按金额分摊	按使用面积分摊	按金额分摊	按员工工数分摊	按金额分摊	按住院人日分摊	按门诊人次分摊	按金额分摊	按住院人日分摊	按金额分摊	
总计	779	17040	74799.00	14705.13	-998.00	14705.13	85589.30	14705.13	24736.24	779	45000.00	17040	33264	392.00	17040	53450.00	282968.54
CT 室	16		768.15	139.32	-9.46	139.32	810.89	139.32	234.36	16	924.26		1	0.01		0.00	2728.21
办公室	27		1296.26		0.00		0.00		0.00	27	1559.69		557	3.28		0.00	2859.23
保卫科	4		192.04		0.00		0.00		0.00	4	231.07			0.00		0.00	423.11
病理科	4		192.04	155.27	-10.54	155.27	903.73	155.27	261.19	4	231.07		2	0.01		0.00	1577.50
财务科	17		816.16	174.04	0.00	174.04	0.00	174.04	0.00	17	982.03			0.00		0.00	1798.19
超声科	18		864.17	174.04	-11.81	174.04	1012.98	174.04	292.76	18	1039.79			0.00		0.00	3197.89
传染科	13	336	1361.58	102.59	-6.96	102.59	597.11	102.59	172.57	13	750.96	336	621	7.52	336	1053.94	3936.72
党办	3		144.03		0.00		0.00		0.00	3	173.30			0.00		0.00	317.33
号管室		92.00	0.00	92.00	-6.24	92.00	535.47	92.00	154.76		0.00			0.00		0.00	683.99
×××	×	×	×														

表 8-14 一级（公共事业费）分摊后结果

（单位：元）

成本项目 部门	工资福利费用	对个人和家庭的补助费用	固定资产折旧费	商品和服务费用	血费	氧气费	放射材料	化验材料	其他卫生材料	西药费	中成药费	中草药费	对个人和家庭的补助费用	固定资产折旧费	水费	电费	日常保洁费	电梯服务费	水电木工维修承包费	其他费用	设备日常维修费	合计
CT室	126549.93	3072.06	200268.35	0.00			119550.20	0.00	0.00						768.15	-9.46	810.89	234.36	924.26	0.01	0.00	452168.75
×××																						

2. 二级分摊

将表 8-3 中的行政管理部门归集的成本总额，按照对应的参数分摊给除行政管理部门以外的其他责任中心（公共事业费一级分摊后消失，不参与任何后续成本分摊），具体参数见表 8-9、表 8-10。

操作过程：

（1）建立行政管理费分摊表，第一列为部门，第一行为各行政管理部门，第二行为分摊参数及部门费用合计金额。根据表 8-9、表 8-10 所示的参数及参数值一一对应到每个行政管理部门。

（2）分摊原理同一级分摊。如 CT 室分摊的办公室总成本＝CT 室员工数/员工总数×办公室总成本。具体结果见表 8-15。

（单位：元）

表 8-15 二级（行政管理费）分摊后结果

成本项目 / 部门	行政管理费	工资福利费用	商品和服务费用	对个人和家庭的补助费用	固定资产折旧费	血费	氧气费	放射材料费	化验材料	其他卫生材料	西药费	中成药费	中草药费	工资福利费用	商品和服务费用	对个人和家庭的补助费用	固定资产折旧费	水费	电费	日常保洁费	电梯服务费	水电木工维修承包费	其他费用	设备日常维修费	合计
CT室	42937.61	126549.93	3072.06	0.00	200268.35			119550.20		0.00	0.00							768.15	−9.46	810.89	234.36	924.26	0.01	0.00	495106.36
×××																									

3. 三级分摊、四级分摊、五级分摊

原理与一级分摊、二级分摊一样,故不赘述,具体结果见表 8-16、表 8-17、表 8-18。

表 8-16 三级(医事行政费)分摊后结果

（单位：元）

成本项目 部门	行政管理费	医事行政费	工资福利费用	商品和服务费用	对个人和家庭的补助费用	固定资产折旧费	血费	氧气费	放射材料	化验材料	其他卫生材料	西药费	中成药费	中草药费	工资福利费用	商品和服务费用	对个人和家庭的补助费用	固定资产折旧费	水费	电费	日常保洁费	电梯服务费	水电木工维修承包费	其他费用	设备日常维修费	合计
CT室	42937.61	37366.47	126549.93	30072.06	0.00	200268.35			119550.2		0.00	0.00							768.15	-9.46	810.89	234.36	924.26	0.01	0.00	532472.83
×××																										

表 8-17　四级（药剂费）分摊后结果

（单位：元）

成本项目 部门	行政管理费	医事行政费	药剂费	工资福利费用	商品和服务费用	对个人和家庭的补助费用	固定资产折旧费	血气费 氧气费	放射材料	化验材料	其他卫生材料	西药费	中成药费费用	中草药费费用	工资福利费用	商品和服务费用	对个人和家庭的补助费用	固定资产折旧费	水费	电费	日常保洁费	电梯服务费	水电木工维修承包费	其他费用	设备日常维修费	合计
CT 室	42937.61	37366.47	0.00	126549.93	3072.06	0.00	200268.35		119550.20			0.00	0.00						768.15	−9.46	810.89	234.36	924.26	0.01	0.00	532472.83
×××																										

表 8-18 互级(护理费)分摊后结果

（单位：元）

成本项目 部门	行政管理费	医事行政费	药剂费	护理费	工资福利费用	商品和服务费用	对个人和家庭的补助费用	固定资产折旧费	血费	氧气费	放射材料	化验材料	其他卫生材料	西药费	中成药费费用	中中草药费费用	工资福利费用	商品和服务费用	对个人和家庭的补助费用	固定资产折旧费	水费	电费	日常保洁费	电梯服务费	水木工维修承包费	其他费用	设备日常维修费	合计
CT室	42937.61	37366.47	0.00	0.00	126549.93	3072.06	0.00	200268.35			119550.20		0.00	0.00							768.15	-9.46	810.89	234.36	924.26	0.01	0.00	532472.83
×××																												

（三）损益表出具

根据收入汇总表和五级分摊表，将每个责任中心的收入和成本一一对应，按照一定的格式整理成损益表，如表 8-19 所示。

表 8-19 损益表（以 CT 室为例）

成本项目		CT 室	
		金额（元）	占比（%）
收入	门诊收入	708324.80	68.59
	住院收入	324366.00	31.41
	医务收入合计	1032690.80	100.00
人事成本	工资	126549.93	12.25
	对个人和家庭的补助费	0.00	0.00
	人事成本小计	126549.93	12.25
变动成本	西药费	0.00	0.00
	中成药	0.00	0.00
	中草药	0.00	0.00
	氧气费	0.00	0.00
	放射材料	119550.20	11.58
	化验材料	0.00	0.00
	其他卫生材料	0.00	0.00
	血费	0.00	0.00
	变动成本小计	119550.20	11.58
固定成本	商品和服务费用	3072.06	0.30
	折旧费	200268.35	19.39
	电话费	0.00	0.00
	电梯维修费	0.00	0.00
	电梯服务费	234.36	0.02
	水费	768.15	0.07
	电费	−9.46	−0.00
	行政事务费	37366.47	3.62
	水电木工维修承包费	924.26	0.09

续表

成本项目		CT 室	
		金额(元)	占比(%)
固定成本	保安服务费	0.00	0.00
	日常保洁费	810.89	0.08
	房屋日常维修费	0.00	0.00
	设备日常维修费	0.00	0.00
	医院取暖费	0.00	0.00
	其他维修费	0.00	0.00
	其他费用	0.01	0.00
	网络信息系统维修费	0.00	0.00
	固定成本小计	243435.09	23.57
科成本	科成本小计	489535.22	47.40
分摊成本	护理费	0.00	0.00
	药剂费	0.00	0.00
	分摊成本合计	0.00	0.00
总计	成本合计	489535.22	47.40
	毛利	543155.58	52.60
	行政管理费	42937.61	4.16
	损益	500217.96	48.44

第二节
分科(组)经营决策——本量利分析、安全边际、敏感性分析

在医院日常经营的过程中,除了准确地核算成本以外,还需要进行决策。

一、本量利分析

(一)本量利分析概述

本量利分析(Cost-Volume-Profit Analysis,CVP 分析),也叫保本分析或盈亏平衡分析,是一种定量分析方法,在成本性态分析的基础上,以数量化的会计模

式与图解方式来揭示成本、业务量(产量、销售量、销售额)和利润之间的内在联系,为企业预测、决策、控制和分析等提供财务信息。

本量利分析由美国人沃尔特·劳漆斯特劳赫在 20 世纪 30 年代首先提出,最初在美国通用电气、杜邦、通用汽车公司应用,不久后成了大型工商企业的标准作业程序,20 世纪 70 年代末传入我国,引起会计界的瞩目。变动成本法在医院中应用的探讨可追溯到 1986 年(朱敏的《变动成本法在医院应用的探讨》发表于《中国卫生经济》1986 年第 11 期),但长期以来受医疗经济制度的影响未得到重视与发展。

本量利分析是对成本性态分析的发展和延续,它所提供的原理和方法在成本管理会计中有着广泛的用途,企业可以将本量利分析运用于预测、决策、规划和控制等方面。例如,可以进行目标利润的预测和规划;进行生产决策、定价决策及不确定性分析;根据本量利关系编制全面预算,进行成本控制等。医院亦是如此。

本量利的基本关系如下:

总成本 = 固定成本 + 变动成本

边际贡献 = 销售收入 − 变动成本

利润 = 销售收入 − 总成本 = 销售收入 − 变动成本 − 固定成本 = 边际贡献 − 固定成本

这几个公式很好理解,利润就是收入扣除成本的部分,而固定成本是不随销量变动的,变动成本与销售收入会随销量变动,所以这里就引入一个边际贡献的概念,即销售收入扣除变动成本后剩下的部分,也可以理解成在不考虑固定成本的前提下,销量对利润的影响。

边际贡献有两个作用,第一是弥补固定成本,第二是产生利润。如果边际贡献不足以弥补固定成本,那么利润也就不存在,企业会出现亏损。如果我们把销量放在一起考虑,那么此时用单位边际贡献来代替边际贡献可得出下面这个公式:

利润 = 边际贡献 − 固定成本 = 销量 × 单位边际贡献 − 固定成本

这里如果我们再把价格同边际贡献相结合,可以得到以下公式:

单位边际贡献 = 边际贡献/销量 = (销售收入 − 变动成本)/销量 = 销售收入/销量 − 变动成本/销量

因此:

单位边际贡献 = 单价 − 单位变动成本

所以只需要记住一个本量利分析的基本公式即可:

利润 = 销量 × (单价 − 单位变动成本) − 固定成本

如果把单价提取出来,单位变动成本率 = 单位变动成本/单价,那么利润可以改写成:

利润 = (销量 × 单价) × (1 − 单位变动成本率) − 固定成本 = 销售收入 × (1 − 单位变动成本率) − 固定成本

$$边际贡献率 = \frac{边际贡献}{销售收入} = 1 − 变动成本率$$

于是我们可以比较清晰明了地看到本量利之间的关系:产品价格中扣除每个产品的可变成本,通过销售数量实现的边际贡献弥补固定成本后剩余的部分。

如果固定成本一定,那么提高利润可以通过提高销量、提高单价或降低变动成本来实现。

（二）本量利分析的假设

本量利分析是通过对成本、业务量和利润关系的分析,寻求降低成本、提高收入、确保目标利润实现的途径。要运用本量利分析,必须以下列基本假设为前提条件。

1. 成本性态分析假设

假设完成了成本性态分析工作,已将企业的全部成本分解为变动成本与固定成本,并建立了成本预测模型:$y = a + bx$。

2. 相关范围及线性假设

在本量利分析中,通常假设在一定时期和一定业务量范围内,单位变动成本和销售单价是不变的常数,变动成本与生产量、销售收入和销售量之间呈正比线性关系,固定成本总额不变。

这个假设的成立是有条件的,要求企业生产的产品基本上处于成熟期,其售价比较稳定,通货膨胀率非常低。但在市场经济条件下,物价受多种因素的影响,上下波动是不可避免的。因而产品售价就不会表现为假设中的一个常数,如遇到这样的情况,就会使原来计划的销售收入与实际的销售收入之间形成较大的差距。

3. 产销平衡的假设

产销基本平衡,即期初、期末的产成品存货数量不变。这主要是因为产量的变动会影响成本的高低,而销量的变动则会影响收入的多少。在实际经济活动中,产品产销处于两个不同的环节,在当今激烈的市场竞争中要完全实现生产多少就能销售多少是非常困难的,预测的销售量再科学,也可能会由于种种意料不到的因素而与实际销量不一致。

4. 产品品种结构稳定

这一假设仅与同时生产和销售多种产品的企业有关,即在销售多种产品的情况下,各种产品的比例关系不会发生变化。但在实际生活中,不可能始终按同一固定的品种结构模式生产销售产品,一旦品种结构变化很大,而各种产品的盈利水平又不一致,对企业的利润和盈亏平衡点都会产生一定的影响,计划利润与实际利润必然会有较大的差别。

5. 目标利润假设

在西方管理会计学的本量利分析中,利润通常是指息税前利润。在我国没有这个概念,只能从营业利润、利润总额和净利润之中选择一个。考虑到营业利润与成本、业务量的关系比较密切,在本量利分析中可用营业利润代替利润总额,即营业利润等于利润总额。

（三）单一品种本量利关系

我们用单一品种来简要说明本量利关系。所谓单一品种,是指企业仅销售一种产品,但一个企业只生产单一品种的产品是不常见的。

$$息税前利润 = 净利润 + 所得税费用 + 利息费用$$

息税前利润是指不考虑利息费用及所得税费用的利润。本节中若无特殊说明，均用"利润"指代"息税前利润"。单一品种本量利关系公式如下：

$$利润 = 销量 \times（销售单价 - 单位变动成本）- 固定成本$$

这是本量利关系的基本公式，之后的一些公式都是以此为基础进行推导的。

对基本公式进行变形，可以计算出销量：

$$销量 = \frac{利润 + 固定成本}{销售单价 - 单位变动成本}$$

因"销售单价 - 单位变动成本 = 单位边际贡献"，则

$$销量 = \frac{利润 + 固定成本}{单位边际贡献}$$

这一公式的意义在于可以研究企业在想获得目标利润的情况下，销售量应该达到多少，也就是说销量为多少才能实现目标利润，用公式表示为：

$$实现目标利润的销量 = \frac{利润 + 固定成本}{单位边际贡献}$$

在此基础上，计算实现目标利润的销售额，公式如下：

$$实现目标利润的销售额 = 实现目标利润的销量 \times 销售单价 = \frac{利润 + 固定成本}{单位边际贡献} \times 销售单价$$

在盈亏平衡的情况下，销量应该达到多少才能实现盈亏平衡？盈亏平衡的一个重要特点在于利润 = 0，所以盈亏平衡状态下的销量公式如下：

$$盈亏平衡状态下的销量 = \frac{利润 + 固定成本}{单位边际贡献}$$

$$= \frac{0 + 固定成本}{单位边际贡献}$$

$$= \frac{固定成本}{单位边际贡献}$$

知道盈亏平衡状态下的销量，可以计算盈亏平衡状态下的销售额。知道销量后计算销售额，单一产品的企业只需要在销量基础上乘以销售单价。在前面讲述假设条件时销售单价是固定的，所以在盈亏平衡状态下销量公式两边同时乘以销售单价这个常数，公式如下：

$$盈亏平衡状态下的销量 = \frac{固定成本}{单位边际贡献}$$

$$盈亏平衡状态下的销量 \times 销售单价 = \frac{固定成本}{单位边际贡献} \times 销售单价$$

$$盈亏平衡状态下的销售额 = \frac{固定成本}{单位边际贡献} \times 销售单价$$

$$= \frac{固定成本 \times 销售单价}{单位边际贡献}$$

$$= \frac{固定成本 \times 销售单价}{\dfrac{单位边际贡献}{销售单价}}$$

$$= \frac{固定成本}{单位边际贡献率}$$

上述公式可结合图形进行理解,如图 8-1 所示。

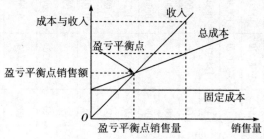

图 8-1　盈亏平衡关系图

图 8-1 中,收入曲线与总成本曲线的交点,就是总收入等于总成本时的盈亏平衡点,从盈亏平衡点向横轴作垂线得到的截距就是盈亏平衡点销售量,从盈亏平衡点向纵轴作垂线得到的截距就是盈亏平衡点销售额。

当收入曲线处于总成本曲线的下方时,说明收入小于成本,企业处于亏损状态,图 8-2 所示左边的划线区域为亏损区。当收入曲线处于总成本曲线的上方时,说明收入大于成本,企业处于盈利状态,图 8-2 所示右边的划线区域为盈利区。

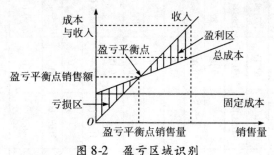

图 8-2　盈亏区域识别

(四)多品种本量利关系

单一品种的本量利关系亦可以扩展到多品种中来,即一般企业生产的产品品种不只是一种,也就是销售组合下的本量利分析。

销售组合是指构成企业销售总量的各类商品(或服务)的数量(或比例)。在进行多种产品(或服务)盈利能力分析时,必须要求销售组合维持不变且不会随着销售总量的变化而变化,如果销售组合发生变化,则会产生多个保本点。

为了判断多种产品的保本点或目标利润,企业必须计算加权平均边际贡献(率)。

加权平均单位边际贡献 =(A 产品的单位边际贡献 × A 产品的销量 + B 产品的单位边际贡献 × B 产品的销量)/(A 产品的销量 + B 产品的销量)= A 产品的单位边际贡献 × A 产品的销量占比 + B 产品的单位边际贡献 × B 产品的销量占比

(五)本量利分析在医院分科(组)经营中的应用

【例 8-1】　本量利分析案例

沿用上一节分科(组)的损益表结果,调整成变动成本法报表结构,如表 8-20 所示。

表 8-20　变动成本法报表范例

	CT室 金额(元)	CT室 占比(%)	病理科 金额(元)	病理科 占比(%)	超声科 金额(元)	超声科 占比(%)	传染科 金额(元)	传染科 占比(%)	导管室 金额(元)	导管室 占比(%)
收入　门诊收入	708324.80	68.59	18452.00	37.85	184221.80	51.70	81266.62	53.16	0.00	0.00
住院收入	324366.00	31.41	30301.00	62.15	172123.00	48.30	71615.46	46.84	39781.70	100.00
医务收入合计	1032690.80	100.00	48753.00	100.00	356344.80	100.00	152882.08	100.00	39781.70	100.00
变动成本　变动直接材料　西药费	0.00	0.00		0.00	707.56	0.20	83223.51	54.44	134.00	0.34
中成药		0.00		0.00		0.00	37664.53	24.64		0.00
中草药		0.00				0.00	0.00	0.00		0.00
氧气费		0.00		0.00		0.00	144.00	0.09	0.00	0.00
放射材料	119550.20	11.58		0.00		0.00		0.00	538.20	1.35
化验材料		0.00			1829.00	0.51		0.00		0.00
其他卫生材料	0.00	0.00	31160.00	63.91			3715.22	2.43		0.00
血费		0.00						0.00		
变动直接材料小计	119550.20	11.58	31160.00	63.91	2536.56	0.71	124747.26	81.60	672.20	1.69
变动直接人工成本	0.00	0.00	0.00	0.00	0.00	0.00	0.00	0.00	0.00	0.00
变动制造费用	0.00	0.00	0.00	0.00	0.00	0.00	0.00	0.00	0.00	0.00
变动期间费用	0.00	0.00	0.00	0.00	0.00	0.00	0.00	0.00	0.00	0.00
变动成本合计	119550.20	11.58	31160.00	63.91	2536.56	71.00	124747.26	81.60	672.20	1.69

续表

		CT室		病理科		超声科		传染科		导管室	
		金额(元)	占比(%)	金额(元)	占比(%)	金额(元)	占比(%)	金额(元)	占比(%)	金额(元)	占比(%)
固定成本	固定直接人工 工资	126549.93	12.25	30347.91	62.25	144133.17	40.45	88206.50	57.70	9351.80	23.51
	对个人和家庭的补助费	0.00	0.00	0.00	0.00	0.00	0.00	0.00	0.00	0.00	0.00
	固定直接人工小计	126549.93	12.25	30347.91	62.25	144133.17	40.45	88206.50	57.70	9351.80	23.51
	商品和服务费用	3072.06	0.30	878.02	1.80	47016.60	13.19	1485.38	0.97	128.10	0.32
	折旧费	200268.35	19.39	3417.90	7.01	135845.50	38.12	1851.42	1.21	7017.28	17.64
	电话费		0.00		0.00		0.00		0.00		0.00
	电梯维修费	0.00	0.00	0.00	0.00	0.00	0.00	0.00	0.00	0.00	0.00
	电梯服务费	234.36	0.02	261.19	0.54	292.76	0.08	172.57	0.11	154.76	0.39
	水费	768.15	0.07	192.04	0.39	861.17	0.24	1361.58	0.89	0.00	0.00
	电费	-9.46	0.00	-10.54	-0.02	-11.81	0.00	-6.96	0.00	-6.24	-0.02
	固定制造费用 行政事务费	37366.47	3.62	2393.92	4.91	15308.69	4.30	8189.64	5.36	1320.12	3.32
	水电木工维修承包费	924.26	0.09	231.07	0.47	1039.79	0.29	750.96	0.49	0.00	0.00
	保安服务费		0.00		0.00		0.00		0.00		0.00
	日常保洁费	810.89	0.08	903.73	1.85	1012.98	0.28	597.11	0.39	535.47	1.35
	房屋日常维修费		0.00	0.00	0.00	0.00	0.00	0.00	0.00	0.00	0.00
	设备日常维修费	0.00	0.00	0.00	0.00	0.00	0.00	1053.94	0.69	0.00	0.00
	医院取暖费	0.00	0.00	0.00	0.00	0.00	0.00	0.00	0.00	0.00	0.00

续表

	CT室 金额(元)	CT室 占比(%)	病理科 金额(元)	病理科 占比(%)	超声科 金额(元)	超声科 占比(%)	传染科 金额(元)	传染科 占比(%)	导管室 金额(元)	导管室 占比(%)
固定成本 固定制造费用 其他维修费	0.01	0.00		0.00		0.00		0.00	0.00	0.00
其他费用		0.00	0.01	0.00	0.00	0.00	7.52	0.00	0.00	0.00
网络信息系统维修费	0.00	0.00	0.00	0.00	0.00	0.00		0.00	0.00	0.00
护理费	0.00	0.00	0.00	0.00	0.00	0.00	8090.08	5.29	51.42	0.13
药剂科	0.00	0.00	0.00	0.00	0.00	0.00	3798.47	2.48	2.72	0.01
固定制造费用小计	243435.09	23.57	8267.33	16.95	201368.69	56.50	27351.72	17.88	9203.63	23.14
固定期间费用 行政管理费	42937.61	4.16	8429.03	17.29	27665.50	7.76	21993.67	14.39	3352.85	8.43
合计 固定成本合计	412922.64	39.98	47044.27	96.49	373167.36	104.71	137551.89	89.97	21908.28	55.08
损益	500217.96	48.44	-29451.27	-60.41	-19959.12	-5.43	-109417.07	-71.57	17201.22	43.24

进行本量利分析，计算出各科室的边际贡献及盈亏平衡点，具体情况如表 8-21 所示。

表 8-21 边际贡献及盈亏平衡点

		CT室 金额(元)	CT室 占比(%)	病理科 金额(元)	病理科 占比(%)
收入	门诊收入	708324.80	68.59	18452.00	37.85
	住院收入	324366.00	31.41	30301.00	62.15
	医务收入合计	1032690.80	100.00	48753.00	100.00

		超声科 金额(元)	超声科 占比(%)	传染科 金额(元)	传染科 占比(%)
收入	门诊收入	184221.80	51.70	81266.62	53.16
	住院收入	172123.00	48.30	71615.46	46.84
	医务收入合计	356344.80	100.00	152882.08	100.00

续表

			CT室 金额(元)	CT室 占比(%)	病理科 金额(元)	病理科 占比(%)	超声科 金额(元)	超声科 占比(%)	传染科 金额(元)	传染科 占比(%)
变动成本	变动直接材料	西药费	0.00	0.00		0.00	707.56	0.20	83223.51	54.44
		中成药		0.00		0.00		0.00	37664.53	24.64
		中草药				0.00		0.00	0.00	0.00
		氧气费		0.00		0.00		0.00	144.00	0.09
		放射材料	119550.20	11.58		0.00		0.00		0.00
		化验材料				0.00		0.00		0.00
		其他卫生材料	0.00	0.00	31160.00	63.91	1829.00	0.51	3715.22	2.43
		血费		0.00		0.00	0.00	0.00		0.00
		变动直接材料小计	119550.20	11.58	31160.00	63.91	2536.56	0.71	124747.26	81.60
	变动直接人工	变动直接人工成本	0.00	0.00	0.00	0.00	0.00	0.00	0.00	0.00
	变动制造费用	变动制造费用	0.00	0.00	0.00	0.00	0.00	0.00	0.00	0.00
	变动期间费用	变动期间费用	0.00	0.00	0.00	0.00	0.00	0.00	0.00	0.00
	合计	变动成本合计	119550.20	11.58	31160.00	63.91	2536.56	71.00	124747.26	81.60
固定成本	固定直接人工	工资	126549.93	12.25	30347.91	62.25	144133.17	40.45	88206.50	57.70
		对个人和家庭的补助费	0.00	0.00	0.00	0.00	0.00	0.00	0.00	0.00
		固定直接人工小计	126549.93	12.25	30347.91	62.25	144133.17	40.45	88206.50	57.70

续表

		CT室		病理科		超声科		传染科	
		金额(元)	占比(%)	金额(元)	占比(%)	金额(元)	占比(%)	金额(元)	占比(%)
固定成本	固定制造费用 商品和服务费用	3072.06	0.30	878.02	1.80	47016.60	13.19	1485.38	0.97
	折旧费	200268.35	19.39	3417.90	7.01	135845.50	38.12	1851.42	1.21
	电话费		0.00		0.00		0.00		0.00
	电梯维修费		0.00		0.00		0.00		0.00
	电梯服务费	234.36	0.02	261.19	0.54	292.76	0.08	172.57	0.11
	水费	768.15	0.07	192.04	0.39	861.17	0.24	1361.58	0.89
	电费	-9.46	0.00	-10.54	-0.02	-11.81	0.00	-6.96	0.00
	行政事务费	37366.47	3.62	2393.92	4.91	15308.69	4.30	8189.64	5.36
	水电木工维修承包费	924.26	0.09	231.07	0.47	1039.79	0.29	750.96	0.49
	保安服务费		0.00		0.00		0.00		0.00
	日常保洁费	810.89	0.08	903.73	1.85	1012.98	0.28	597.11	0.39
	房屋日常维修费	0.00	0.00	0.00	0.00	0.00	0.00		0.00
	设备日常维修费	0.00	0.00	0.00	0.00	0.00	0.00	1053.94	0.69
	医院取暖费		0.00		0.00		0.00		0.00
	其他费用	0.01	0.00	0.01	0.00	0.00	0.00	7.52	0.00
	网络信息系统维修费	0.01	0.00		0.00		0.00		0.00

续表

		CT室		病理科		超声科		传染科	
		金额(元)	占比(%)	金额(元)	占比(%)	金额(元)	占比(%)	金额(元)	占比(%)
固定成本	固定制造费用 护理费	0.00	0.00	0.00	0.00	0.00	0.00	8090.08	5.29
	药剂科	0.00	0.00	0.00	0.00	0.00	0.00	3798.47	2.48
	固定制造费用小计	243435.09	23.57	8267.33	16.95	201368.69	56.50	27351.72	17.88
	固定期间费用 行政管理费	42937.61	4.16	8429.03	17.29	27665.50	7.76	21993.67	14.39
	合计 固定成本合计	412922.64	39.98	47044.27	96.49	373167.36	104.71	137551.89	89.97
损益		500217.96	48.44	-29461.27	-60.41	-19959.12	-5.43	-109417.07	-71.57
边际贡献		913140.60	88.42	17593.00	36.09	353808.24	99.29	28134.82	18.40
盈亏平衡点		466983.30	45.22	130367.16	267.40	375842.71	105.47	747444.60	488.90

【例 8-2】医院结余规划

医院在激烈的竞争环境中，短期内为了应对环境变迁或许可以牺牲部分利益，但从长期来看，必须收回所有的成本并赚取收益，否则生存就会遭到威胁。本量利分析可以非常直观地反映医院的经济状况，为初步制定医院提供最基本的指引。保本点是指医院医疗收入等于医疗支出时的工作量，低于保本点的工作量，高于保本点的工作量医院会产生结余。

$$保本点工作量 = \frac{固定成本}{单位售价 - 单位变动成本}$$

$$保本点医疗收入 = \frac{固定成本}{1 - 变动成本率}$$

$$目标医疗结余 = 目标医疗收入 - 目标业务活动费用 - 目标单位管理费用（不含财政基本补助收入）$$

$$或目标医疗结余 = 目标业务量 × 收费水平 - 目标业务活动费用 - 目标单位管理费用（不含财政基本补助收入）$$

本量利分析图如图 8-3 所示。

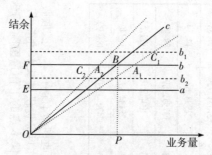

图 8-3　本量利分析图

在一定期间和一定业务量范围内,医院的医疗业务成本、管理费用呈现近似固定性成本的趋势,用平行于横轴的直线 a 表示固定成本,纵轴上的截距 EF 表示目标医疗结余。直线 b 表示在医疗业务成本、管理费用基础上的目标医疗结余,直线 c 表示医疗收入,那么:

$$预计平衡点业务量 = \frac{目标医疗结余 + 目标业务活动费用 + 目标单位管理费用}{收费水平}$$

B 点就是预算盈亏平衡点,P 点就是对应的业务量。

当收费水平提高,收入直线的斜率变大,收入直线与直线 b 的交点为 A_2,可以提前实现目标医疗结余,反之交点变成 A_1,推迟实现目标医疗结余。

如果运营期间的医疗业务成本、管理费用能够有效控制、可以适当降低的话,以目标医疗结余为基础的成本直线就变成了 b_2,与收入直线的交点为 C_2,可以提前实现目标医疗结余,反之交点就变成了 C_1,目标医疗结余的实现就要推迟。

医院变动成本改变

变动成本可能会因许多因素发生改变(如技术进步、物价上涨等),若物价上涨,变动成本增加,则保本点工作量随之提高。

医院固定成本改变

固定成本在一定的范围内不随服务量的增加而增加,然而部分固定成本属于酌量性固定成本,是医院管理者可以在短期内改变的固定成本,因此,固定成本增加则保本点工作量提高,反之则降低。

医院变动及固定成本同时改变

变动成本与固定成本有时候是相互替代的。以自动化设备代替人工为例,某医院拟增购一台 120000 元的自动化电脑设备,使用年限 5 年,无残值,预计增加每月折旧金额 2000 元,由于使用此设备变动成本可以降低 5 元/份的报告成本,经计算,此时保本点工作量由 1100 人次降低为 990 人次。

二、安全边际

安全边际是指企业实际或预计销售量(额)超过盈亏临界点销售量(额)的差额,表明企业的销售量或销售额下降多少还不至于亏损。该指标是正指标,数值越大,意味着现有销售量(额)超出盈亏临界点销售量(额)越多,说明企业盈利越多,发生亏损的可能性就越小,也就越安全;反之,则说明企业经营的安全程度较低。安全边际具体表现形式有以下三种:

（一）安全边际量

安全边际量是实际或者预计销售量超过盈亏临界点销售量的水平，这是一个绝对量指标，是从实物量的角度反映企业经营的安全程度。公式如下：

安全边际量＝实际（预计）销售量－盈亏临界点销售量

（二）安全边际额

安全边际额是实际或者预计销售额超过盈亏临界点销售额的水平，这是一个绝对量指标，是从货币金额的角度反映企业经营的安全程度。公式如下：

安全边际额＝实际或预计销售额－盈亏临界点销售额（保本额）＝（实际或预计销售量－盈亏临界点销售量）×单价＝安全边际量×单价

（三）安全边际率

安全边际率是安全边际量（额）与实际或者预计销售量（额）的比值，这是一个相对量指标，是从比率的角度反映企业经营的安全程度。它适用于比较不同企业或者不同产品生产的安全程度，公式如下：

$$安全边际率 = \frac{安全边际额}{实际或预计销售额} = 1 - 保本作业率$$

根据国内外经验，利用安全边际率判别企业经营安全状态的数据如表 8-22 所示。

表 8-22　企业经营安全状态

安全边际率	10% 以下	10% ~20%	20% ~30%	30% ~40%	40% 以上
安全程度	危险	值得注意	比较安全	安全	很安全

表 8-22 中的安全边际率与安全程度的对应关系只是一个参考，不同行业或不同经营对象与经营环境下，安全边际率与安全等级之间的对应关系会有所不同。而且，安全边际率只是从盈亏角度来评价企业经营的安全性，并不能总括说明企业经营的安全程度。

同样，分科（组）变动成本法报表出具以后，在盈亏平衡的基础上，医院管理者可以适当设定分科（组）的安全边际，以改善经营。

三、敏感性分析

（一）敏感性分析概述

由于成本、单价和销量的波动，以及企业生产能力和生产效率的变化，会让本量利模型的参数发生改变，因此初始的盈亏平衡临界点和正常销量下的利润都会发生变化。如果经营者事先可以知道哪个参数影响大，哪个参数影响小，事先制订相应的经营计划，那么就可以在变化发生时迅速采取相应措施，把经营活动控制在最有利的状态下。因此，进行本量利的敏感性分析，主要目的是确定相关参数发生多大变化时会使企业无法盈利，各参数变化对利润有何影响，以及相关因素变化时如何调整销量以确保目标利润实现等问题。各敏感系数的公式如下：

$$敏感系数 = \frac{目标值变动的百分比}{影响因子变动的百分比}$$

$$销量因素敏感系数 = \frac{\dfrac{变化后利润 - 变化前利润}{变化前利润}}{\dfrac{变化后销量 - 变化前销量}{变化前销量}}$$

$$价格因素敏感系数 = \frac{\dfrac{变化后利润 - 变化前利润}{变化前利润}}{\dfrac{变化后单价 - 变化前单价}{变化前单价}}$$

$$单位变动成本因素敏感系数 = \frac{\dfrac{变化后利润 - 变化前利润}{变化前利润}}{\dfrac{变化后单位变动成本 - 变化前单位变动成本}{变化前单位变动成本}}$$

$$固定成本因素敏感系数 = \frac{\dfrac{变化后利润 - 变化前利润}{变化前利润}}{\dfrac{变化后固定成本 - 变化前固定成本}{变化前固定成本}}$$

（二）敏感系数测算和经营杠杆在医院效益预测中的应用

【例 8-4】 敏感性分析案例

沿用上一节分科（组）的损益表结果，调整成变动成本法报表结构，以内一科举例，见表 8-23，内一科亏损 113089.11 元。

表 8-23　敏感性分析前报表

		内一科			原始金额(元)	变动额(%)
			金额(元)	占比(%)		
收入		门诊收入	42322.94	5.29	42322.94	0.00
		住院收入	756983.46	94.71	756983.46	0.00
		医务收入合计	799306.40	100.00	799306.40	0.00
变动成本	变动直接材料	西药费	356135.66	44.56	356135.66	0.00
		中成药	4465.66	0.56	4465.66	0.00
		中草药	0.00	0.00	0.00	0.00
		氧气费	17252.00	2.16	17252.00	0.00
		放射材料		0.00		0.00
		化验材料		0.00		0.00
		其他卫生材料	68838.34	8.61	68838.34	0.00
		血费		0.00		0.00
		变动直接材料小计	446691.66	55.88	446691.66	0.00
	变动直接人工	变动直接人工成本	0.00	0.00	0.00	0.00
	变动制造费用	变动制造费用	0.00	0.00	0.00	0.00
	变动期间费用	变动期间费用	0.00	0.00	0.00	0.00
	合计	变动成本合计	446691.66	55.88	446691.66	0.00

续表

		内一科		原始金额（元）	变动额（%）
		金额（元）	占比（%）		
固定成本	固定直接人工				
	工资	230236.61	28.80	230236.61	0.00
	对个人和家庭的补助费		0.00		0.00
	固定直接人工小计	230236.61	28.80	230236.61	0.00
	固定制造费用				
	商品和服务费用	6495.34	0.81	6495.34	0.00
	折旧费	8554.39	1.07	8554.39	0.00
	电话费		0.00		0.00
	电梯维修费		0.00		0.00
	电梯服务费	2104.37	0.26	2104.37	0.00
	水费	5979.70	0.75	5979.70	0.00
	电费	-84.90	-0.01	-84.90	0.00
	行政事务费	32451.88	4.06	32451.88	0.00
	水电木工维修承包费	1617.46	0.20	1617.46	0.00
	保安服务费		0.00		0.00
	日常保洁费	7281.28	0.91	7281.28	0.00
	房屋日常维修费		0.00		0.00
	设备日常维修费	6624.79	0.83	6624.79	0.00

续表

			内一科		原始金额(元)	变动额(%)
			金额(元)	占比(%)		
固定成本	固定制造费用	医院取暖费		0.00		0.00
		其他维修费		0.00		0.00
		其他费用	27.39	0.00	27.39	0.00
		网络信息系统维修费		0.00		0.00
		护理费	69091.30	8.64	69091.30	0.00
		药剂科	15893.52	1.99	15893.52	0.00
		固定制造费用小计	156036.52	19.52	156036.52	0.00
	固定期间费用	行政管理费	79430.73	9.94	79430.73	0.00
	合计	固定成本合计	465703.86	58.26	465703.86	0.00
损益			-113089.11	-14.15	-113089.11	0.00
边际贡献			352614.74	44.12	352614.74	0.00
盈亏平衡点			1055656.58		1055656.58	-0.00

分别调整变动成本中的西药费和固定成本中的工资,通过降低西药费成本和工资成本,对科室损益和盈亏平衡点的影响程度可以计算得出:调整后的内一科盈利23283.16元,利润增长了120.59%,盈亏平衡点的收入下降到758738.86元,下降了28.13%,边际贡献增加到458750.40元,增加了30.10%。

表 8-24　敏感性分析后报表

		内一科		原始金额（元）	变动额（元）	变动率（%）
		金额（元）	占比（%）			
收入	门诊收入	42322.94	5.29	42322.94	0.00	0.00
	住院收入	756983.46	94.71	756983.46	0.00	0.00
	医务收入合计	799306.40	100.00	799306.40	0.00	0.00
变动成本	变动直接材料	西药费	250000.00	31.28	356135.66	-106135.66	-29.80
		中成药	4465.66	0.56	4465.66	0.00	0.00
		中草药	0.00	0.00	0.00	0.00	
		氧气费	17252.00	2.16	17252.00	0.00	0.00
		放射材料		0.00		0.00	
		化验材料		0.00		0.00	
		其他卫生材料	68838.34	8.61	68838.34	0.00	0.00
		血费		0.00		0.00	
	变动直接材料小计	340556.00	42.61	446691.66	-106135.66	-23.76
	变动直接人工成本	0.00	0.00	0.00	0.00	
	变动制造费用	0.00	0.00	0.00	0.00	
	变动期间费用	0.00	0.00	0.00	0.00	
	变动成本合计	340556.00	42.61	446691.66	-106135.66	-23.76

续表

			内一科		原始金额(元)	变动额(元)	变动率(%)
			金额(元)	占比(%)			
固定成本	固定直接人工	工资	200000.00	25.02	230236.61	−30236.61	−13.13
		对个人和家庭的补助		0.00		0.00	
		固定直接人工小计	200000.00	25.02	230236.61	−30236.61	−13.13
	固定制造费用	商品和服务费用	6495.34	0.81	6495.34	0.00	0.00
		折旧费	8554.39	1.07	8554.39	0.00	0.00
		电话费		0.00		0.00	
		电梯维修费		0.00		0.00	
		电梯服务费	2104.37	0.26	2104.37	0.00	0.00
		水费	5979.70	0.75	5979.70	0.00	0.00
		电费	−84.90	−0.01	−84.90	0.00	0.00
		行政事务费	32451.88	4.06	32451.88	0.00	0.00
		水电木工维修承包费	1617.46	0.20	1617.46	0.00	0.00
		保安服务费		0.00		0.00	
		日常保洁费	7281.28	0.91	7281.28	0.00	0.00
		房屋日常维修费		0.00		0.00	
		设备日常维修费	6624.79	0.83	6624.79	0.00	0.00

续表

			内一科		原始金额（元）	变动额（元）	变动率（%）
			金额（元）	占比（%）			
固定成本	固定制造费用	医院取暖费		0.00		0.00	
		其他维修费		0.00		0.00	
		其他费用	27.39	0.00	27.39	0.00	0.00
		网络信息系统维修费		0.00		0.00	0.00
		护理费	69091.30	8.64	69091.30	0.00	0.00
		药剂科	15893.52	1.99	15893.52	0.00	0.00
		固定制造费用小计	156036.51	19.51	156036.51	0.00	0.00
	固定期间费用	行政管理费	79430.73	9.94	79430.73	0.00	0.00
		固定成本合计	435467.24	54.47	465703.85	-30236.61	-6.49
合计			23283.16	2.91	-113089.11	136372.27	-120.59
损益			458750.40	57.39	352614.74	106135.66	30.10
边际贡献			758738.86		1055656.58	-296917.72	-28.13
盈亏平衡点							

第九章

产品级成本核算——医疗服务项目成本、患者成本、单病种成本、DRGs 病种（组）成本

第六章至第八章分科经营成本核算的成本信息需求（目的）是单位整体（医院）和内部组织部门的绩效评价，因此单位整体（医院）和内部组织部门就是成本核算对象；而本章主要针对的是医院产品级的成本核算问题。

产品级的成本核算的对象就是医疗服务项目成本、患者成本以及单病种成本、DRGs 病种（组）成本等。

第一节
医院成本核算与医保、商保、物价、DRGs 的关系

医院的成本核算与管理和医保、物价密不可分。成本核算的终极目的是如何取得经济效益，因此这就与产品（服务）的定价、收入的取得紧密相连，为此我们要进一步探查医保付费方式和物价定价方式。

一、医保付费方式、商保概述

（一）医保付费方式概述

不同的医疗保险的付费方式对社会和人们造成不同的影响，合理的付费方式能保障患者的就医治疗，因此医保付费方式对个人和医院来说都是非常重要的。当前医保付费方式有以下几种：

1. 按医疗服务项目付费

这是我国运用最早、最广泛的付费方式，属于事后付费。该种付费方式会造成医疗费用难以控制、不断上涨等问题。政府当前主导的 DRGs 医保付费方式改革就是在医疗费用不断上涨的情况下推出的，希望能达到患者、医院和政府三方满意的效果。

2. 总额预付费制

该付费方式是由医保机构与医院协商好后确定一年的总额预算，不论实际医疗费用有多少，都以这个总额为标准由医保机构向医院付费，并且医院必须保证提供符合规定的医疗服务。

3. 按人头付费

该付费方式主要是根据医院提供医疗服务的人口数量来规定每个人医疗费用结算的定额标准，其实质是一种预付制。它的好处是管理较简单且费用低，并能自觉控制费用。缺点是病情较于简单的患者更容易被医院所接受，病情复杂的患者有可能会被医院推诿。

4. 按平均定额付费

该付费方式也叫按服务人次付费，医保机构和医院事先就确定好门诊和住院人次的平均定额标准费用，并按照此标准来进行结算。当费用低于标准时，就按实际费用结算；当费用高于标准时，在经过定额标准结算后，超出标准并符合条件的部分，由双方按比例分担。这一支付方式比较简单，管理要求也比较低，并且不会影响医疗服务质量，但有可能导致由于人次过多而降低服务质量的事件出现。

5. 按单病种、DRGs 病种（组）付费

该付费方式实际就是按诊断疾病分类来定额结算支付，它是最直接、最有效率的一种付费方式，缩短了大量的时间并提高了工作效率。但其缺点是管理要求以及成本过高，全面实施太难。

综上所述，我国的医保付费方式多种多样，但是每种付费方式都各有利弊，如何保证患者的就医质量就是比较关键性的一个问题，单一的付费方式很难达到想要的效果。

（二）医保付费方式演变

2018 年至今，中国医保改革向纵深方向发展，国家医保局成立，并且 2019 年政府再次强调医保不能成为"唐僧肉"，要开展全面检查，可见医保的重要性。

医院的收入从付费的角度来看，源于"医保付费"和"患者自付"两方面，"医保付费"占比大，"患者自付"占比小，"医保付费"对医院影响大。

医保付费方式虽然种类多，但经历了一个不断演变的过程（见图9-1），而且是针对以下四个因素进行的调整。

（1）计价单位：按项目付费或按病种付费。

（2）付费标准：由国家统一定价或由医院的医疗服务成本及历史数据决定。

（3）质量标准：改由医保机构把关，质量规范更加严密。

（4）付费时机：由后付转向预付。

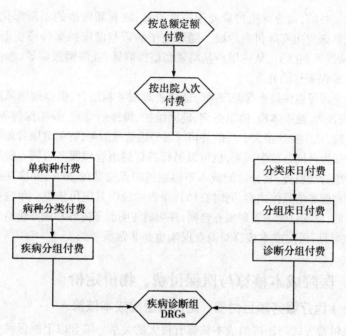

图 9-1　医保付费方式演变

（三）医保付费方式的差异

以阑尾切除术为例，具体情况见表 9-1。

表 9-1　阑尾切除术医保付费方式的差异

制度名称	分项名称及人数	费用(元)	计价方法及影响
论量计酬(FFS)	阑尾切除，398 人 (无统一定义)	6188(最低) 697702(最高)	回溯分析，多做多赚 竞相冲量，总额对付
论病例计酬 (case payment)		35725(定额)	前瞻讨价，一步到位 机巧暗伏，难以为继
疾病诊断组合 (DRGs)	阑尾切除，398 人 (DRGs164-167) 复杂诊断有 CC，21 人 复杂诊断无 CC，89 人 单纯诊断有 CC，19 人 单纯诊断无 CC，269 人	31732(平均) 99816(平均) 37764(平均) 58318(平均) 26545(平均)	前瞻定价，多做多亏 信息透明，集约公平 规避取巧，管理见重

（四）商业保险

现阶段，医保是医院收入的主要来源，但将来商业保险也会成为医院的主要收入来源。目前,商业保险付费处于初期阶段,随着新医改的不断深化,商业保险将进入临床应用实际付费阶段。随着电子病历与健康档案持续更新,从院内到院外,从线下到线上,从三甲到基层紧密型医联体、互联网医院等,都在加速商业保险对医保不足的补充。

保险公司可以将健康保险产品与健康管理服务相结合,提供健康风险评估和干预、疾病预防、健康体检、健康咨询、健康维护、慢性病管理、养生保健等服务,降低健康风险,减少疾病损失。保险公司开展健康管理服务,有关健康管理服务的内容可以在保险合同条款中列明,也可以另行签订健康管理服务合同。健康保险产品提供健康管理服务,其分摊的成本不得超过净保险费的20%,并应在条款中明确健康管理服务的具体内容,同时在精算报告中说明其定价依据。单独提供健康管理服务的,应签订健康管理服务合同,并明确注明服务内容和服务价格。

由此可见,医院成本核算对商业保险也是非常重要的。

二、医院成本核算与医保付费、物价定价

(一)医疗服务项目付费、定价与医院成本核算

医保付费方式与医院的成本核算有很大的关系。综合以上医保付费方式来看,除了按服务项目付费以外,其余都是打包付费。

类比企业的成本核算方式,医院的几千甚至上万项医疗服务项目就是企业的"产品",只不过这种"产品"没有库存,提供医疗服务的同时,"产品"也就消费完毕,而医保付费方式中医疗服务项目付费这种最原始的方式,就是把医疗服务项目作为一个个"产品",汇总到一个患者身上,由医保机构付费。

同时,医疗服务项目的定价由政府物价局管制,医院无定价权,而物价部门又无法真实核算每一家医院的医疗服务项目成本,故而长期以来"价格与价值"不符,医院则在该种支付方式下对一个患者进行重复检查,造成医疗费用不断攀高。医生利用高毛利、高边际贡献的医疗服务项目赢得医院利润,长期以来的"以药养医""以技养医",源头就在于此。而真实体现医生技术价值的"智力成果"和"手工劳动"的医疗服务项目的定价处于低位,所以医疗行业的问题就演变成了一个很严重的问题,说到底是医院成本核算出了问题,不过近期的医疗改革正在回归价值正道,逐步解决此类问题。

所以医院成本信息需求(目的)所确定的"产品"级别的成本核算对象就是医疗服务项目,也就是《事业单位成本核算基本指引》中公共服务或产品定价的第一个层面。该层面的成本核算将要解决的是医疗服务项目的定价以及医保机构对于医疗服务项目打包于一个患者身上的付费问题。

(二)医保付费方式除医疗服务项目外的"产品"与医院成本核算

医院"产品"级别的成本核算,除医疗服务项目定价和医疗服务项目打包于一个患者身上的付费外,剩下的就是医保机构对于按患者所患疾病的以"DRGs

病种(组)"为主的付费方式,类似于将若干医疗服务及其他分组打包的付费方式。医院要根据医保付费方式的演化进行有目的的成本核算。基于此种目的,可以将医疗服务项目成本核算得到的各医疗服务项目作为"半成品",进行组合后形成"产成品"。

其成本核算逻辑是:第一,核算出医疗服务项目成本,因每一个患者疾病的治愈,是借助药品、材料和若干个医疗服务项目得以实现的;第二,核算出每一个出院患者的单个患者成本;第三,将患者按病种进行分类,得到单病种成本;第四,将每个单病种按照 DRGs 分组,核算出 DRGs 病种(组)成本,再与 DRGs 病种(组)付费进行比较,以确认其经济效益。要核算 DRGs 病种(组)成本需要 DRGs 分组器,所以目前 DRGs 尚未大规模实施,DRGs 病种(组)成本的取得较难。

表9-2　单病种与 DRGs 病种(组)的区别

单病种	DRGs 病种(组)
没有解决并发症的问题,满足单病种付费的打包都是不含并发症的;单病种对并发症的界定没有明确标准,因此医生对并发症的判定有自主权	结合个体特点,包含年龄、性别、并发症、伴随疾病、手术、操作、转归、住院天数及出院状况等条件,因此针对并发症有严格的定义与分级
单病种只适合某些外科疾病,内科疾病很少有打包收费的成功案例	没有科别区分,是以诊断为基础的疾病大类划分,内科、外科综合打包收费
单病种覆盖医院住院总费用有限,其覆盖费用一般不超过医院住院费用的10%	将病人病情和医疗资源消耗相统一的分类系统,对医疗服务进行客观的评价,进而为前瞻性付费制度(Prospective Payment System,PPS)奠定基础;理论上可覆盖医院住院总费用的100%
单病种如果做到穷尽,可能会产生几万种甚至更多病种,如此庞大的数字将产生高昂的医院与卫生行政部门管理费用	国际上的 DRGs 病种(组)一般不超过1000种,管理成本可控

归根结底,每一个出院患者的单个患者成本的核算是医保付费方式除医疗服务项目外的"产品"成本核算的关键。

(三)医保付费方式与成本核算期间

医保机构的付费周期一般为按月、按出院患者进行结算,而医院是按照权责发生制按月进行成本核算。

医保机构的付费周期类似于企业的订单生产制度,一个患者就是一个"订单",完成一批"订单"以后,进行结算,所以如果从患者角度来讲的话,其核算周期就是"订单"的完成期,故而核算患者成本要以疾病治愈出院为周期。

第二节
医保付费与 DRGs

医保付费转向 DRGs，我们就不得不了解 DRGs。

一、何谓 DRGs

所谓 DRGs，即疾病诊断相关分组（Diagnosis Related Groups），以住院病人的诊断、手术或处置作为分组和组合的依据，把对病人的诊断或治疗与医疗费用关联起来，并结合个体特点，如年龄、性别、并发症、伴随疾病、手术、操作、转归、住院天数及出院状况等条件，同时考虑医疗资源使用的情形，将住院病人分为若干群组进行管理的方法与体系。

DRGs 分组包含疾病严重程度和复杂性、工作效率、医疗安全和医疗资源使用强度，实质是将临床过程相近、费用消耗相似的病人划归一个 DRGs 疾病组。

DRGs 是将病人病情和医疗资源消耗相统一的分类系统。以 DRGs 为基础，可以对医疗服务进行客观的评价，进而为前瞻性付费制度奠定基础。通过事前制定给付权重的方式，除特殊个案外，原则上同一群组个案都采用相同的支付标准。

● DRGs，即疾病诊断相关分组（Diagnosis Related Groups）

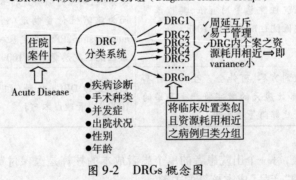

图 9-2　DRGs 概念图

二、DRGs 有关名词

（1）MDC（Major Diagnostic Categories），主诊断分类。

（2）ICD（International Classification of Diseases），国际疾病分类。

（3）ADRGs（Adjacent Diagnosis Related Groups），相似疾病诊断群组。

（4）C. C（Complication & Comorbidity），并发症。

（5）MCC（Major C. C），主要的并发症。

三、DRGs 有关内容

（一）DRGs 基本架构

DRGs 的基本架构如图 9-3 所示。

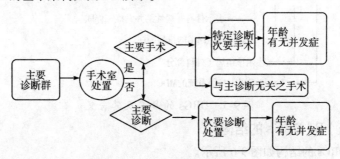

图 9-3　DRGs 基本架构图

（二）DRGs 分组过程

DRGs 的分组过程如图 9-4 所示。

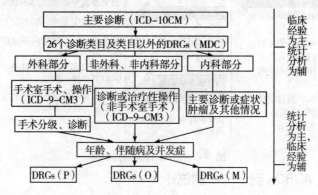

图 9-4　DRGs 分组过程图

（三）DRGs 编码过程

CN 版本的 CN-DRGs 所有的 DRG 编码由 4 位码组成。

（1）第一位码为英文字母，A ~ Z 分别表示 26 个 MDC（Major Diagnostic Categories）主诊断分类。

（2）第二位码为英文字母，表示 DRG 组的类型。

A、B、C、D、E、F、G、H、J 这 9 个字母表示外科部分；K、L、M、N、P、Q 这 6 个字母表示非手术室手术部分；R、S、T、U、V、W、X、Y、Z 这 9 个字母表示内科部分。

（3）第三位码为阿拉伯数字（1~9），为 DRG 组的顺序码。

（4）第四位码为阿拉伯数字，表示是否有并发症和伴随病。

"5"表示不伴并发症和伴随病；"3"表示伴有一般性的并发症和伴随病；"1"表

示伴有严重的并发症和伴随病；"7"表示死亡或转院；"9"表示未作区分的情况。

（四）DRGs 的命名及其含义

以 Ba43 为例，其具体含义如图9-5 所示。

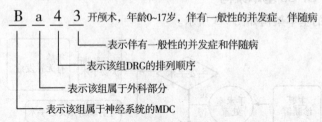

图 9-5　DRGs 的命名及其含义

（五）BJ-DRGs 的结构

BJ-DRGs 的结构如图 9-6 所示。

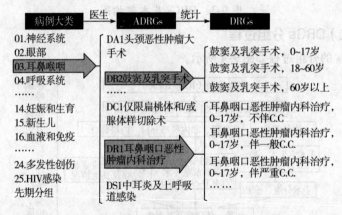

图 9-6　BJ-DRGs 的结构

（六）ADRGs 到 DRGs 的统计

ADRGs 到 DRGs 的统计如图9-7 所示。

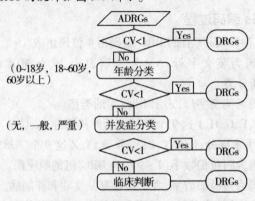

图 9-7　ADRGs 到 DRGs 的统计

(七) DRGs 权重与费用预算

DRGs-PPS 控制费用的基本原理,见以下公式:

$$某人\ DRG\ 的权重(Weight) = \frac{该\ DRG\ 中病例的例均费用(或成本)}{本地区所有病例的例均费用(或成本)}$$

$$DRG\ 费率(Rate) = \frac{本地区今年住院医疗费用预算总额}{\sum_{i=1}^{n}(DRG_i\ 的权重 × 上一年该\ DRG\ 的病例数)}$$

$$某\ DRG\ 预算医疗费用 = DRG\ 费率 × 该\ DRG\ 的权重$$

(八) CMI (病例组合指数) 的定义

病例组合指数(Case Mix Index,简称 CMI),是指一种病例的分类体系,用来界定不同医疗照护中的各类病人,是描述医院所处置病例的类别及其数量的概念。CMI 用于衡量医院处理病例资源耗用度,是体现医院所处理病例复杂度的指标。

应用 CMI 指标,可评估医疗院所处致病患的疾病严重度,并探讨与医疗资源耗用之相关性。若医院处理 DRG 权重高的病人较多,则 CMI 会升高,表示医院处理的病患复杂度较高,故计算医院的 CMI 值可验证不同等级的医院处置病人的平均资源耗用是否相同,因而可作为医院分级的辅助工具,亦可作为保险单位医疗审查之参考。

$$病例组合指数(CMI) = \frac{\sum(某\ DRG\ 权重 × 该医院 / 该\ DRG\ 的病例数)}{该医院 / 该学科的病例数}$$

(九) 医疗资源耗用率 (Base Rate)

反映病例组合指数分布合理性的指标,是指该医院 CMI 值为 1 时的资源耗用情形,由 Base Rate 可看出个别医院在该群医院中资源耗用的管理效率,耗用率越低,表示医院管理效率越高,反之则越低。因此,有关 Base Rate 的管理应用能供给各层级医院当作自我管理的标杆。

$$Base\ Rate = 所有个案的平均费用 / CMI\ 值$$

四、实施 DRGs 的意义

DRGs 受到全球医疗体系如此广泛的重视,主要因为 DRGs 具有三项重大的意义。

(一) 重新定义医院的"产品"

以往医院若提供更多的检验、检查、X 光照射、药物、医师处置,让患者多住几天,就被认为是有效率的医院。DRGs 则认为,患者的疾病问题必须处理完成或告一段落(康复或转复健、长期照护,甚至不幸死亡),才是医院的"产品"。所以涉及医院成本核算,医疗服务项目既是"产品"也是"半成品",从 DRGs 的角度来说,则是由"半成品"再组成"产成品"。

(二) 合理分配保险方与医疗提供者间的 (财务) 风险

一年会有多少人患上盲肠炎、血友病等流行病,其风险由保险方承担(在大数法则下,这些患者的发病率近乎为常数,甚少变动)。而应如何以最好的质量及最高的效率将患者照护好，是技术的风险，由医疗提供者承担。

没有 DRGs 之前，这些风险全由保险方承担；若实施总额付费，则全由医疗提供者承担。这两种方式均不公平，而 DRGs 能合理分配保险方与医疗提供者间的风险。

（三）打包支付确保性价比

DRGs 实行打包付费，所有项目均包含在内，药物也是如此。因此就没有所谓的"药价黑洞"，医院不会采用"最好、最贵的"，而是会采用一定质量（质量不好则无法将病人照顾好）、最便宜的（所谓 CP 值最高的）材料及药品来治疗疾病。

五、导入 DRGs 的目的

（1）激励医院加强医疗质量管理，迫使医院为获得利润主动降低成本，缩短住院天数，减少诱导性医疗费用支付，有利于费用控制。

（2）有效地降低了医疗保险机构的管理难度和费用。

（3）有利于宏观预测和控制医疗费用。

（4）为医疗质量的评估提供了一个科学的、可相互比较的分类方法。

（5）医疗保险的付费方不再是按照患者在院的实际花费（即按服务项目）付费，而是按照病人疾病种类、严重程度、治疗手段等条件所分入的疾病相关分组付费。

第三节
产品级成本核算方法引用概述

工业企业产品级成本核算是为了定价，而《事业单位成本核算基本指引》中公共服务或产品定价只是工业企业产品级成本核算的一个特例，并且医院的产品级成本核算在提供医疗服务的同时就形成"产品"，而不形成存货，同时也就形成了收入费用表中的业务活动费用，即工业企业的销货成本。

工业企业产品成本核算的基本方法同样适用于医院计算医疗服务项目成本和患者成本，而单病种成本、DRGs 病种（组）成本和诊次、床日成本一样，类似于一种平均成本。

先以工业企业为例，解释产品级成本核算的有关方法，并将其原理引入医疗行业。

一、产品成本计算方法的确认

由于生产特征不同、管理要求不同，成本计算的对象、成本计算期和生产费用在完工产品和未完工产品之间的分配不同。选择成本计算方法，主要从企业生产的特点和管理的要求两个方面出发。

　　虽然不同生产类型的工业企业的特点千差万别,产品多种多样,规模有大有小,生产周期有长有短,但按照工业生产的一般特点,可作如下分类。

(一)生产工艺和管理要求对成本计算的影响

按生产工艺分类的工业企业生产类型如图9-8所示。

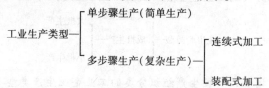

图9-8　按生产工艺分类的工业企业生产类型

1.单步骤生产

单步骤生产(也叫简单生产),是指生产工艺过程不能间断、不能分散在不同地点进行的生产。特点:工艺技术简单,生产周期较短,生产不能分散进行,通常只能由一个企业或一个车间独立完成。如发电、采掘、供水、供气、铸造等工业的生产。这些企业一般产品品种稳定,没有自制半成品或其他中间产品。

2.多步骤生产

多步骤生产(也叫复杂生产),是指生产工艺过程是由若干个可以间断的、分散在不同地点、分别在不同时间进行的生产步骤所组成的生产。特点:生产周期一般较长,工艺较复杂,生产由多个车间或多个企业协作进行,产品品种不是单一的,有自制半成品或中间产品。多步骤生产按其产品的加工方式,可以分为:

(1)连续式加工生产,其过程如图9-9所示。

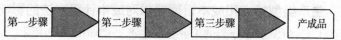

图9-9　连续式加工生产过程

连续式加工生产是指原材料投入生产到产品完工,要依次经过各生产步骤的连续加工的生产。前一步骤完成的半成品,是后一步骤的加工对象,直到最后一个生产步骤完成才能生产出产成品。如纺纱厂:纺纱→织布→印染→整理。再如钢铁厂:矿石→炼铁→炼钢→轧钢。

(2)装配式加工生产,其过程如图9-10所示。

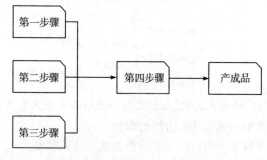

图9-10　装配式加工生产过程

装配式加工生产是先将原材料平行加工,制造成零件、部件,然后将零件、部件装配成产成品。如机械、仪表、汽车等的生产。

（二）生产组织和管理要求对产品成本计算的影响

按生产组织分类的工业企业生产类型如图 9-11 所示。

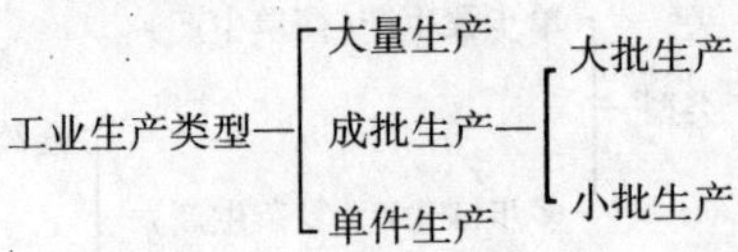

工业生产类型 — 成批生产 — 大量生产
　　　　　　　　　　　　大批生产
　　　　　　　　　　　　小批生产
　　　　　　　　单件生产

图 9-11　按生产组织分类的工业企业生产类型

1. 大量生产

大量生产是指不断地大量重复生产相同产品的生产。特点:产品品种少,产量较大。如纺织品、面粉等的生产。

2. 成批生产

成批生产是按照事先规定的产品批别和数量进行的生产。特点:产品品种较多,产量较大,生产具有重复性。如服装、机械的生产。

（1）大批生产:产品批量较大,往往重复生产,性质上接近大量生产。

（2）小批生产:产品批量较小,一批产品一般可同时完工,性质上接近单件生产。

3. 单件生产

单件生产是根据订货单位的要求,生产个别的、性质特殊的产品的生产。特点:产品品种多,产量少,重复性少。如船舶、飞机、重型机器制造等。

（三）生产类型特点和成本管理要求对成本计算方法的影响

按生产工艺、组织汇总分类的工业企业生产类型如图 9-12 所示。

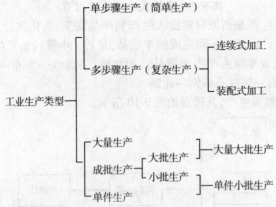

图 9-12　按生产工艺、组织汇总分类的工业企业生产类型

1. 产品生产类型对成本计算方法的影响

大量大批单步骤生产应以产品品种作为成本计算对象。

大量大批多步骤生产应以产品品种或生产步骤作为成本计算对象。

单件、小批量生产应以产品批次、件别作为成本计算对象。

2. 产品生产类型对成本计算期的影响

大量大批生产应以会计报告期作为成本计算期。

单件、小批量生产应以生产周期作为成本计算期。

3. 对生产费用在完工产品和未完工产品之间分配的影响

单步骤生产不需要分配。

大量大批多步骤生产需要分配。

单件、小批量生产不需要分配。

4. 成本管理要求对成本计算方法的影响

企业确定产品成本计算方法,不仅要考虑生产特点对产品成本计算方法的影响,还必须根据企业成本管理的要求,选择合适产品的计算方法。

二、产品成本计算方法分类

产品成本计算方法的分类如图 9-13 所示。

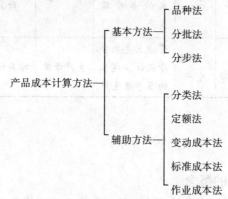

图 9-13　产品成本计算方法的分类

产品成本计算的基本方法有品种法、分批法、分步法,区分的标志是成本计算对象。

分类法、定额法、变动成本法等是产品成本计算的辅助方法,只能和成本计算的基本方法结合运用。

品种法是以产品品种作为成本计算对象的计算产品成本的方法;分批法是以产品批次或订单作为计算对象的计算产品成本的方法;分步法是按产品生产步骤计算产品成本的方法。

产品成本计算方法的确定见表9-3。

表9-3 产品成本计算方法的确定

成本计算方法	生产组织	企业类型	生产工艺过程	生产工艺过程和管理要求	成本计算对象	成本计算期间	生产费用在完工产品与在产品之间的分配
品种法	大量大批生产	发电、采掘等	单步骤生产	单步骤生产或管理上不要求分步骤计算成本的多步骤生产	产品品种	按月计算	一般不需要分配
分批法	单件小批生产	船舶、机械制造等	多步骤生产	单步骤生产或管理上不要求分步骤计算成本的多步骤生产	批别（订单）	按生产周期计算	一般不需要分配
分步法	大量大批生产	炼钢、纺织等	多步骤生产	管理上要求分步骤计算成本的多步骤生产	生产步骤	按月计算	需要采用一定方法进行分配

三、品种法

（一）品种法的概念

品种法是以产品品种作为成本计算对象来归集生产费用，计算产品成本的方法。品种法主要适用于大量大批单步骤生产，或者大量大批多步骤生产但管理上不要求按照生产步骤计算产品成本的企业的成本核算。

（二）品种法的特点

（1）以产品品种作为成本计算对象，并据以设置产品成本明细账归集生产费用，计算产品成本。

（2）成本计算期与会计报告期一致，即按月定期计算产品成本。

（3）月末一般有完工产品和在产品之间的成本分配。

（三）品种法的成本计算程序

品种法的成本计算程序如图9-14 所示。

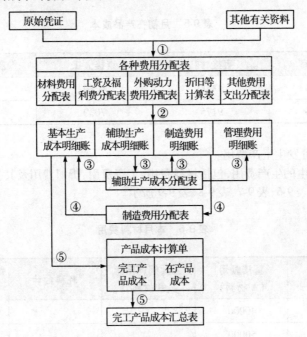

图9-14 品种法成本计算程序

（四）品种法举例——以工业企业为例

某工业企业为大量大批单步骤生产企业,设有一个基本生产车间,大量生产甲、乙两种产品;另设有供水、机修两个辅助生产车间,为全厂提供产品和劳务。辅助生产之间相互提供的产品和劳务,采用计划成本分配法。

1. 基本资料

月末在产品完工程度均为50%。原材料均为生产开始时一次投入。该企业××年9月份成本有关资料如下:

（1）产量资料。

产量资料如表9-4 所示。

表9-4 产量资料

（单位:件）

产品名称	月初在产品	本月投入	本月完工产品	月末在产品
甲产品	50	700	450	300
乙产品	70	580	650	0

（2）月初在产品成本。

月初的在产品成本如表9-5所示。

表9-5　月初在产品成本

（单位：元）

产品名称	直接材料	直接人工	制造费用
甲产品	10000	4080	6186
乙产品	9175	7030	3034

（3）本月发生生产费用。

本月发生的生产费用，包括材料费用、工资费用、折旧费用及其他费用资料，具体情况如表9-6、表9-7、表9-8、表9-9所示。

表9-6　本月材料费用

（单位：元）

领料用途	直接领用 （A材料）	共同耗用 （B材料）	耗料合计	每千克B材料 定额用量
甲产品	40000			1000
乙产品	50000			1100
小计	90000	21000	111000	
基本生产车间一般耗用	5000		5000	
机修车间	14000		14000	
供水车间	6000		6000	
合计	115000	21000	136000	

表9-7　本月工资费用

（单位：元）

人员类别	应付职工薪酬
产品生产工人	19380
机修车间	11400
供水车间	9120
基本生产车间一般耗用	7980
合计	47880

表9-8　本月折旧费用

(单位:元)

人员类别	金额
基本生产车间	10000
机修车间	4000
供水车间	6000
合计	20000

表9-9　本月其他费用

(单位:元)

车间名称	费用项目					
	低值易耗品摊销	办公费	电费	保险费	其他	合计
基本生产车间	1600	500	2800	2200	400	10000
机修车间	800	200	1000	500	500	4000
供水车间	500	400	1800	1200	600	6000
合计	2900	1100	5600	3900	1500	20000

(4)本月工时记录:甲产品耗用工时为4000小时,乙产品耗用工时为4500小时。

(5)辅助生产产品及劳务供应量。

表9-10　本月辅助生产产品及劳务供应量

受益单位	机修车间(按生产工时分配)	供应车间(按生产量分配)	单位计划成本
供水车间	100		0.9元/吨
机修车间		1000	10元/小时
基本生产车间	3100	29000	
合计	3200	30000	

注:计划成本与实际成本的差额全部计入管理费用。

(6)费用分配方法。

①甲、乙产品共同耗用的材料费用按定额耗用量比例分配。

②生产工人工资按甲、乙产品生产工时比例分配。

③制造费用按甲、乙产品生产工时比例分配。

2. 成本计算程序和计算方法

根据上述资料，按照品种法计算程序计算产品成本如下：

（1）根据表 9-6，制作原材料费用分配表，如表 9-11 所示。

表 9-11　原材料费用分配表

（单位：元）

应借账户		成本或费用明细项目	间接计入（B 材料）			直接计入（A 材料）	合计
			每千克定额用量	分配率	分配额		
基本生产成本	甲产品	直接材料	1000	10	10000	40000	50000
	乙产品	直接材料	1100	10	11000	50000	61000
	小计		2100	10	21000	90000	111000
辅助生产成本	机修车间	直接材料				14000	14000
	供水车间	直接材料				6000	6000
	小计					20000	20000
制造费用	基本生产车间	机物料				5000	5000
合计					21000	115000	136000

（2）根据表 9-7，制作工资费用分配表，如表 9-12 所示，进行工资费用分配。

表 9-12　工资费用分配表

（单位：元）

应借账户		成本或费用明细项目	分配标准（生产工时）	分配率	应分配工资	应分配福利费	应分配工资费用
基本生产成本	甲产品	直接工资	4000		8000	1120	9120
	乙产品	直接工资	4500		9000	1260	10260
	小计		8500	2	17000	2380	19380
辅助生产成本	机修车间	直接工资			10000	1400	11400
	供水车间	直接工资			8000	1120	9120
	小计				18000	2520	20520

续表

应借账户		成本或费用明细项目	分配标准(生产工时)	分配率	应分配工资	应分配福利费	应分配工资费用
制造费用	基本生产车间	机物料			7000	980	7980
合计					42000	5880	47880

(3)根据表9-8、表9-9,进行折旧费用、其他费用汇总,如表9-13所示。

表9-13　折旧费用、其他费用汇总表

(单位:元)

应借账户		折旧费用	低值易耗品摊销	办公费	电费	保险费	其他	合计
总账账户	二级账户							
制造费用	基本生产车间	10000	1600	500	2800	2200	400	17500
辅助生产成本	机修车间	4000	800	200	1000	500	500	7000
	供水车间	6000	500	400	1800	1200	600	10500
	小计	10000	1300	600	2800	1700	1100	17500
合计		20000	2900	1100	5600	3900	1500	35000

(4)辅助生产费用分配:根据上述有关费用要素分配表,将属于辅助生产车间耗用的费用归集到辅助生产费用明细账。具体项目及数额见表9-14、表9-15。

表9-14　机修车间辅助生产费用明细表

(单位:元)

摘要	机物料	工资及福利费	折旧费	其他费用	合计	转出	金额
材料费用分配表	14000				14000		14000
工资及福利费分配表		11400			11400		25400
折旧及其他费用分配表			4000	3000	7000		32400

续表

摘要	机物料	工资及福利费	折旧费	其他费用	合计	转出	金额
辅助生产费用分配表				900	900		33300
辅助生产费用分配表						33300	
合计	14000	11400	4000	3900	33300	33300	0

表 9-15　供水车间辅助生产费用明细表

（单位：元）

摘要	机物料	工资及福利费	折旧费	其他费用	合计	转出	金额
材料费用分配表	6000				6000		6000
工资及福利费分配表		9120			9120		15120
折旧及其他费用分配表			6000	4500	10500		25620
辅助生产费用分配表				1000	1000		26620
辅助生产费用分配表						26620	
合计	6000	9120	6000	5500	26620	26620	0

根据辅助生产费用明细账中归集的辅助生产费用，采用计划成本分配法分配给各受益对象，具体情况见表 9-16。

表 9-16　辅助生产费用分配表（计划成本分配法）

（单位：元）

劳务供应 ╲ 劳务耗费	机修车间		供水车间		费用合计
	分配标准（生产工时）	费用	分配标准（生产量）	费用	
待分配费用	3200	32400	30000	25620	

续表

劳务供应 \ 劳务耗费		机修车间		供水车间		费用合计
		分配标准 (生产工时)	费用	分配标准 (生产量)	费用	
计划单位成本		10		0.9		
辅助生产成本	机修车间			1000	900	900
	供水车间	100	1000			1000
	小计	100	1000	1000	900	1900
制造费用	水费			29000	26100	26100
	修理费	3100	31000			31000
	小计	3100	31000	29000	26100	57100
按计划成本分配合计		32000		27000		59000
辅助生产实际成本		33300		26620		59920
待分配成本差异额		+1330		-380		+920

(5)制造费用分配:基本生产车间发生的制造费用在登记制造费用明细账(见表9-17),归集完成后,据以编制制造费用分配表(见表9-18),将制造费用分配给甲、乙两种产品。

表9-17 制造费用明细账

(单位:元)

摘要	直接材料	直接人工	折旧费	办公费	保险费	机物料消耗	其他	电费	辅助费用	合计
原材料费用分配表	5000									5000
工资费用分配表		7980								7980
折旧费用分配表			10000							10000
其他费用分配表				500	2200	1600	400	2800		7500

续表

摘要	直接材料	直接人工	折旧费	办公费	保险费	机物料消耗	其他	电费	辅助费用	合计
辅助生产成本分配表									57100	57100
待分配费用合计	5000	7980	10000	500	2200	1600	400	2800	57100	87580
制造费用转出	5000	7980	10000	500	2200	1600	400	2800	57100	87580

表 9-18　制造费用分配表

（单位：元）

产品名称	分配标准（生产工时）	分配率	分配额
甲产品	4000		41214
乙产品	4500		46366
合计	8500	10.3035	87580

（6）将生产费用在完工产品和在产品之间分配（甲产品），具体情况见表 9-19：

直接材料分配率 $=60000 \div (450 + 300) = 80$（元/件）。

直接工资分配率 $=13200 \div (450 + 300 \times 50\%) = 22$（元/件）。

直接制造费用分配率 $=47400 \div (450 + 300 \times 50\%) = 79$（元/件）。

表 9-19　生产费用在完工产品和在产品之间分配（甲产品）

（单位：元）

项目	直接材料	直接工资	制造费用	合计
月初在产品成本	10000	4080	6186	20266
本月发生费用	50000	9120	41214	100334
合计	60000	13200	47400	120600
月末在产品约当产量	300	150	150	
约当产量合计	750	600	600	
分配率	80	22	79	

续表

项目	直接材料	直接工资	制造费用	合计
完工产品成本	36000	9900	35550	81450
月末在产品成本	24000	3300	11850	39150

甲产品基本生产成本明细账的具体项目及数额见表9-20。

表9-20 甲产品基本生产成本明细账

(单位:元)

摘要	成本项目			合计
	直接材料	直接工资	制造费用	
月初在产品成本	10000	4080	6186	20266
材料费用	50000			50000
工资费用		9120		9120
制造费用			41214	41214
生产费用合计	60000	13200	47400	120600
分配率	80	22	79	181
结转完工产品成本	36000	9900	35550	81450
月末在产品成本	24000	3300	11850	39150

注:本月完工450件,月末在产品300件。

(7)将生产费用在完工产品和在产品之间分配(乙产品),具体情况见表9-21:

表9-21 生产费用在完工产品和在产品之间分配(乙产品)

(单位:元)

项目	直接材料	直接工资	制造费用	合计
月初在产品成本	9175	7030	3034	19239
本月发生费用	61000	10260	46366	117626
合计	70175	17290	49400	136865
完工产品成本	70175	17290	49400	136865
月末在产品成本	0	0	0	0

乙产品基本生产成本明细账的具体项目及数额见表9-22。

表9-22 乙产品基本生产成本明细账

（单位：元）

摘要	成本项目			合计
	直接材料	直接工资	制造费用	
月初在产品成本	9175	7030	3034	19239
材料费用	61000			61000
工资费用		10260		10260
制造费用			46366	46366
生产费用合计	70175	17290	49400	136865
结转完工产品成本	70175	17290	49400	136865

注：本月完工650件，月末在产品0件。

（8）完工产品总成本和单位成本，具体情况见表9-23：

表9-23 完工产品成本汇总

（单位：元）

成本项目	甲产品		乙产品	
	总成本	单位成本	总成本	单位成本
直接材料	36000	80	15275	23.50
直接人工	9900	22	17290	26.00
制造费用	35550	79	49400	76.00
合计	81450	181	81965	125.50

四、分批法

（一）分批法的概念

分批法又称订单法，它是以产品的批别（或订单）作为成本核算对象，来归集和分配生产费用，计算产品成本的一种方法。分批法一般适用于单件小批生产类型的企业。

（二）分批法的特点

（1）以产品的批别为成本核算对象。

（2）成本计算期与生产周期一致。

（3）一般不需要在完工产品和在产品之间分配生产费用。

（三）分批法的计算程序

（1）按产品批别开设基本生产成本明细账。

（2）按产品批别归集和分配本月发生的各种费用。

（3）计算、结转完工产品成本。

（四）分批法举例——以工业企业为例

某厂根据客户的订单组织生产,采用分批法计算产品成本。该厂有两个生产车间,原材料在一车间生产开始时一次投入,××年 12 月份的有关资料如下:

1. 基本资料

（1）各批产品的生产情况,具体情况见表 9-24:

表 9-24　　××年 11～12 月各批产品的生产情况

产品批号	产品名称	开工日期	批量(台)	完工产量(台)		本月耗用工时(小时)	
				11 月	12 月	一车间	二车间
07	甲产品	11 月份	20	10	10	3000	1600
08	乙产品	12 月份	15		15	1500	2000
09	丙产品	12 月份	10			1000	1500

（2）07 批甲产品 11 月份的有关资料:直接材料费用为 10500 元,直接人工费用为 18900 元,制造费用为 6050 元。

（3）12 月份各批产品耗用材料的情况:08 批乙产品耗用材料费用为 40500元,09 批丙产品耗用材料费用为 9500 元。

（4）12 月份的直接人工费用资料,具体情况见表 9-25:

表 9-25　　××年 12 月直接人工费用表

(单位:元)

项目	一车间	二车间
07 批甲产品	9900	4000
08 批乙产品	4950	5010
09 批丙产品	3300	3750

（5）12 月份的制造费用资料:一车间为 5500 元,二车间为 6120 元。制造费用按生产工时比例在各批产品之间分配。

(6)计算完工产品成本的要求:该厂对订单内跨月陆续完工的产品,月末计算成本时,对完工产品按计划成本转出,待全部完工后再重新计算完工产品的实际总成本和单位成本。本例中 07 批甲产品 11 月末完工 10 台,按计划单位成本结转,其中,原材料计划单位成本 500 元,工资计划单位成本 950 元,制造费用计划单位成本 300 元。

根据上述资料编制制造费用分配表如表 9-26 所示,设置并登记的 07 批、08 批、09 批基本生产成本明细账,如表 9-27、表 9-28、表 9-29 所示。

表 9-26 ××年 12 月制造费用分配表

(单位:元)

批别	一车间			二车间			合计
	工时	分配率	费用	工时	分配率	费用	
07 批	3000		3000	1600		1920	4920
08 批	1500		1500	2000		2400	3900
09 批	1000		1000	1500		1800	2800
合计	5500	1	5500	5100	1.2	6120	11620

表 9-27 ××年 12 月基本生产成本明细账(07 批甲产品)

(单位:元)

开工日期:××年 11 月　　　　　　　　　　　完工日期:××年 12 月

摘要	直接材料	直接工资	制造费用	合计
11 月份成本合计	10500	18900	6050	35450
完工 10 台转出成本	5000	9500	3000	17500
11 月末在产品成本	5500	9400	3050	17950
一车间成本分配		9900	3000	12900
二车间成本分配		4000	1920	5920
12 月份成本合计		13900	4920	18820
12 月份完工 10 台转出成本	5500	23300	7970	36770
20 台产品累计总成本	10500	32800	10970	54270
单位成本	525	1640	548.50	2713.50

表 9-28　××年12月基本生产成本明细账(08 批乙产品)

(单位:元)

开工日期:××年12月　　　完工日期:××年12月　　　完工数量:15 台

摘要	直接材料	直接工资	制造费用	合计
一车间成本分配	40500	4950	1500	46950
二车间成本分配		5010	2400	7410
生产费用合计	40500	9960	3900	54360
转出完工产品成本	40500	9960	3900	54360
单位成本	2700	664	260	3624

表 9-29　××年12月基本生产成本明细账(09 批丙产品)

(单位:元)

开工日期:××年12月　　　　　　完工日期:××年12月

摘要	直接材料	直接工资	制造费用	合计
一车间成本分配	9500	3300	1000	13800
二车间成本分配		3750	1800	5550
12 月份累计成本	9500	7050	2800	19350

五、分步法

(一)分步法概述

1. 概念

分步法是以各生产步骤的产品为成本计算对象来归集生产费用、计算产品成本的一种方法。分步法一般适用于大量大批多步骤生产的企业。

2. 特点

(1)以各个生产步骤的产品作为成本计算对象,并据以设置基本生产成本明细账。

(2)产品成本计算期与会计报告期一致。

(3)月末要将生产费用采用适当方法在完工产品与在产品之间进行分配。

(4)各步骤间成本的结转。

3. 分类

分步法可分为逐步结转分步法、平行结转分步法。

(二)逐步结转分步法

1. 概念

按照产品加工步骤的先后顺序,逐步计算并结转各步骤半成品成本,直至最后计算出产成品成本的一种方法。逐步结转分步法也称为计算半成品成本的分步法。

2. 特点

（1）以产成品及其各个步骤的半成品为成本核算对象。

（2）月末要在完工产品和在产品之间分配生产费用。

3. 逐步结转分步法的计算程序

（1）半成品不通过仓库收发，具体程序如图 9-15 所示。

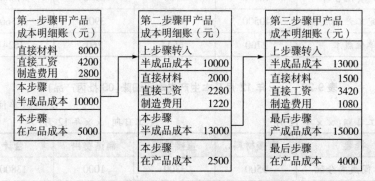

图 9-15　逐步结转法成本计算程序图（不通过仓库收发）

（2）半成品完工和领用通过仓库收发，具体程序如图 9-16 所示。

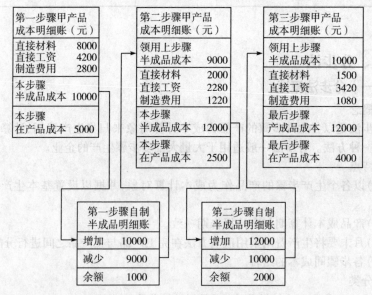

图 9-16　逐步结转法成本计算程序图（通过仓库收发）

（3）半成品成本结转的方式。

逐步结转分步法，按照半成品成本在下一步骤成本明细账中的反映方法不同，又可分为综合结转分步法和分项结转分步法两种。

综合结转分步法是将各生产步骤耗用上一步骤的半成品成本,以一个合计的金额综合记入各步骤产品成本明细账中的"直接材料"或专设的"半成品"项目。

分项结转分步法是指按照产品加工顺序,将上一步骤半成品成本按原始成本项目分别转入下一步骤成本计算单中相应的成本项目,逐步计算并结转半成品成本,直到最后加工步骤计算出产成品成本的一种逐步结转分步法。

(三)平行结转分步法

1.概念

平行结转分步法指的是各加工步骤只计算本步骤发生的生产费用和这些生产费用中应计入产成品成本的份额,将相同产品各步骤计入产成品的份额平行结转、汇总,计算出产成品成本的一种方法。这种方法由于不计算各步骤所产半成品成本,也不计算各步骤所耗上一步骤的半成品成本,所以也叫不计算半成品成本的分步法。

平行结转分步法一般适用于半成品种类较多而管理上不要求提供各步骤半成品成本资料的企业。

2.特点

(1)各步骤不计算所产半成品成本,也不计算各步骤所耗上一步骤的半成品成本,只计算本步骤发生的各项生产费用以及应计入最终产成品成本的份额。

(2)各步骤之间只进行实物转移,而不进行成本的结转。

(3)将各生产步骤所归集的本步骤所发生的生产费用在最终完工产成品与本步骤广义在产品之间进行分配,计算各步骤应计入产成品成本的份额。

(4)将各生产步骤确定的应计入产成品的份额平行汇总,计算产成品的总成本。

3.平行结转分步法的计算程序(图9-17)

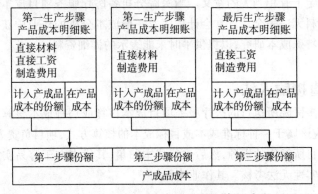

图9-17　平行结转分步法的计算程序图

六、小结

之所以在此处采用经典成本核算方法，并应用工业企业数据来说明产品成本计算方法，是为了让大家明白医院到底应该采用哪种成本核算方法。

截至 2020 年，我国医院约 3.4 万家，大大小小，级别不一，发展阶段不一。大医院不缺病人，可以不用进行产品级成本核算，依然能取得良好的财务成果，而中小医院几近于亏损状态。随着医改的不断深入，DRGs 支付得到应用，首先影响的就是医院的收入来源，计算产品级成本也迫在眉睫了，医院医疗服务项目成本核算仍应采用经典的成本核算方法进行计算，这一点在《事业单位成本核算基本指引》中也已明确了。

第四节
医疗服务项目成本核算

建立医院成本核算体系必须具备各项财务管理、经济管理和医疗产出管理的基础工作条件，并与上级机关的财政管理政策相适应，因此需要经过逐步改革和完善的过程。目前，主要是以分科（组）成本核算和医疗服务项目成本核算为主，今后应逐步创造条件，建立分科（组）成本、医疗服务项目成本、患者成本、DRGs 病种（组）成本，以及床日医疗成本和门诊人次医疗成本等标准成本和实际成本核算的方法和制度。

单项医疗服务项目成本与单病种成本的核算，对于医院在成本的管理及收费价格的制定上有相当大的意义。当医院分析各医疗服务项目成本结构时，所需收集的资料无法完全从日常会计程序及一般成本分析的作业中获得，还需对特定活动作特殊成本研究，以提供平时未能表示的详细资料。

一、直接输入法

目前许多医院所执行的医疗服务项目成本核算或病种成本核算，从数据来源上分析，应该属于一种标准成本或目标成本的核算方式，项目负责人用主观的方式记录项目所耗用的资源，然后进行成本归集，其优点在于容易实施，但缺点是数据的真实性无法考核。其作业流程如下。

（一）确定各成本中心总成本资料

当医院决定要对某医疗服务项目做成本分析时，必须先确定执行该医疗服务项目的成本中心的总成本。直接成本应分为人工、药品及卫生材料、房屋与设备费、其他费用,间接成本为应转移及分摊的费用。

(二)确定各医疗服务项目的作业流程

依作业流程的内容划分若干阶段(如表 9-30 所示),整理出成本分析所必需的基本资料,如手术项目可分为手术前病人护理、手术中病人护理及手术后病人护理三个阶段,并计算医疗过程中各阶段所投入的医生、护理人员、技术人员的时间及各种药品、卫生材料等的数量,有关其他费用和间接成本,各项目则依据成本中心既有的总成本资料按特定比例分摊计入各医疗服务项目中。

以水晶体囊外摘除及人工水晶体置入术为例,其作业流程如下:

表 9-30　水晶体囊外摘除及人工水晶体置入术服务项目流程表

流程	1.病人送入手术室后的护理 (1)通知病房接病人到手术室,病人在手术室外推床上休息 (2)给予局部麻醉药水及散瞳药水,每 3 ~ 5 分钟一次 (3)医师进行面部神经局部麻醉及球后注射麻醉、眼球阻段及按摩,并教导手术中病人应注意事项,如避免手术中突然咳嗽、颈部突然移动等	2.手术中 (1)把病人送入手术室,让其仰卧于手术台上,约束其双手,接氧气鼻管 (2)医护人员刷手更换无菌手术衣,准备手术器械及材料 (3)清洗病人眼球表面,眼球周围皮肤局部消毒 (4)铺治疗巾、中单、洞巾,接 Bss IV SET (5)患眼贴上 OP SITE 后,以白丝线固定上下眼帘及上直肌 (6)显微镜就位,TENON'S CAPSULE 切开角膜周边部 ……	3.手术后病人护理 (1)教导手术后病人注意事项,如避免提重物、弯腰、用力咳嗽等 (2)送病人回病房
药品材料	1.0.5% ALCAINE 2.0.5% PONTOCAINE 3.2% EPINEPHRINE XY-LOCAINE ……	1.眼科皮肤包:…… 2.眼科包:…… 3.大手术衣包:…… 4.干棉球 ……	B.S.S GENTAMYCIN …… 眼垫
人力时间	住院医师 1 名(15 分钟) 技工 1 名(20 分钟) 护理人员 2 名(5 分钟) 行政人员 1 名(5 分钟)	专科医生 1 名(60 分钟) 住院医生 2 名(60 分钟) 护士 2 名(60 分钟)	技工 1 名(20 分钟) 护士 2 名(5 分钟) 行政人员 1 名(5 分钟)

1. 直接成本项目的成本计算

确定各医疗服务项目的作业流程后，便可获得计算人工、药品材料、设备费用等的资料，计算方法如下。

人工成本：依据每人次直接参与的医疗人员所耗用工时用人费用，就可求出各项人工费用。

药品及材料成本：依照每人次实际耗用各项不计价药品、卫生材料数量分别乘以其单位价格，但应注意可另行向病人收费的计价药材不得列入计算。

设备折旧费用：依据每人次设备使用时间及设备折旧费用计算。

维修费用：依据项目所需使用设备的取得金额乘以修护费用的基准比率。

作业费用：包括事务费用、医疗事务费、空调费、清洁费、水费、电费、气体费、洗衣费、杂费、护理费、医疗行政费等，按该成本中心作业费用占总成本的比率，计算每次耗用的作业费用。

2. 间接成本分摊

除前列成本项目外的其他费用为间接费用，需将相关成本中心的成本，依适当的分摊基础摊入该项目成本中。成本分摊是一个平均化的程序，因此将成本分摊到服务项目中，以平均数为基础分摊。

单项成本分析表见表 9-31。

表 9-31　单项成本分析表

项目名称：

	人员分类	人数	月平均工资	耗用时间	成本合计
用人成本	主治医师				
	住院医师				
	护理人员				
	技术人员				
	行政人员				
	其他人员				
	小计				
	品名	单位	单位成本	消耗数量	成本合计
不计价药材成本	药品成本				
	材料成本				
	小计				
设备费用	名称	取得成本	月折旧金额	占用时间	成本合计
	房屋折旧				

续表

设备费用	设备折旧				
	小计				
	维修费用				
合计					
作业费用					
行政管理费用					
教学研究及社会服务费用					
成本总计					

3. 直接输入法的医疗服务项目成本核算作业关系图(图 9-18)

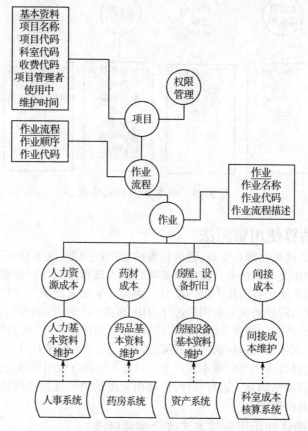

图 9-18　作业关系图 1

各成本资源的记录如图 9-19 所示,在标准作业流程中仅使用下划线字段,但在个案记录时则须使用非下划线字段。

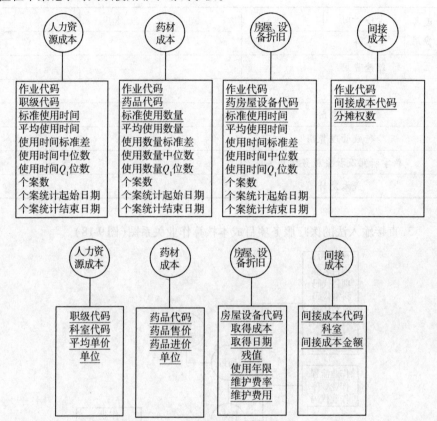

图 9-19　成本资源的记录图

二、估算使用资源法

　　直接输入法虽然容易实施,但所核算的资源耗用量、成本与实际无法比较、关联,容易产生失真的情况。医疗服务项目成本核算虽然是一种服务量单位的成本核算,但不能代替医疗产出的度量。因为每个病人所需的医疗项目是由医生随机决定的,同样的病人所用的医疗费用,可能由于医疗决断的很大差异而各不相同。医疗产出计量及其医疗成本计算,必须先计算具有"病例组合"内涵的病例数量,其次才是这些病例所用的医疗服务项目的医疗消耗计算。

　　因此,建议可采用历史成本法或个案调查方法进行耗用资源的估计,因为资源的单价容易以平均方式进行估计,但耗用资源量则须进行实际使用情况的调查与估计。其流程如下。

(一)确认使用历史成本法或个案调查法

1. 历史成本法

其主要特点是必须进行较为大样本的病例回顾调查,以调查资料为依据,进行医疗技术项目归集,以计算出项目成本;同时将间接成本按一定的分摊系数分配到病种医疗成本中,最后归集为病种医疗成本,并将回顾调查的实际费用与核算的病种医疗成本加以对比分析。

2. 个案调查法

个案调查法是确定样本的选择标准后,进行样本个案的数据收集、记录与分析。历史成本法必须在过去的数据能完整地记录与保存的环境下使用,以现在医院信息系统的记录状况而言,许多数据可能都未能被完整保存,因此个案调查法有其使用的必要性。

确认个案的数据来源:统计分析的个案数据中如果有数据来自现系统,则应该进行数据接口的设计与数据的导入,特别是使用历史成本法时。

确认个案的记录表格内容:当数据无法在现存系统中取得时,我们需要以手动的方式记录与输入数据,首先必须进行标准化的表格设计,特别是内容部分。

确认统计个案数:数量越大则准确度越高,但其收集成本也越高。

进行统计分析:实际上通常是以平均值(mean)与标准差(Standard Error)进行估计,但为免除部分特例造成偏离过大,亦可使用中位数进行估计。但须注意的是,与制造业不同,服务的产能不是一个固定的数量,所以以中位数计算容易将闲置时间计入,所以建议采用四分之一位数进行估计。

进行项目成本核算:将上述统计的数字导入项目成本核算中进行核算。

新的关系图如图 9-20 所示:

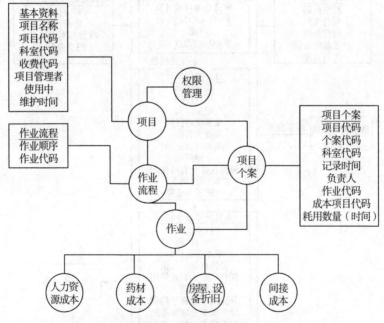

图 9-20　作业关系图 2

(二)以分摊分科(组)成本方式估计耗用资源的成本

个案调查法虽然可以借由良好的抽样与调查方式,取得较接近真实使用资源量的估值，但也必须付出较高的成本，等待较长的时间。即使是个案调查法所取得的项目成本核算，其结果也是一种估计的平均值。因此，应该在个案调查法与直接输入法中间设计一个统计方式，利用现有的分科（组）成本核算结果与医院的现有数据，采取合理的分摊方式以计算项目所耗用的资源成本。

既然是分摊，就会有设定分摊公式的假设，实施分摊时须注意：

（1）先实施分科（组）成本核算为佳，因为分科（组）或成本中心是实施作业的基本单位，若先实施分科（组）成本核算则其分摊金额准确度较高。

（2）假设使用时间是固定的，如未调整比例则表示假设使用时间是满载（Full Loading）的。

（3）若使用项目收入作为分摊权数的调整权数，则表示假设服务量或耗用资源量与收入成正比。

（4）医院可使用项目的相对服务量比例调整分摊权数，但其设定相当费时。

（5）为减少其他因素的干扰，可利用大量统计的方式取得较佳的平均值。

分摊的流程如图 9-21 所示：

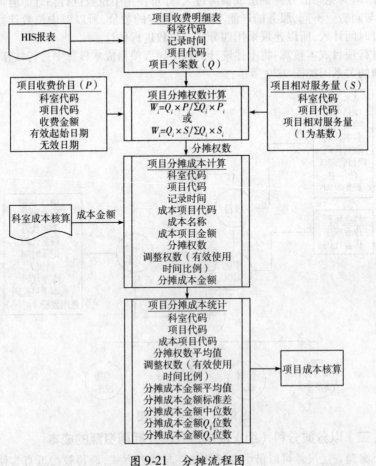

图 9-21　分摊流程图

三、品种法

分科(组)下的各科室的制造成本剔除同一期间内的药品费、单独收费材料成本以及不参与医疗服务项目核算的科室成本之后,作为本期医疗服务项目成本之和。

$\sum$ 医疗服务项目成本 = $\sum$ 有医疗服务项目的科室(收益中心)成本 – $\sum$ 药品费 – $\sum$ 单独收费卫生材料成本

根据第七章、第八章的科室成本核算结果,统计本月该科室各类医疗服务工作量,按照每一类医疗服务项目直接成本直接追溯,间接成本采用时间动因进行分摊,可以得到当月发生的各类医疗服务项目的成本,统计一个较长时期的各类医疗服务项目的实际成本,进而形成较为准确的医疗服务项目成本。

四、时间驱动作业成本法

(一)时间驱动作业成本法概述

1988 年,Kaplan 和 Anderson 提出了作业成本法(Activity-based costing,简称 ABC),理论界和企业界掀起了研究和应用的热潮。但 1996 年以后又有逐渐冷淡的趋势,其庞大的计算量和操作的繁杂性使得在实务界很难实施,对于医院来说更难实施,一是产品非标准化,二是医疗服务项目众多。为了解决 ABC 运用中的实际问题,Kaplan 和 Anderson 提出了时间驱动作业成本法(Time-driven Activity-based costing,简称 TDABC)。

作业成本法是通过对所有作业活动动态的追踪反映,计量作业和成本对象的成本,评价作业业绩和资源利用情况的成本计算方法。它以作业为中心,以成本动因为分配要素,其核心思想是"服务消耗作业,作业消耗资源"。

作业是指在医疗服务过程中具有相对独立意义的重要活动和行为,医疗服务提供过程中的各个工序或环节,例如诊疗、手术(消毒、探查)、护理等行为都可以视为作业。成本动因是对导致成本发生的事项或活动的度量。成本动因按不同形成阶段可分为资源动因和作业动因。其中资源动因是衡量资源消耗量与作业之间关系的某种计量标准,是将资源成本分配到作业中的依据;作业动因是将作业成本最终分配到医疗服务项目中的依据。

医院医疗服务项目众多,要建立的作业库更多,所以作业成本法在医院中的应用就更为复杂,施行不易,故可以采用时间驱动作业成本法。采用估计的工作时间计算作业成本,而不是以调查确定的工作时间为计算基础,其做法是,将一个责任中心的成本分割为若干作业时,放弃追踪而采用估计。

(二)时间驱动作业成本法步骤

1.估计单位时间产能成本

(1)管理人员根据经验和观察直接估计本部门所提供资源的实际产能。允许存在一定的误差（如 5% ~ 10%），如果对实际产能估计是错误的，那么随着作业的进展，时间驱动作业成本法会揭示这个错误，并重新进行估计或调整原来的估计。

（2）用部门的总成本除以员工的工作时间数（实际产能），可得到单位时间产能成本，即单位时间产能成本 = 部门总成本 ÷ 员工工作时间数。

如假设某部门的总成本是 560000 元，理想产能是 1000000 分钟，管理人员根据经验估计得出实际产能为理想产能的 80%，据此计算出单位时间产能成本 = 560000 元 ÷ 1000000 分钟 × 80% = 0.7 元/分钟。

2. 估计作业单位时间数

管理人员可以通过调查、与员工交谈、计量等方法确定完成每项作业所需的时间数，即作业单位时间数。当然，计算作业单位时间数也允许存在一定的误差。

接上例，假设该部门有处理订单、客户咨询和信用核对三项作业，管理人员通过与员工交谈以及直接观察得到以下数据：处理订单所耗用的时间为 10 分钟/次，客户咨询所耗用的时间为 45 分钟/次，信用核对所耗用的时间为 50 分钟/次。

3. 计算成本动因率

成本动因率的经济含义为某项作业的单位作业成本，其计算公式为

　　　　　　成本动因率 = 单位时间产能成本 × 作业单位时间

成本动因率一旦确定，就可以在作业发生时将作业成本计入产品，最后汇总出产品成本。

接上例，处理订单、客户咨询和信用核对的成本动因率为

处理订单成本动因率 = 0.7 元/分钟 × 10 分钟/次 = 7 元/次。

客户咨询成本动因率 = 0.7 元/分钟 × 45 分钟/次 = 31.5 元/次。

信用核对成本动因率 = 0.7 元/分钟 × 50 分钟/次 = 35 元/次。

4. 分析和报告成本

通过各项作业的成本动因率，管理人员能够随时了解部门各项作业的成本。根据报告中的产能供给和产能使用之间的差异，管理人员能够分析未使用的产能成本，以决定是否在后期减少对未使用产能的供给以及如何减少未使用产能的供给。

接上例，假设三项作业的实际工作量为 42000 次处理订单，2100 次客户咨询，2500 次信用核对。

处理订单总成本 = 7 元/次 × 42000 次 = 294000 元。

客户咨询总成本 = 31.5 元/次 × 2100 次 = 66150 元。

信用核对总成本 = 35 元/次 × 2500 次 = 87500 元。

总成本 = 294000 + 66150 + 87500 = 447650 元。

根据总耗用产能 447650 元和总提供产能 560000 元之间的差异，管理人员可以回顾和分析未使用产能的成本，以决定在后期如何进行成本控制和提高产能利用率。

5.更新模型

时间驱动作业成本法更新作业成本法模型是以事件为基础,而不是以时间为基础。所以管理人员能够轻松地更新模型,并且能够更为精确地反映当前的情形。模型的更新主要体现在成本动因率上,引起成本动因率变化的因素主要有两个:一是被供给资源价格的变化,主要影响单位时间产能成本;二是作业效率的变化,主要影响作业单位时间数。

五、医疗服务项目成本核算案例

(一)医疗服务项目成本核算的定义与计算公式

具体内容见表9-32。

表9-32　医疗服务项目成本核算的定义与计算公式

费用名称	定义与计算公式
用人成本	直接参与治疗、检查或处置所需要的用人成本,含本薪、各项津贴、奖金、加班费、公费、劳(健)保费、退休金等支出 月薪＝全年薪资÷12 全年薪资＝所有符合定义的支出总和 每月工时＝全年应上班时数÷12个月×工作负荷比例 全年应上班时数＝8小时×(365天－52周日－15天例假－26天周休二日)＝8小时×272天＝2176工时 工作负荷比例: 医学中心:主治医师60%,住院医师80%,其他技术人员80% 区域医院:主治医师70%,住院医师80%,其他技术人员80% 地区医院:主治医师90%,其他技术人员90% 工作时间＝实际因执行某项业务所需的时间 成本计算＝月薪×(工作时间÷每月工时)
直接材料成本	指执行治疗、检查或处置所需要的计价药材、医材和特材成本 成本总计＝单价÷数量 单价＝进价(扣除折让后含赠品计算)
间接材料成本	指执行治疗、检查或处置所需要的不计价药材、医材和特材成本 成本计算＝单价÷数量 单价＝进价(扣除折让后含赠品计算)
折旧费用	每人次使用设备或房舍的成本 取得成本＝(房屋或设备的取得成本＋资本化利息支出) 成本计算＝(取得成本÷折旧年限÷12月)×(每人次使用时间÷月使用时间) 月使用时间＝(标准平均每月使用时间÷每人每月工时)

费用名称	定义与计算公式
作业费用	所有和提供医疗服务有间接关系但不属于管销费用的费用项目 成本计算＝按责任中心（收益及半收益中心）的特性依比例计算
管销成本	所有和提供医疗服务管理有关系的费用项目 成本计算＝按责任中心（收益及半收益中心）的特性依收入或支出比例计算
教学研究成本	因为临床医疗或其他教学和研究所产生的相关费用 成本计算＝按责任中心（收益及半收益中心）的总支出以 3% 的比例计算
社会服务成本	因为提供社会服务或慈善工作所产生的相关费用 成本计算＝按责任中心（收益及半收益中心）的总支出以事先设定的比例计算

（二）单项医疗服务项目成本核算案例——阑尾炎手术

1. 阑尾炎手术成本核算相关信息

具体见表 9-33、表 9-34、表 9-35。

表 9-33　阑尾炎手术成本核算内容

项目	内容
用人费用	手术医师人数 3 人（主治医师 1 人、住院医师 1 人、麻醉科医师 1 人）、护理人员 3 人（含麻醉护士 1 人）、病人输送执行人员 1 人、行政人员 1 人 手术时间：医师时间 60 分钟（术前至术后所需时间）、护理人员时间 90 分钟（术前准备至术后护理所需时间）、麻醉科医师时间 10 分钟、麻醉科护士时间 50 分钟、病人输送执行人员时间 20 分钟、行政人员时间 10 分钟 工作时间与负荷量：每年工作日数 272 天，每日工作 8 小时，工作负荷 80%，主治医师工作负荷为 60%
药品及材料费用	见表 9-34
折旧费用	包含建筑物折旧费用与设备折旧费用 建筑物与设备使用年限按政府制度执行 手术所需医疗仪器设备及耗用时间见表 9-35
维护费用	手术过程所需一般仪器设备的维护费用为折旧费用的 18%
行政管理费用	按总医务成本 5% 计
教学科研费用	按医务收入 5% 计

表 9-34　药品及材料耗用表

项目	单位	数量	总价(元)
手套	pr	4	80
刀片(10#、20#)	pc	2	16
电刀导电片	pc	1	140
1-0 Vicry 1j358H	pc	1	200
Silk 基包	pc	1	50
3-0 Nylon 669H	pc	1	90
Lap-Pack 一般腹包	pk	1	100
手术衣包	pk	1	210
纱布计数盒	ea	1	5
4×4 阻射线纱布	bx	2	24
纱布垫 12×12×16	bx	2	20
Soap-Betadine(7.5%)	cc	100	80
Normal Saline	cc	2000	80
Aq-Betadine(10%)	cc	30	30
Al-Betadine(1%)	cc	50	40
标本盒(痰盒)	ea	1	10
刷包	pc	1	40
总金额			1215

表 9-35　医疗仪器设备项目及耗用时间表

医疗设备项目	数量(台)	每人次耗用时间(分钟)
手术台	1	60
手术凳	1	40
中央抽吸机	1	60
电烧机	1	60
推床	1	20
刷手台	1	20

2. 阑尾炎手术成本核算方法

(1)用人费用 = (月薪资 ÷ 每月工时) × 耗用时间 × 人数。

每月工时 = 全年上班时数 ÷ 12 个月 = (8 × 272) ÷ 12 = 181(小时)。

主治医师每月工作时数 = 181 × 0.6 = 109(小时)。

住院医师及其他人员每月工作时数 = 181 × 0.8 = 145(小时)。

主治医师成本 = (200000 ÷ 109) × (60 ÷ 60) × 1 = 1834.86(元)。

麻醉医师成本 = (200000 ÷ 109) × (10 ÷ 60) × 1 = 305.81(元)。

住院医师成本 = (93800 ÷ 145) × (60 ÷ 60) × 1 = 646.90(元)。

护理人员成本 = (40000 ÷ 145) × (90 ÷ 60) × 2 = 827.59(元)。

麻醉护士成本 = (40000 ÷ 145) × (50 ÷ 60) × 1 = 229.89(元)。

行政人员成本 = (25000 ÷ 145) × (10 ÷ 60) × 1 = 28.74(元)。

其他人员成本 = (20000 ÷ 145) × (20 ÷ 60) × 1 = 45.98(元)。

(2)不计价药材费用 = 实际耗用量 × 单价 = 1215 元,见表 9-34。

(3)折旧费用 = (月折旧金额 ÷ 月使用时间) × 使用时间。

假设房屋折旧年限为 55 年,使用时间为每月工时的 75%,计 136 小时,折旧年限一般依从于制度规定。

房屋折旧费用 = (2500000 ÷ 55 ÷ 12 ÷ 136) × (60 ÷ 60) = 27.85(元)。

假设设备使用时间为每月工时的 75%,计 136 小时,再根据每一人次耗用的时间计算,折旧年限一般依从于制度规定,方法同上。

设备折旧费用 = 178.62(元)。

(4)维护费用 = (房屋折旧费用 + 设备折旧费用) × 18% = 37.16(元)。

(5)作业费用按该部门作业费用占总医务成本的实际百分比,假设为 9%,则作业费用 = [5378.40 ÷ (1 - 9%)] × 9% = 531.93(元)。

(6)行政管理费用按医务总成本的 5% 计算:行政管理费用 = (5378.40 + 531.93) × 5% = 295.52(元)。

(7)教学研究费用按医务收入的 5% 计算(假设利润率为 10%):教学研究费用 = (5378.40 + 531.93) × 110% × 5% = 325.07(元)。

3. 阑尾炎手术成本核算

具体内容见表 9-36。

表 9-36　阑尾炎手术成本核算表

	人员类别	人数	月平均薪资 (元)	耗用时间 (分钟)	成本合计 (元)
用人 费用	主治医师	1	200000	60	1834.86
	麻醉医师	1	200000	10	305.81
	住院医师	1	93800	60	646.90
	护理人员	2	40000	90	827.59

	人员类别	人数	月平均薪资(元)	耗用时间(分钟)	成本合计(元)
用人费用	麻醉护士	1	40000	50	229.89
	行政人员	1	25000	10	28.74
	其他人员	1	20000	20	45.98
	小计				3919.77
	品名	单位	单位成本(元)	消耗数量	成本合计(元)
不计价药材费用	药品成本				
	材料成本				
	小计				1215.00
	名称	取得成本(元)	月折旧金额(元)	占用时间(分钟)	成本合计(元)
设备费用	房屋折旧				27.85
	设备折旧				178.62
	小计				206.47
	维护费用				37.16
合计					5378.40
作业费用					531.93
行政管理费用					295.52
教学研究费用					325.07
成本总计					6530.92

第五节
患者成本、单病种成本、DRGs 病种(组)成本核算

把医疗服务项目成本进行叠加,会得出某一个患者的具体成本,因某一类患者患同一种疾病,这样就会计算出单病种(不含并发症)成本、DRGs 病种(组)成本。

我们知道医院的基本产品是医疗服务项目,并且医疗服务项目可以用分步法和品种法计算其成本。如果将医院按照类似于企业的方式进行分科(组)组

织划分,那么有医疗服务项目产生的科(组)就是医技科室和临床服务科室,他们提供的医疗服务项目是医院的基本产品,若是以医疗服务项目作为成本核算对象,则其就是最终产品,但医保付费方式中按医疗服务项目付费的部分比例很小,甚至会被逐步抛弃,故进行医疗服务项目成本核算也只是医院的基本成本核算。

医保付费的方式目前是总额预付或人头付费,这是最粗放的付费方式,即不论疾病种类,平均一个人付费一定数量的金额,医保的精细化管理程度不够。那么,有没有更好的付费方式呢? DRGs 付费模式目前在国际上是一种先进的付费方式,在本次医改过程中"浮出水面"。DRGs 付费模式是将患者的疾病分类入组,实现了一定程度的付费精细化管理,由此医院也必须进行对应成本核算的精细化改革,否则难以适应当前形势。

单病种是一种单一的、不会产生并发症的疾病。常见的有非化脓性阑尾炎、胆囊炎、胆结石、剖宫产等。单病种付费指的是对部分疾病的医疗费用实行按单病种付费。

单病种付费与 DRGs 付费两者的付费标准都须预先制定,并且都以疾病诊断以及 ICD 编码为基础。病种数有近万个,单病种付费只能选择少数病种,而 DRGs 组仅有几百个,可以覆盖所有病种;另外,DRGs 比单病种付费的组合方案更为科学、合理。

不管哪种付费方式,其实质都是一种打包付费,而非按患者个体进行成本核算后付费,因为这样无法控制医疗费用的不断上涨。

病种(组)成本核算的作用如图 9-22 所示。

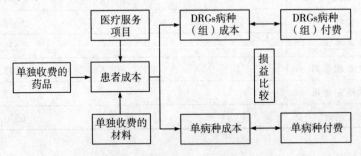

图 9-22　病种(组)成本核算的作用

(一)患者成本、单病种成本、DRGs 病种(组)成本核算所采用的方法——分批法

根据前文理论,结合医院实际情况,我们知道一个临床科室收治一类或几类患者,以一个或几个主要疾病为主,医师将患者视为成批治疗对象,故采用分批法核算患者成本为佳。

分批法是在医院计算医疗服务项目成本的基础上进行的,每个患者疾病的治疗是由一系列医疗服务项目、单独收费的药品和单独收费的卫生材料组合而成的,故首先计算治疗该患者的一系列医疗服务项目、单独收费的药品和单独收费的卫生材料的成本,而后叠加形成患者成本。

(二)患者成本核算期间

患者成本核算的期间不是按月计算,因为医疗服务的特殊性无法将患者的治疗按照一定的比例视为"完工产品"而按月计算成本,故核算的期间为患者入院至出院的时间。

(三)患者成本核算与单病种成本核算、DRGs 病种(组)成本核算的关系

经过较长的一段时间的患者成本核算,将个体患者的疾病按照一定的方法进行分类归入某一单病种或某一 DRGs 病种(组),计算某一单病种平均成本或某一 DRGs 病种(组)成本即得到某一单病种或某一 DRGs 病种(组)成本核算的结果。

某患者[单病种、DRGs 病种(组)]总成本 = $\sum$ {该患者[单病种、DRGs 病种(组)]出院病人核算期间内各医疗服务项目工作量×该医疗服务项目单位成本} + $\sum$ 药品成本 + $\sum$ 单独收费卫生材料成本

某患者[单病种、DRGs 病种(组)]单位成本 = 该患者[单病种、DRGs 病种(组)]总成本 ÷ 该患者[单病种、DRGs 病种(组)]出院病人数

第十章
医院成本管理——分析、管控、决策

医院在进行成本核算以后,可以计算出分科(组)经营成本和产品级——医疗服务项目、单病种成本、DRGs 病种(组)成本,进而可以进一步进行成本管理——分析、管控、决策。

第一节
医院成本分析

因成本目的不同,需要进行不同的分析,一种成本计算方式已经不能满足医院的管理需求。

一、医院成本分析的目的

经过分权和成本核算体系设计后,需要进一步开展的工作就是进行成本分析。医院成本分析的目的一般为

(1)了解实际成本,作为合理收费的基础。

(2)了解医院的实际财务状况,以便于努力降低成本。

(3)作为医院进行全面预算编制的基础。

(4)作为决策依据。

(5)维持良好的社会关系。

(6)与医保机构谈判时作为医保付费的基础。

(7)其他。

二、医院成本分析的步骤

(1)建立成本中心。

(2)归集成本中心的相关资料。

（3）将直接成本归属至成本中心。

（4）建立非收益中心成本分摊基础。

（5）进行成本分摊。

（6）计算各成本中心的损益情况。

（7）进行医疗服务项目成本分析。

（8）其他分析。

三、医院成本分析的方法

成本分析的方法很多，但因为医院的特殊性，其提供的产品——医疗服务项目具有强制性，故企业所应用的差量分析法、边际贡献分析法、相关损益分析法、单位资源消耗产出效果分析法等并不能说不适用，但使用起来较为困难。医院可以使用目标成本法进行成本分析。

（一）目标成本法概念

目标成本法顾名思义就是为成本设置对应的目标，其基本原理是根据产品的价格、成本和利润三者之间的关系，通过产品在竞争市场中的价格和企业的目标利润倒推出来的目标成本，即

$$目标成本 = 目标价格 - 目标利润$$

一般将标准成本法与成本核算相结合，将制定的标准成本与实际成本进行比较，根据成本差异加强对成本的控制。

（二）目标成本法的步骤

目标成本法的实施总体上需要经历五个步骤。

步骤一：开发出满足潜在客户需要的产品。

步骤二：确定目标价格。目标价格的确定需要先对竞争对手的产品和技术进行分析，在这一过程中，可以进行反向工程。比如一个手机的制造商，可以购买竞争对手生产的手机并进行拆解，分析竞争对手的手机所用的原材料、零部件和技术水平。在这过程中，通过与竞争对手产品的比较，分析出自己产品的特色，根据特色为产品定价，也就是确定目标价格。

步骤三：从目标价格中减去单位目标利润，得到单位目标成本。单位目标成本往往小于实际的单位成本，因此单位目标成本就是需要去努力实现的"目标"。

步骤四：进行成本分析。也就是通过目标成本与实际成本的比较，得出成本差异，并且分析企业可以通过哪些方面降低成本。企业需要了解产品不同零部件的功能、成本以及客户的重视程度，从而来确定降低成本的方法。

步骤五：执行价值工程，实现目标成本。价值工程指的是对产品价值链的各个方面进行系统评估，目的在于满足客户需求的同时降低成本，比如产品设计的改进、材料规格的改变或生产流程的修正等。当然，在执行过程中如果对产品的设计生产做了修正，需要与客户保持沟通，如果客户不买单，则无法实现"目标

价格"，影响目标成本的实现。

因此，目标成本是一种成本核算与成本控制相结合的方法，特别适用于在竞争环境中增强地位、实现利润从而提高单位的价值。

第二节
医院成本管控

医院成本管控要依据成本工作的进展，由浅入深，引进新的成本管理方法，才能逐步提高医院的经济管理质量。

一、标准成本制度

自从实施全民医保以来，医院成本分析就成了许多医疗学者、专家关注的话题，医疗付费终将走向与保险方谈判的境地。在与政府、保险方进行各种保险支付谈判的时候，成本分析的成果便成为不可或缺的证据。然而由于部分学者、专家对"成本分析"一词的误用与滥解，反而造成成本分析的结果屡遭曲解。到底什么是成本分析？成本分析的基本原则是什么？这些问题都有待深入研究与探讨。但是从财务管理的角度来看成本分析的目的，可知成本分析是为了有效管理医疗机构财务支出而执行的工作，换句话说做成本分析是为了成本管理，而成本管理的基础在于"标准成本"的制定，所以本书先讨论标准成本，再结合责任中心制度讨论成本分析、成本管理和责任中心中最终的目的绩效制度。

（一）什么是"标准成本"

近几年来"标准"一词在医疗界常常被提出来讨论，最主要的原因不外乎医疗保险在支付时，常常将某些审查医师认为"不合理"或不符合医疗"标准"的申报项目给删除，但是由于医疗服务不是一种商品，其本身具有不可见、不可分割的特征，所以被删除的医疗院所或医师会产生不满，因此要求审查医师或医保机构给予删除的依据或标准。但是由于医疗服务并非完全科学，因此"标准"一直无法定出。无法找出（或定义出）医疗服务的绝对标准，保险单位所采用的所谓的标准，充其量不过是最低医疗需求。由于医疗服务的标准始终无法建立，因此讨论标准成本也是困难重重。所以，有些医院干脆自己制定服务标准，然后再加上其成本，就成了标准成本。这种"锯箭式"的处理方式很容易产生一大堆非管理上的问题，所以除非对标准成本制度有相当的认识，否则贸然引用将会未蒙其利先受其害。

"标准成本"顾名思义就是依据某种已设定的标准所计算出来的成本，但是一旦此成本被建立后就被视为"标准"来看待。但是到底为什么要建立标准成本？这是因为：

（1）只有实际成本将欠缺管理的及时性。

（2）只有实际成本无法比较绩效。

（3）实际成本无法反映外在环境的影响力。

（4）只有实际成本无法反映管理权责。

（二）标准成本的影响因素

计算标准成本基本上是为了管理需要，但是如果不以系统性的方法来做标准成本，则标准成本就欠缺了管理上的意义。想要建立标准成本，需要考虑三个会影响标准成本计算的因素：

第一，建立标准成本的"标准"。

第二，纳入标准成本计算的成本项目及范围。

第三，计算标准成本的时间点。

以下分别针对每一点进一步探讨。

1. 建立标准成本的"标准"

一般说来，在建立标准成本之前，首先要做的工作就是要去分析并建立某种医疗服务通用的作业标准。例如若想了解装置耳声发射器的标准成本，首先要做的就是将此医疗作业的医疗进行程序做一个分析（或汇总），然后将此程序予以标准化。其次应将标准化后的作业流程予以书面化，并在每一作业步骤上加注作业名称、工作实际内容（项目）及其他相关的辅助医疗行为，当然也包括所需要消耗的资源。再次是将耗用资源的单位分割出来并给予各项成本，此时要留意千万不可将各种不可控制的成本或无关的成本纳入，以免给未来标准成本执行造成困扰。最后，将其他相关的不可控制成本纳入，此时即可计算出所谓的标准成本。

所谓的标准在这一个例子中是建立在一套标准的作业程序、标准的人工时间、标准的药品材料及标准的折旧费用之上的。这都是来自所谓工业工程的时间动作分析的结果。或许和真实的工作时间有所差异，但却是所谓统计上的标准。也有许多医疗机构采用不同的"标准"撷取方法，例如有的医院除了考虑时间之外，还加上所谓的技术难易度的调整值，因为他们发现在计算标准成本时，所谓的人力标准会因为操作人员的不同而不同，这时除非以所谓的相对值法，由一群专业人员对某些医疗服务彼此之间的资源耗用或困难度做比较后提出相对标准才能有效解决这些困扰，但是采用相对尺度法非常耗时耗力，所以目前较少被使用。所以，建立标准通常不外乎以下三种方法：

（1）时间动作分析法。

（2）相对价值尺度法。

（3）经验法（包括参照法）。

建立标准成本所需要的四种标准：

（1）理想标准。

（2）期望标准。

（3）正常标准。

（4）过去业务值平均值。

2. 纳入标准成本计算的成本项目及范围

从计算标准成本的过程中可以看出，有哪些成本项目应被纳入决定了标准成本的最终值。通常情况下，对直接成本的计算大概都没有问题，间接材料、间接人工和制造费用部分会有争议。由于在许多医院，间接成本如管理费用等项目，皆系由医院管理层以某一基准，如门诊人次，分摊至各项目，因此，这些项目所引起的纷争也一直不断。同时，由于间接成本的项目若拆成细项是非常多的，所以到底一个细项的范围如何，也应当在计算标准成本时一并考量。

3. 计算标准成本的时间点

对于大部分医院来说，标准成本的计算通常是根据某项服务在某个时间点所使用的医疗科技及行政管理技巧所制定的。但在不同的时空之中，以上两点皆会改变。例如医疗科技，在同一所医院中，若因技术的改进可以使计算机在工作执行完毕后自动整理报告，或具有医疗决策支援系统，会缩短一些工作的时间，甚至在药材及医材上也会有变化。所以在不同的时间点选择标准，即使在同一个医院中也会产生不同的标准。

实施标准成本必须要有以下几个制度的配合：

（1）健全的会计制度。标准成本的基础在于有清楚的财务资料供分析使用，若医院的会计系统不健全，将无法产生精确的财务资料以供使用。

（2）明确的权责区分。建立标准成本的另一个重要配合措施是权责区分，若权责切割不清，不仅会直接改变各成本项目的基准，也会使标准的不稳定性提高。

（3）标准成本的管理制度。由于标准成本本身受到时空的影响很大，因此有经常修正的必要，此时若要一套制度来协助管理，医院财务管理人员势必要不断修正、计算，十分耗时耗力，所以，唯有透过管理制度来达成管理标准，否则标准成本制度会迅速夭折。

（4）标准化的产品。顾名思义，标准成本是某种服务的成本，此成本在计算及累积的过程中是遵循某种作业标准的。因此，如何使服务标准化或有标准化的服务，是建立标准成本的关键。

（5）有效的奖励制度。若标准成本要持续实施，一定要能持续不断地修正各服务项目的标准及成本，要有奖励的制度以资配合，否则将无法持久。因此，如何将标准成本制度和奖励制度加以结合，就成了财管人员的重要任务。

二、医院成本控制

医院成本控制在前述内容的基础上，构造好了一系列的体系以后，可以建立成本库，构造标准成本制度，用实际成本与标准成本对比进行成本控制。成本控制的内容有以下几个方面。

（一）医疗服务项目标准成本控制

【例10-1】医疗服务项目标准成本举例（见表10-1）

表10-1　医疗服务项目标准成本举例

序号	标准作业流程	所需人力				所需药品或材料				所需场地或设备			
		种类	数量	单价	小计	种类	数量	单价	小计	场地或设备名称	数量	单价	小计
1	病人入室诊室候诊	技术员[a]	3分钟	2.87	8.61					诊室费用[a]	4.3平方米	0.71	3.10
2	医师检查并清理耳道	专科医师[b]	5分钟	23.15	115.75								
3	耳声发射处置	专科医师	10分钟	23.15	231.50	镊子[a]	2支	3.00	6.00	耳声发射器（折旧）[b]	10分钟	1.00	1.00
		技术员	10分钟	2.87	28.70	棉签	4支	3.50	14.00	耳声发射器（维修）[c]	10分钟	0.02	0.20
						Suction Tip[b]	2支	5.20	10.40				
						耳塞[c]	2个	18.00	36.00				
						2cc空针	1支	1.94	1.94				
						酒精棉球[d]	2个	0.25	0.50				
4	整理报告	技术员	5分钟	2.87	14.35								
5	医师判读和解释报告	专科医师	5分钟	23.15	115.75								
6	清理诊室	工友	3分钟	2.03	6.09								
合计					520.75				68.84				4.30

备注（所需人力）：
a 以530个观察值为基准
b 以773个观察值为基准

备注（所需药品或材料）：
a 每个1350元，可使用450次
b 每支520元，每支5.2元
c 每包1800元100个，每个18元
d 每包100个25元，每个0.25元

备注（所需场地或设备）：
a 诊室使用费 = 单价 × 使用面积 × 维修费用比率 = 0.71元 × 4.3平方米 × 1.01 = 3.10元
b 650200元 ÷ 5年 ÷ 12月 ÷ 22.5工作日 ÷ 8时 ÷ 60分 = 1.00元/分钟
c 650200元 × 1.5% ÷ 5年 ÷ 12月 ÷ 22.5工作日 ÷ 8时 ÷ 60分 = 0.02元/分钟

标准直接成本	602.89		
标准间接成本	94.78		
间接成本	管理费用	25.92	标准直接成本的4.30%
	教学研究费用	19.96	标准直接成本的3.31%
	资本成本	47.03	标准直接成本的7.80%
	杂项费用	1.86	标准直接成本的0.30%

注：因医疗服务项目定价在较长一个时期内不会改变，故包含管理费用等。

（二）人力成本控制

对人员费用的控制，要从工资总额预算入手，采取一定的分配方法，进行分科（组）二次分配，合理确定医院、分科（组）的人工成本。

【例 10-2】 工资总额、绩效工资总额预算

1. 确定绩效薪酬预算总额

依据国家卫计委（现国家卫健委）《"十三五"全国卫生计生人才发展规划》，其中明确指出两点：一是可建立符合行业特点的医务人员薪酬制度，体现医务人员技术劳务价值；二是允许医疗卫生机构突破现行事业单位工资调控水平，允许医疗服务收入扣除成本并按规定提取各项基金后主要用于人员奖励，同时实现同岗同薪同待遇，激发广大医务人员的活力。因此，为体现医改政策的原则和精神，建议医院在医疗服务收入（含财政补助收入中的基本款项）扣除药品费和卫生材料费等支出后，提取一定比例的金额作为绩效薪酬预算，并将其列入绩效管理范畴，以多劳多得、优劳优酬的方式来体现医务人员的劳动价值。

2. 建立动态调整机制

在深化医药卫生体制改革的前提下，医院应持续推进公立医院薪酬制度改革，并结合整体业务发展目标和完成质量建立绩效薪酬水平的动态调整机制，以实现人均薪酬水平稳定有序增长。

3. 计算方法

将医院当作一个绩效核算单元，在医疗业务和财政补贴收入（基本款项）的基准之下，通过控制人员经费、材料费、药品费等三大支出为手段，动态地调整绩效薪酬预算，控制工资、绩效工资总额。

三大支出收入占比 =（人事支出 + 材料支出 + 药品支出）/（医疗业务收入 + 财政补贴收入）

其中，公式中的收入与支出成本均采用前 1～2 年作为测算基期，数据源来自医院财务报表。（1）人事支出：可包含固定成本、变动成本，固定成本项目由医院认定，其余纳入变动成本。（2）材料支出：可包含卫生材料费、其他材料费、低值易耗品费，由医院认定。（3）药品支出：包含西药费、中成药费、中草药费。（4）医疗业务收入：包含门诊收入、住院收入。（5）财政补贴收入：包含财政补贴中的基本部分。

医疗收入 - 医疗成本 = 医疗结余

医疗收入 -（变动成本 + 固定成本）= 医疗结余

医疗收入 - 变动成本 - 固定成本 = 医疗结余

医疗收入 - 变动成本 - 固定成本 = 0

医疗收入 - 变动成本 = 固定成本

人员经费预算 = 当期收入×三大支出收入占比 – 当期材料支出 – 当期药品支出 – 当期固定工资

以 BK 医院为例,基期采用 2018 年的财务历史数据收入 496691322.54 元,医疗结余 21593515.10 元,三大支出预算占比 82.76%,2018 年结余比例4.35%,2019 年预算结余比例8.99%,结余比例差 4.64%,三大支出预算占比 82.76% 减去 2018 年结余比例差 4.64%,包含人力成本在内的三大支出预算为 78.12%。具体数据见表 10-2、表 10-3。

表 10-2　基期财务数据

项目	2018 年金额(元)	比例(%)
收入	496691322.54	100.00
成本	475097807.44	95.65
人员经费	137805359.07	27.74
卫生材料费	85583091.39	17.23
药品费	187678476.64	37.79
固定资产折旧费	26782029.23	5.39
无形资产摊销	424354.56	0.09
提取医疗风险基金	0.00	0.00
其他费用	36824496.55	7.41
结余	21593515.10	4.35
三大支出收入占比	82.76	

表 10-3　预算期财务数据

项目	金额(元)	比例(%)
2018 年收入	496691322.54	100.00
2018 年结余	21593515.10	4.35
2019 年预算收入	556294281.24	100.00
2019 年预算结余	50000000.00	8.99
三大支出收入	411066927.10	82.76
2019 年预算结余比例 – 2018 年结余比例		78.12
测算 2019 年三大支出预算	434579695.26	78.12
测算 2019 年人员经费	161318127.23	29.00

（三）药品、材料成本控制

对药品、耗材的控制主要从进销存环节开始，根据门（急）诊、住院患者工作量，各科室根据医嘱领取相关的药品和耗材，药剂管理科室、物资供应科室应根据往常医院的月度、季节性波动掌握好药品和耗材的供应量，必要时实行二级库房管理制度，实耗实销，真实反映医院及科室成本。

【例 10-3】 采购成本控制

1. 规范采购管理制度

医院的采购与付款作为医院正常经营的重要业务环节，应该使此业务的控制活动规范化、制度化，医院应制定规范的采购与付款制度，以此作为采购与付款业务执行的行为准则，在医院内部所有的部门或科室进行推广。医院的药品、耗材采购基本上占了医院采购业务量的大部分工作，从采购的源头控制相应的成本也是非常重要的事情。

2. 规范采购申请，加强事前控制

采购申请是采购业务的首要步骤，使用科室根据自身的业务情况，及时编制采购申请单递交给医院采购管理科室进行采购。采购管理科室一般要严格审核采购物品，加强采购的事前控制。

3. 采购业务关键控制点

（1）实物控制：第一，对于重要物料实行二八控制原则。第二，加强库存管理。第三，宣导科室均衡领用物料。第四，加强实物资产的记录控制。

（2）供应商控制：要严格依据招投标制度选择供应商，且要遵循一定的原则，以利于降低医院的采购成本，如在对供应商的选择中，应对供应商进行综合分析，不仅要对采购价格进行考察，同时要考虑运输条件、信用条件等。

（3）采购预算控制：第一，合理控制采购价格。第二，检查采购业务是否按照实物预算进行。检查已完成的采购业务与要求采购的物品的数量、种类等是否一致。检查付款业务是否按采购资金预算进度进行付款。

（4）采购岗位控制：采购过程中不相容岗位要进行分离，以免营私舞弊行为发生。

（四）折旧成本控制及其他成本控制

折旧成本及其他成本，一部分是和门（急）诊、住院患者工作量相关的变动费用，如其他物料消耗、维修费等，依靠定额进行控制；另一部分是固定费用，如固定资产折旧等，主要从总额上进行控制。

管理费用也分为变动费用和固定费用，变动性费用主要靠定额和项目控制等手段来实现。管理费用控制一般需要完善各种费用标准、完善变动费用比率，严格控制投入产出比。

第三节
医院成本决策

我们做一件事情到底划不划算,无时无刻不需要成本计算参与其中,不能正确地核算成本也就不能正确地做出决策。

一、长短期定价决策

1.定价概述

为抑制不断上涨的医保基金支出,国家成立了医保局,一直以来,国家采用总额预付制支付医保费用给各医院。然而,中国的医院在过去十年已由两万多家增至三万四千余家,并且这一数字还在不断上涨,市场竞争激烈。广大人民群众日益增长的医疗需求,再加上 DRGs 付费方式的引入,一场前所未有的改革汹涌而来,即将对医院的经营带来巨大的冲击。

为了确保医院能持续经营,医院管理者除了通过成本管控来达到节流的目的,同样也要对医疗服务项目进行改革,如用"高毛利"项目替代"低毛利"项目,用"高边际贡献"项目替代"低边际贡献"项目,以提升经营绩效。同样,在"节流"的情况下,有些医院也在积极"开源",开发出许多健康服务自费项目。为了应对未来保险支付方的定价,定价工作就成了医院一项非常重要的工作。

医院根据自己所提供的医疗服务项目时间的长短,将定价决策分为短期定价决策和长期定价决策。

凡属例行性的或短于一年的自费医疗服务项目的定价决策,则为短期定价决策。

对于一项医疗服务项目在长期内持续进行,其定价决策为长期定价决策。

医疗服务项目的定价方法很多,一是依据市场供需进行定价,二是以财务资料为依据的定价模式。

2.定价方法

这里暂且不论经济的定价模式,以下讨论以财务为主的定价模式。以成本为基础的定价模式基本上有五种类型,如成本加成定价法、售价加成定价法、权重法、计时法、论日法。

(1)成本加成定价法。

医院采用成本资料进行医疗服务项目定价取决于两个重要的变数,一个是定价采用的成本基础的内容,一个是加成的百分比。所采取的成本基础不同,则加成不同。

①以直接人工及材料为成本基础的加成定价法:此成本基础仅包括直接人

工及材料成本，所以在加成百分比部分需要考虑制造费用、期间费用及预期利润等因素，因此加成百分比最大。

$$单价 = (直接人工 + 直接材料) \times (1 + 加成百分比)$$

②以变动医疗服务提供成本为成本基础的加成定价法：此成本基础包括直接人工及材料成本，以及其他医疗变动成本，所以在加成时考虑固定医疗成本和期间费用及预期利润。

$$单价 = 变动医疗服务提供成本 \times (1 + 加成百分比)$$

③以变动总成本为成本基础的加成定价法：此成本基础包括直接人工及材料成本、变动医疗成本、变动期间费用，所以加成部分应考虑固定期间费用和预期利润。

$$单价 = 变动总成本 \times (1 + 加成百分比)$$

④以总医疗服务提供成本为基础的加成定价法：此成本基础包括直接人工及材料成本、固定成本，所以在定价时要考虑期间费用和预期利润。

$$单价 = 总医疗服务提供成本 \times (1 + 加成百分比)$$

⑤以医疗服务提供、期间费用总成本为成本基础的加成定价法：此成本基础包括直接人工及材料成本、固定成本、期间费用，所以在加成时考虑预期利润。

$$单价 = 总成本 \times (1 + 加成百分比)$$

(2) 售价加成定价法。

医院的某些服务项目可以采用售价加成定价法。

$$单价 = 单位成本 / (1 - 加成百分比)$$

(3) 权重法。

权重法自成本加成法引申而来，又称为"加权单位价值法"，适用于常规医疗服务项目的价格制定，如血液和尿液的生化检验项目。在此方法中，每一个医疗服务项目都有一个加权点数，根据一个单位（如时间、材料数量等）作为衡量标准制定，该部门的总加权点数为各医疗服务项目的加权点数乘以某特定时间服务次数之和，其加成百分比应根据所使用的总成本来考量。

部门总成本 / 总加权点数 × 医疗服务项目加权点数 = 各医疗服务项目成本

$$单价 = 各医疗服务项目成本 \times (1 + 加成百分比)$$

(4) 计时法。

计时法适用于每位患者所需耗用资源差距较小的医疗服务项目，例如心理治疗、呼吸治疗等。以部门总成本除以该部门医疗服务所累计的时间（分钟或小时），可得出单位成本。本方法以单位成本为加成基础，再根据所使用的总成本基础来考虑适当的加成百分比。

$$每单位时间的单价 = 部门总成本 / 服务累计时间 \times (1 + 加成百分比)$$

(5) 论日法。

适用于患者每天病房费的价格计算。以该部门的总成本除以总住院人日数，来确定每位患者每天的病房成本，再加成计算。

二、其他决策

【例 10-4】 自制或外包

某医院院内餐饭供应一直采用自制的方式,目前正考虑改为某餐饮公司外包方式,对方报价每份 10 元,而自制每份 13 元,其成本资料见表 10-4、表 10-5。

表 10-4 自制餐饭成本表

项目	金额(元)
变动成本	8.0
直接材料	3.0
直接人工	2.5
变动制造费用	2.5
固定成本	5.0
管理费用	2.0
折旧费用	3.0
单位总成本	13.0

表 10-5 自制与外包对比分析表

项目	自制(元)	外包(元)
变动成本	8.0	
直接材料	3.0	
直接人工	2.5	
变动制造费用	2.5	
固定成本	5.0	
管理费用	2.0	
折旧费用	3.0	
自制单位总成本	13.0	
不可避免固定成本		8.0
外包成本		10.0
外包单位总成本		18.0

分析对比后,自制为佳。

【例 10-5】 固定资产更新

随着科学技术的进步,大型医用设备的经济寿命周期大大缩短,有些设备尽管可以使用,但市场上已经出现性能更好、效率更高的大型医用设备。如不更新将面临材料源消耗大、效率低、维修费用高等问题;有些医用设备依靠频繁的维修和高额的维修费来维持自然寿命,不一定经济、合理。这就要求决策者依据维持费用的多少或采用经验公式判断,决定设备是否更新以及何时更新。做到该淘汰的不要舍不得,否则不利于更新;不该淘汰的不要喜新厌旧,防止重复投资,造成资源浪费。合理更新期的公式如下:

$$合理更新期 = \sqrt{\frac{2 \times 总投资额}{年增加低劣化值}}$$

某医院考虑用一台新的、效率更高的设备来代替旧设备。旧设备原购置成本为 100000 元,已使用 5 年,估计还可以使用 5 年,已提折旧 50000 元,假设使用期满无残值,如果现在出售可得 10000 元。使用该设备每年可获得收入 40000元,每年的付现成本为 30000 元。医院若购买新设备,购置成本为 150000 元,估计可使用 5 年,期满残值为 10000 元。使用新设备后,每年收入可达 70000 元,付现成本为 40000 元。假设医院的资金成本为 12%,新旧设备均采用直线法计提折旧,要求做出继续使用旧设备或更新设备的决策。

1. 继续使用旧设备与购置新设备的相关资料

具体见表 10-6。

表 10-6 某医院更新设备的相关资料

项目	旧设备	更新设备
购入成本(元)	100000	150000
可使用年限(年)	10	5
已使用年限(年)	5	0
期满残值(元)	0	10000
年折旧额(元)	10000	28000
账面价值(元)	50000	70000
出售作价收入(元)	10000	0
年实现收入(元)	40000	70000
付现成本(元)	30000	40000

2. 计算现金流量差额

由于两个方案的使用年限相同,可以采用差量分析法计算现金流量差额:

旧设备的年现金流量 = 40000 - 30000 = 10000(元)。

新设备的年现金流量 = 70000 - 40000 = 30000(元)。

差量现金流量 = 30000 - 10000 = 20000(元)。

3.计算购置新设备增加的净现值

购置新设备增加的净现值 = 20000 × (P/A,12%,5) + 10000 × (P/S,12%,5) = 20000 × 3.605 + 10000 × 0.567 = 77770(元)。

购置新设备增加的投资额 = 150000 - 10000 = 140000(元)。

购置新设备增加的净现值 = 77770 - 140000 = -62230(元)。

4.结论

由于购置新设备增加的净现值小于0,说明更新设备方案不可行。

第十一章
医院经营与决策成本管理信息系统简介

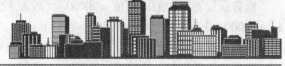

"工欲善其事,必先利其器",医院成本工作也是如此。长期以来,医院成本工作进展缓慢,一直不能进行产品级别成本核算,因医院部门众多,往来交易复杂,所以必须借助先进的管理原理和信息化手段完成。

第一节
医院经营与决策成本管理信息系统

医院经营与决策成本管理信息系统是财务会计、成本会计、责任会计、管理会计的综合应用。

一、医院经营与决策成本管理信息系统概述

医院经营与决策成本管理信息系统中的核算方法与 2012 年、2019 年《医院财务制度》中成本核算的区别在于:

2012 年《医院财务制度》中的成本核算方法在 2019 年《政府会计制度》改革中未发生任何变化,即 2019 年《医院财务制度》在《政府会计制度》改革后未有任何管理及算法改进。

《医院财务制度》中成本核算将医院中的科室分成四类——临床、医技、医辅、行政后勤,较为传统,医院经营与决策成本核算系统采用"责任中心——收益中心、成本中心"概念,侧重于经营与决策,组织分类发生颠覆性变化。

《医院财务制度》中成本核算因为科室分为四类,只能进行"三级"成本核算,且将成本项目数据汇总叠加,不符合成本管理会计原理,即使曾经尝试计算"医疗服务项目成本"和"病种成本",在实践中无法应用具体结果。

《医院财务制度》中成本核算使用类似于"完全成本法(吸收成本法)"编制成本报表,仅为对外财务报告,医院管理层无法看到医院及科室的经营损益(盈

亏)情况,院级领导无法直击科室经营核心,更无法做出经营决策。

医院经营与决策成本管理信息系统解决了医院成本的诸多难题。

二、建设医院经营与决策成本核算管理体系的原因

原有的医院成本核算在医院经营管理中已广为诟病,但对任何一个组织而言,成本核算与管理工作绝对是该组织经济管理的基础和经济运行的首要条件,然而国内的医院几十年来都是用财务会计的成本观念来管理医院经济运行,这也是医院经营效益低下的重要原因。成本管理的层次和深度将直接影响医院的经营成效。

建设一套适合、客观、操作简便,并能推动医疗机构经济发展的医疗成本汇集及分析模式的成本核算制度,可以成为医院管理层和决策者的经营管理工具,为医院运营目标管理、绩效管理、全面预算管理以及医院未来发展战略的制定提供重要的定量依据。建设医院经营与决策成本核算管理体系,可以为医院带来以下好处:

(1)满足财政部 2021 年 1 月 1 日开始施行的《事业单位成本核算基本指引》和《政府会计制度》的要求。

(2)可衡量各科室与部门的运营效率,看到临床科室的真实成本状况,以利改善运营,为医院绩效改革提供有力的数据支撑。

(3)为医疗服务项目成本和即将到来的 DRGs 病种成本核算奠定基础。

(4)评估医院财务资源的运用情形。

(5)依据成本数据,可设定预算以及稽核目标是否达成。

(6)提供经营管理与降低成本所需的信息,以便合理控制医疗与照护的成本。

(7)提供成本估算与分析,以衡量各种医疗服务项目的成本及价格。

(8)医疗服务项间或同项目各期间的比较。

(9)针对医疗服务项目反映成本与利润之间的关系,以利后续的经营计划和策略规划。

(10)进一步健全卫生材料库房的管理制度;分析各成本中卫生材料领用情形,减少不必要的卫生材料滥用,并配合库房管理规范化,协助强化库房管理,以减少卫生材料库存量。

(11)提供各部门增设或评估医疗仪器设备的参考信息;各收益或成本中心医疗仪器设备购置、使用及收入情形,可由各收益或成本中心的成本分析资料获取。这些数据可用以评估各医疗仪器设备的成本效益,也可提供未来采购医疗仪器设备的参考,并协助各收益或成本中心制定提升医疗仪器设备使用率的计划,因此减少院内医疗设备闲置的情况发生。

(12)健全各科室或部门资源的管理;分析各收益或成本中心人事成本,评

估各收益或成本中心人员的运用情形，以有效运用资源。

第二节
医院经营与决策成本管理信息系统操作流程

一、医院经营与决策成本管理信息系统界面

BK 医院信息系统界面，如图 11-1 所示。

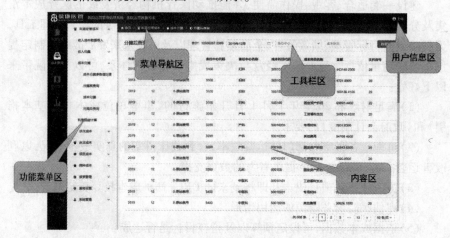

图 11-1　医院经营与决策成本管理信息系统主界面

二、如何操作医院经营与决策成本管理信息系统

（一）系统设置

1. 分摊层级设置

先确认医院成本分摊层级，如图 11-2 所示，第一级分摊公共事业费，第二级分摊管理费用，第三级分摊医事行政费用，后面则分摊其他成本中心的费用，最终将成本中心全部分摊至收益中心。

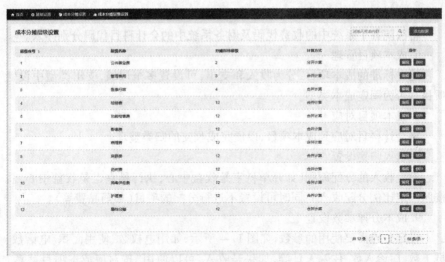

图 11-2　分摊层级设置

2. 科室管理

将医院多个系统中的科室代码加入系统中,如 HIS 系统、挂号系统、门诊系统、财务系统,该步骤是为了使医院多个系统中的数据对应到系统中的责任中心。

3. 责任中心管理

建立责任中心,确定责任中心的类型(收益中心、成本中心)及所属分摊层级。

4. 责任中心对应

将医院各个系统中的科室对应到责任中心,如图 11-3 所示,以便完成医院各个系统中数据的统一。

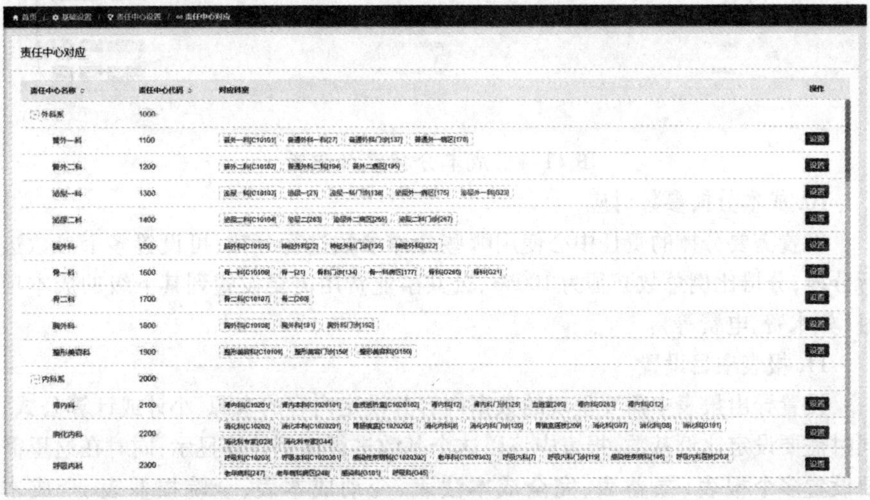

图 11-3　责任中心对应

5. 会计科目管理

将医院各个系统中的收费代码及财务系统中的会计科目代码分别导入。

6. 成本项目管理

建立标准的成本项目，分为收入和支出，可设置多个层级，支出类型中设置项目是否为固定成本类型。

7. 成本项目对应

将会计科目对应到成本项目，以便完成收支的归类整理。

8. 收入归集设置

设置收入的分配原则（如开单科室是收益中心，执行科室也是收益中心，就按照一定比例分配收入），同时可设置不进行分配的项目（如药品费等）。

9. 成本分摊参数设置

设定分摊需要使用的参数，如图 11-4 所示，如用电权数、使用面积、电话数、员工数、门诊人数、住院人日等，如果是收入，可以使用"按对应成本项目计算"的方式，并设定对应的成本项目。

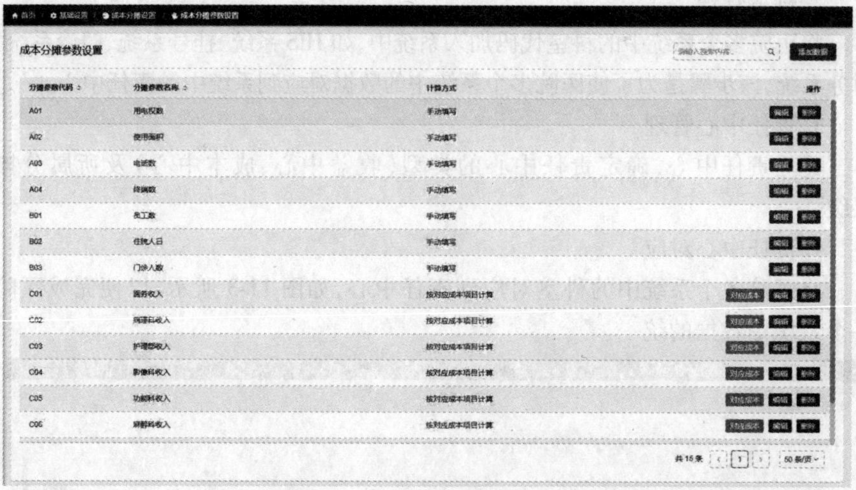

图 11-4　成本分摊参数设置

10. 成本分摊参数对应

设置需要分摊的责任中心使用哪些分摊参数进行分摊，可设置多个参数进行分摊，分摊比例总数必须为 100%，公共事业费用需要设置到其下级的成本项目（如水费、电费等）。

11. 报表项目设置

设置导出报表中需要呈现的数据内容并设定内容的来源、小计或计算公式，同时需要设定比例基数，报表中将以这个基数进行比例计算显示；同时在这里需要设置多个报表（损益表、完全成本法表、变动成本表、全院损益表、全成本报表）。

12. 报表对应项目设置

设置报表中对应的成本项目或分摊层级。

13. 诊次/床日成本设置

设定诊次/床日成本计算过程中需要的数据来源。

14. 全院其他收支设置

设置医院的非医疗业务收入及支出名称,以供全院损益表使用。

(二)经营与决策成本核算

1. 收入成本数据导入

按照系统中导入模板的要求导入医院的"收入数据""成本分摊参数值""成本数据",如果数据有错误可在"错误详情"中查看具体错误原因,还可以将导入的数据进行撤销操作。

2. 收入归集

将导入到系统的收入数据按照设置的收入分配比例进行重新归集计算,并生成归集后的收入数据。在这里还可以进行撤销归集的操作。

3. 成本分摊参数值处理

月成本分摊参数值可通过导入的方式或者从以往月份复制数据,并可通过数值的快速修改进行编辑数值;每月需要进行数据计算,主要是进行各种类型的收入计算(保证每月数据的实时性)。

4. 成本分摊

将导入到系统的成本数据按照成本分摊设置进行成本分摊计算,在这里还可以进行撤销分摊的操作。

5. 科室损益计算

对科室损益数据进行计算操作,如图 11-5 所示,该步必须计算,后面的报表及分析均依赖该表的数据。

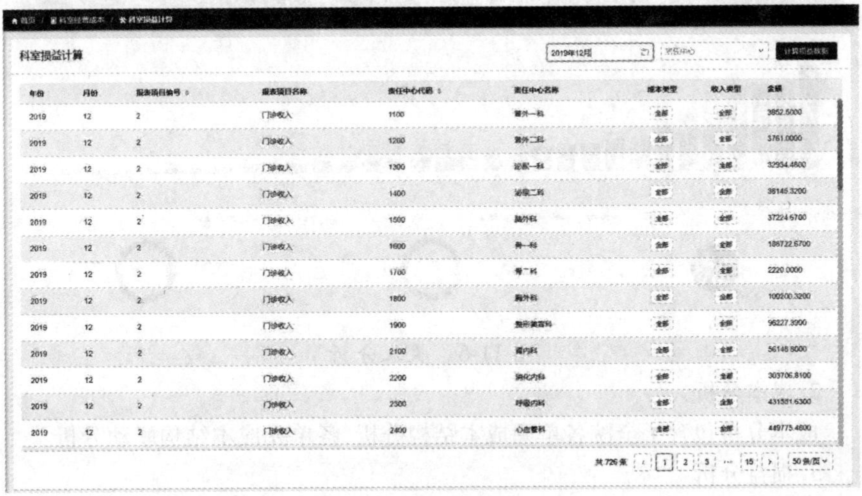

图 11-5　科室损益计算

6. 完全成本法计算

计算完全成本报表数据，该步必须计算，后面的报表及分析均依赖该表的数据。

7. 变动成本法计算

计算变动成本报表数据，该步必须计算，后面的报表及分析均依赖该表的数据。

8. 诊次成本计算

9. 床日成本计算

10. 生成科室经营报表

包括损益表、全成本报表、完全成本报表、变动成本报表、各科室经营分析表、收入归集后明细表、费用分摊后明细表、成本中心分摊费用分析表等，点击下载后使用 Excel 软件打开即可。

（三）经营分析

1. 收入分析

收入分析中包含了门诊人次、住院床日、收入结构、科室收入结构联动分析等，如图 11-6 所示。

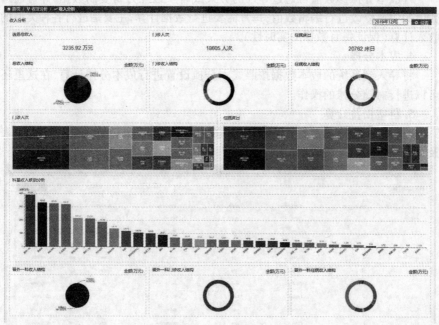

图 11-6　收入分析

2. 成本分析

成本分析包含了全院各单元成本结构分析，各单元成本结构联动分析。

3. 损益分析

损益分析包含了全院及科室损益情况分析，如图 11-7 所示。

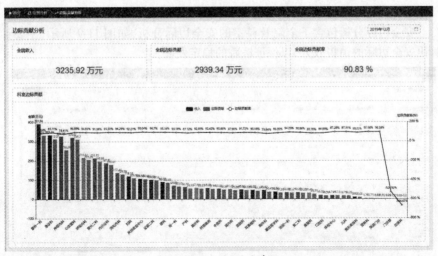

图 11-7　损益分析

4. 周期对比分析

周期对比分析包含了时间范围内的收入、成本、损益、门诊及住院床日对比分析。

5. 边际贡献分析

边际贡献分析包含了全院及科室的边际贡献率分析，该分析依托于变动成本法表。

6. 盈亏平衡点分析

盈亏平衡点分析包含了全院及科室的盈亏平衡点分析，该分析依托于变动成本法表。

7. 敏感性分析

敏感性分析包含了各科室的敏感性分析，如图 11-8 所示，可对变动成本和固定成本项目进行调整，调整后可对利润、边际贡献、盈亏平衡点的变化进行联动分析，为医院的经营决策提供数据支撑。

敏感性分析　2019年12月　[1100]普外一科

固定成本	折旧费	52829.5700	1.35%	52829.5700	0.00%
	行政事务费	75890.5894	1.94%	75890.5894	0.00%
	计提专用基金	0.0000	0%	0.0000	0.00%
	消毒供应费	18126.9721	0.46%	18126.9721	0.00%
	病理科	-3276.0314	-0.08%	-3276.0314	0.00%
	影像科	-463098.5602	-11.82%	-463098.5602	0.00%
	药剂科	-6508.9928	-0.17%	-6508.9928	0.00%
	功能科	40761.53	1.04%	40841.2099	-0.20%
	检验科	63710.1703	1.63%	63710.1703	0.00%
	麻醉科	516846.3888	13.19%	516846.3888	0.00%
	护理科	4703.25	0.12%	5099.1602	-7.76%
	行政管理费	-5879.07	-0.15%	-5592.0119	-5.13%
利润		**2875238.14**	**73.36%**	**2874476.30**	**0.03%**
边际贡献		3317261.47	边际贡献率 84.64%	3317261.47	0.00%
盈亏平衡点		522253.85		523155.19	-0.17%

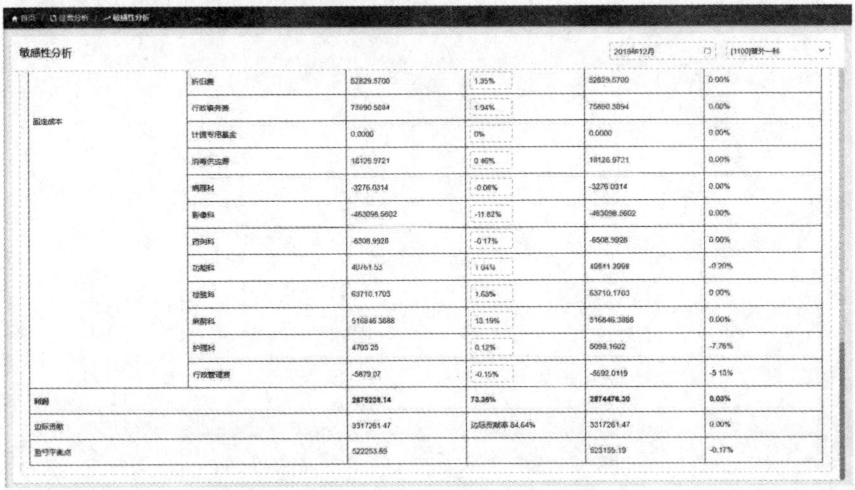

图 11-8　敏感性分析

8. 安全边际分析

安全边际分析包含了全院及科室的安全边际分析，如图 11-9 所示，主要计算出安全边际的销售收入，以保证医院的稳定发展。

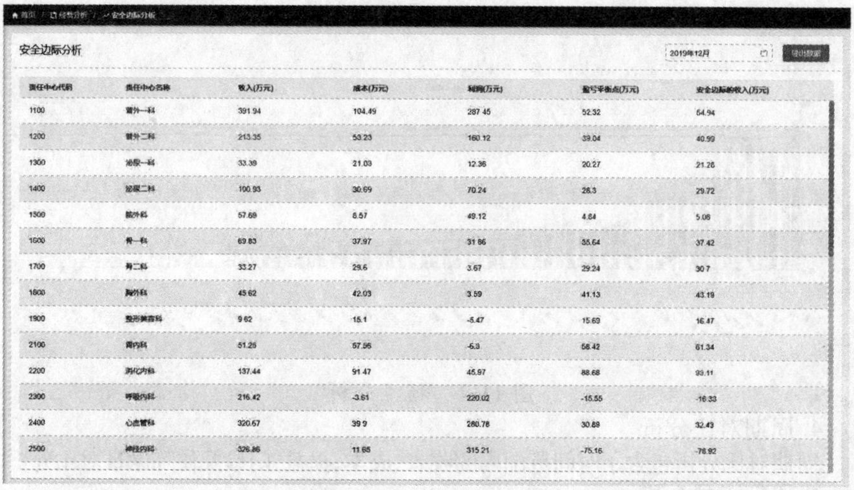

首页 / 经营分析 / 安全边际分析

安全边际分析　　2019年12月

责任中心代码	责任中心名称	收入(万元)	成本(万元)	利润(万元)	盈亏平衡点(万元)	安全边际的收入(万元)
1100	普外一科	391.94	104.49	287.45	52.32	54.94
1200	普外二科	213.35	53.23	160.12	39.04	40.99
1300	泌尿一科	33.39	21.03	12.36	20.27	21.28
1400	泌尿二科	100.93	30.69	70.24	28.3	29.72
1500	脑外科	57.69	8.57	49.12	4.84	5.08
1600	骨一科	69.83	37.97	31.86	35.64	37.42
1700	骨二科	33.27	29.6	3.67	29.24	30.7
1800	胸外科	45.62	42.03	3.59	41.13	43.19
1900	整形美容科	9.62	15.1	-5.47	15.69	16.47
2100	肾内科	51.26	57.56	-6.3	58.42	61.34
2200	消化内科	137.44	91.47	45.97	88.68	93.11
2300	呼吸内科	216.42	-3.61	220.02	-15.55	-16.33
2400	心血管科	320.67	39.9	280.78	30.89	32.43
2500	神经内科	326.86	11.65	315.21	-75.16	-78.92

图 11-9　安全边际分析

三、医疗服务项目成本和患者成本、单病种成本、DRGs 病种（组）成本操作流程

因医疗服务项目成本和患者成本、单病种成本、DRGs 病种（组）成本初始化设置和操作流程较为复杂，本书不再赘述。

参考文献

[1] 祝道松, 彭雅惠, 董钰琪, 等. 医疗机构成本与管理会计 [M]. 台北: 华杏出版股份有限公司, 2009.

[2] 胡守惠. 公立医院成本管理理论与实务 [M]. 北京: 中国财政经济出版社, 2012.

[3] 韩斌斌, 张军华. 医院成本管理研究 [M]. 北京: 经济管理出版社, 2013.

[4] 费峰. 医院成本分配与核算 [M]. 上海: 上海财经大学出版社, 2008.

[5] 张颖. 行政事业单位会计真账实操全图解 [M]. 北京: 中国铁道出版社, 2018.

[6] 罗伯特·A. 麦克莱恩. 医疗机构财务管理 [M]. 2 版. 北京: 北京大学出版社, 2005.

[7] 陈有孝, 亢泽峰, 褚以德. 现代医院全成本核算 [M]. 北京: 人民卫生出版社, 2009.

[8] 符壮才. 医院管理与经营 [M]. 北京: 中国医药科技出版社, 2007.

[9] 由宝剑, 赵钧. 医院成本核算 [M]. 北京: 中国市场出版社, 2019.

[10] 李跃升. 成本管理会计与企业决策分析 [M]. 北京: 人民邮电出版社, 2019.

[11] 杨英, 周建龙, 罗平. 成本管理与控制全流程实战指南 [M]. 北京: 人民邮电出版社, 2015.

[12] 高顿财经研究院. 战略财务管理 [M]. 北京: 中国财政经济出版社, 2019.

[13] 詹承坤. 阿米巴经营会计 [M]. 北京: 企业管理出版社, 2019.

[14] 财政部. 关于印发事业单位成本核算基本指引的通知 [EB/OL]. (2019 – 12 – 17) [2020 – 6 – 28] http://www.mof.gov.cn/zcsjtsgb/gfxwj/201912/t20191217_3583721.htm.